帰還兵はなぜ
自殺するのか

DAVID FINKEL, THANK YOU FOR YOUR SERVICE

デイヴィッド・フィンケル　古屋美登里＝訳

亜紀書房

帰還兵はなぜ自殺するのか

ダメージと快復について教えてくれたフィリス・ビークマンのために。
大丈夫と言ってくれたエリザベス・ヘレン・ヒルに捧ぐ。

はじめに

彼の不安そうな目を見ればだれにでもわかった。震える手を見ればわかった。部屋にある処方された三本の薬瓶を見ればわかった。激しい動悸を抑える薬と不安を和らげる薬と悪夢を最小限に抑える薬だ。ノートパソコンのスクリーンセーバーを見ればわかった。原子爆弾の火の球と「イラクなんてクソ食らえ」の文字だ。そして、ここに来てからずっと書きつづけてきた日記を見ればわかった。

最初は二月二十二日。

今日はすることがあまりない。洗濯物を取り込んだ。俺たち全員にTATボックス〔訳註　戦闘服、破壊用の道具、武器等の装備一式が入った箱〕が配られている。昨日は、午前二時に迫撃砲の攻撃を受けた。近くに落ちたものはひとつもなかった。俺たちはイラクのラスタミヤ作戦基地にいる。いい食堂にいい設備。とても過ごしやすい。しかし、くだらないことをいろいろやらなくちゃならなかった。今日はそんなところだ。

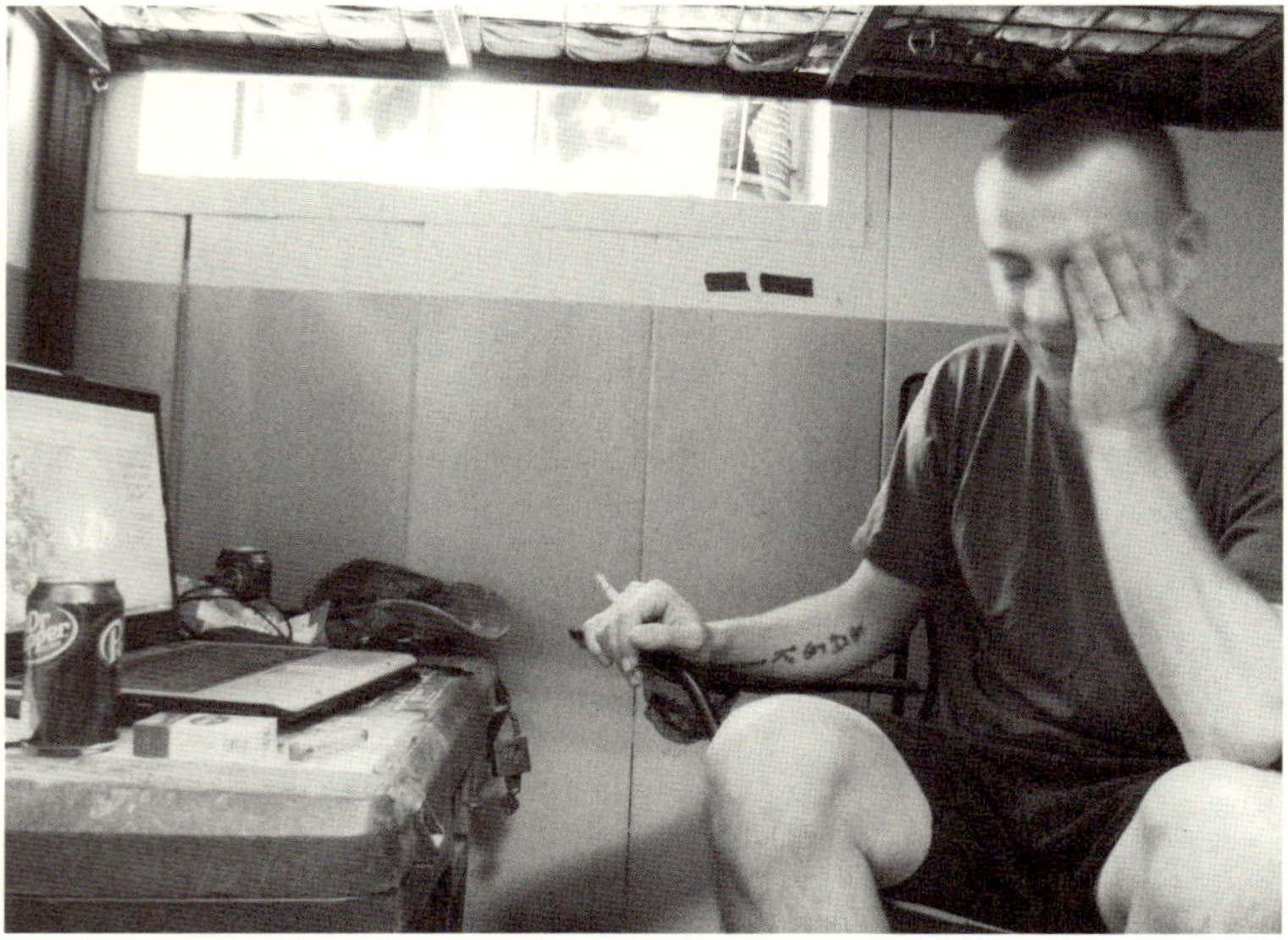

アダム・シューマン、戦場での最後の日

そして最後は十月十八日。

希望をすべて失くした。もうじき終わりが来る気がする。もうすぐ、いまにも。もう暗闇しか見えない。

そうやって彼は再起不能になった。残された数時間で彼は荷物をまとめ、武器を返し、護衛され、彼を待つ妻のもとへ送り届けてくれるヘリコプターを待った。妻は電話で、「あなたに何かされるんじゃないかと思うと怖い」と言った。「お前に暴力をふるったことなんかないだろ」と彼は言った。そして電話を切り、基地内を歩き回り、髪を切ってもらい、自分の部屋に戻った。そしてこう思った。「しかし、女房の言うとおりだったらどうする？　いつか頭がおかしくなったりしたら？」

そう考えたとたんに気分が悪くなった。いまではどんなことを考えても気分が悪くなる。「一千日、過ごした。聖燭節《グラウンドホッグ・デイ》〔訳註　アメリカとカナダでは二月二日に、リス科の動物グラウンドホッグの冬眠後の動きで春の訪れを占う〕まで何とかこぎつけた。毎日がずっと同じだ。暑さ。悪臭。外国語。気分のいいものなどひとつもない。何もかもが苦しい」と彼は語った。初期の侵攻のときはこんなふうではなかった。「これまででいちばんすごい映画を最前列で観ているみたいだった」。二度目の派兵のときの銃撃戦もこんなではなかった。「とても気に入ったね。銃撃戦でいつ撃たれるかわからない状態ってのは、最高の性的興奮を覚えるんだ」。三回目の派兵の早い段階で、気分が悪くなりだした。「俺はハンヴィー（高機動多用途装輪車両）に乗って、道路を走ってた。喉元で、心臓が激しくどきどきしてきたんだ」。それが始まりだった、と彼は言った。それからエモリーがあんなことになって、クロウの身にあんなことが起きて、続けざまに爆音がして、銃弾が太腿をかすめて飛んでいき、ドスターがあんな目に遭った。そして目が覚めるとこう考えていた。「なんてことだ。俺はまだここにいる。ひでえよ、たまらねえよ」。それが次には、「あいつら、今日俺を殺すつもりなのか？」と考え、次には「だったらこっちがやってやろうじゃねえか」と考えた。「そうしなくちゃならない。できるかぎり多くあいつらを殺してやる。こっちが殺されないうちにな。どうでもよかったんだ。むしろ殺されたいと思ってた。要するに――できるだけ早く終わらせたかったんだ。奴らの手でか、自分の手でか」

驚くべきは、だれもそのことを知らなかったことだ。動悸が激しくなり、呼吸困難に陥り、掌から汗が噴き出し、目がちかちかするといったことが起きているのに、だれもが彼のことを、これまでどおりの立派な兵士だと思っていた。不満を一度も口にしたことがなく、大怪我をした部下を背負って歩いた立派な兵士だ、と。彼が突然、どの任務時にも先頭のハンヴィーの助手席に座るようになったのは、死にたいからではなく、無欲のリーダーとはそうするものだからだとみんなは思っていた。

彼は立派な兵士だった。ある日彼は応急救護所に行き、「**戦闘ストレス**」という文字のあるドアを開けて助けを求め、それで帰還の途につくことになった。

いま彼は、そのときに精神科医の言った言葉を思い出していた。「きみの声望を考えると、きみがこの部屋の扉を開けたおかげで、多くの兵士が救われることになるかもしれない」

「その言葉で俺の気分は本当によくなった」と彼は言った。しかしその前日、班長のひとりに、分隊の全員を集めてくれと伝えたとき、彼の体調は最悪だった〔訳註　分隊は普通、軍曹一人、伍長一人、兵士十人からなる〕。

「何かまずいことでも？」と班長は言った。

「いや何も。集まってもらいたいだけだ」

分隊の兵士全員が彼の部屋に集まると、彼はドアを閉め、明日自分はここを去ることになった、と告げた。辛い事実を話した。精神衛生上の問題による撤退だ、と。「自分でも何が起きているのかわからない。わかってるのは、感覚が狂ってるってことだけだ」と言った。

「いつまで本国に？」とひとりの兵士が沈黙を破って訊いた。

「わからない」と彼は答えた。「戻ってこない可能性もある」

彼のまわりに集まっていた兵士たちは、かわるがわる彼と握手をし、彼の腕をぎゅっと摑み、背中を軽く叩き、十九歳と二十歳の若い兵士が言いそうなことを口々に言った。

「どうぞお大事に」とひとりの兵士は言った。

「ぼくの代わりにビールを飲んでください」別のひとりが言った。

これほどの後ろめたさを感じたのは生まれて初めてだった。

その日朝早く、分隊の兵士たちは任務に出発し、彼だけが残された。みながいなくなると、何もすることがなかった。しばらくひとりでその場に佇んでいた。結局、自分の部屋に戻った。エアコンの温度を上げた。それでも震えがくるほど寒かったので、暖かい服を着て温風孔の下にいた。薬を荷物に入れた。ここに残る部下のために、ビーフジャーキーとマカロニ・アンド・チーズとカキの燻製の箱をテーブルに積み上げ（持ち帰ることなどできなかった）、「食べてくれ」と書いたメモを残した。

ようやくヘリコプターの到着時刻になり、彼は廊下を歩いていった。噂はいまでは中隊全体に広まっていて、ひとりの兵士が彼の姿を見て近づいてきた。「やあ、便所のところまでいっしょに行くよ。用を足しに行かなくちゃならないんでね」とその兵士が言った。これが最後の言葉になる。彼が戦場を去るときに、所属大隊の兵士から聞いた最後の言葉がこれだった。

作戦基地の中を横切っていくあいだ、胃がきりきりと痛んだ。吐き気がしてきた。離着陸場へ行くと、ほかの大隊の兵士たちが整列していた。そしてヘリコプターが着陸し、全員が乗り込んだが、彼だけは搭乗を許されなかった。理解できなかった。

「お前のは次に来る」と言われた。そして数分後、別のヘリコプターがやってきて、自分が待たされた理由を知った。側面に大きな赤十字がついていた。死傷者専用のヘリコプターだった。

「死傷者」――それが彼、アダム・シューマンだった。

負傷者だった。死者だった。終わっていた。

1章

二年後。アダムは赤ん坊を落とす。

赤ん坊は生後四日目のアダムの息子だ。帰ってきた家がこの世でいちばん平和な場所のように思えた瞬間に、赤ん坊は落ちていく。カンザス州の十一月下旬の深夜三時、外は凍えきっているが、中は明るく、新生児の温かな匂いがし、アダムの妻サスキア、美しいサスキアはほんの数分前、少し眠りたいから赤ちゃんを見ていて、と夫に頼んだのだ。「わかった」とアダムは請け合った。「わかったよ。休んでくれ」。サスキアはベッドの中央に体を丸めて横になった。彼女が最後に目に留めたのは、アダムがベッドの端で赤ん坊を両腕に抱き、ヘッドボードに背中を預けている姿だった。アダムは、傷を負った男がようやく心の安らぎを得たかのように微笑んでいて、サスキアは目を閉じてもいいだろうと思った。その直後、アダムも目を閉じた。たちまち腕の力が抜けた。支える手が緩んだ。赤ん坊が彼の胸からベッドの端まで転がった。ようやく訪れた平穏な瞬間に赤ん坊は宙に浮き、アダムとサスキアは寝入っていて、だれも気づかないまま、床まではあと数センチとなり、とうとう、ピシッという音に続いてドサッという音がし、平穏な時は終わり、この瞬間から

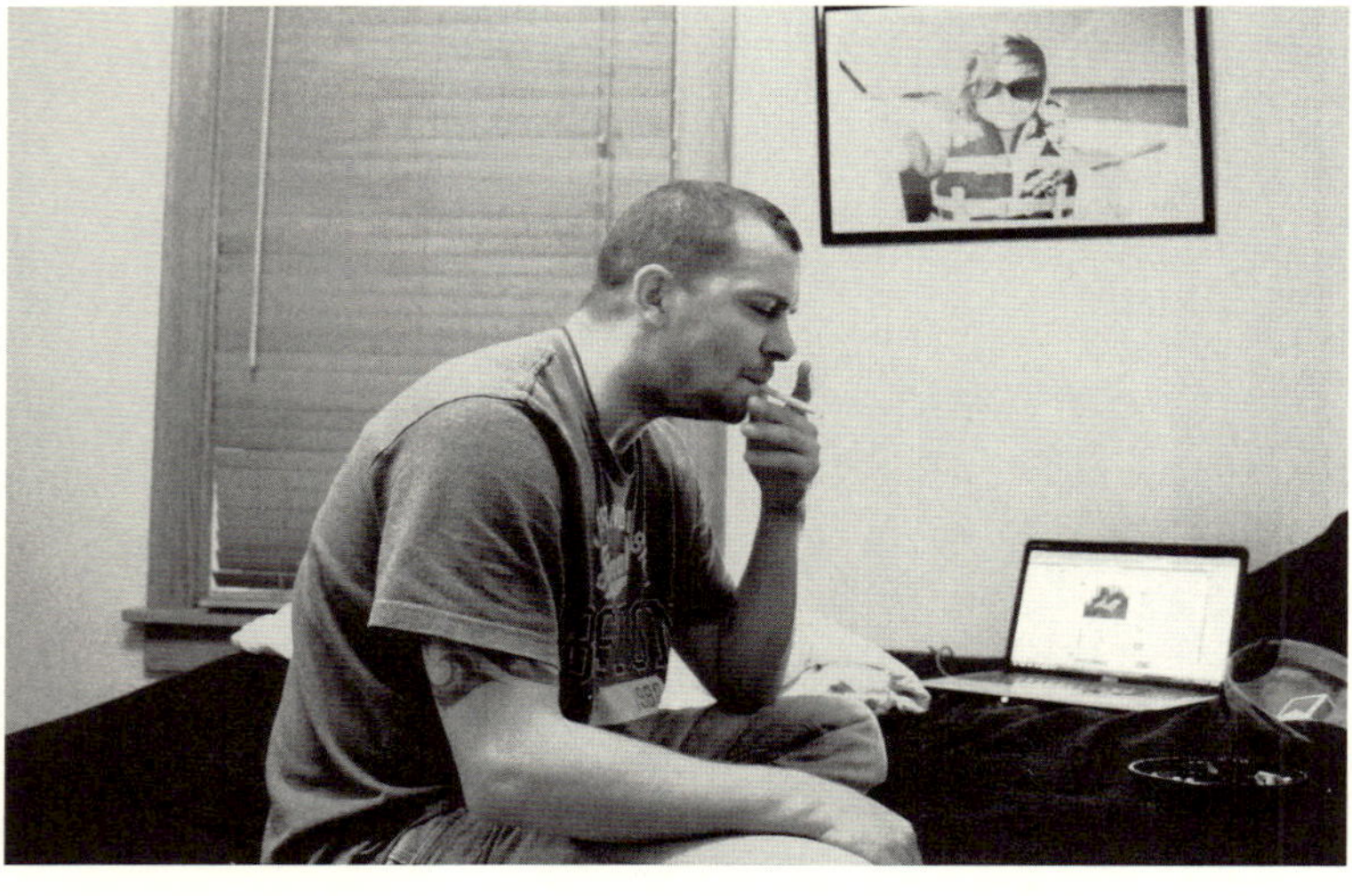

アダム・シューマン、自宅にて。

あらゆることが起きることになる。

その音を聞いたのはサスキアだ。大きな音ではないが、それでも目を覚ますに充分な音だ。彼女の目が大きく開いた。アダムは目を閉じていて、腕の中は空っぽだ。絶対に眠らないよ、と約束して眠ってしまったアダムが目を覚ましたのは、悲鳴を聞き、体の上をだれかが尖った肘と膝で這うように進んでいくのを感じたからだ。一、二秒が過ぎ、ようやく自分が何をしたかがわかる。

アダムは何も言わない。言えることなどない。ごめん。今度も、ごめん。戦争から帰ってきた二年前からずっと、謝りつづけている。妻が赤ん坊を抱き上げている。アダムは見つめつづける。妻が自分を見てくれるのを祈りながら。許してくれるときにいつもそうするように、自分を見てほしい。しかし妻は見ようとしない。泣いている赤ん坊を抱き締めている。それでアダムは服を着て部屋を出る。暗闇の中で彼は、妻が赤ん坊をあやす声をしばらく聞いている。それから外に出て、ピックアップ・トラックに乗り込み、ショットガンを据え、銃口が自分の顔に向くようにする。そうやって彼が車を出そうとしているとき、家の中ではサスキアが、何が起きたのか理解しようとしている。ピシッという音。それからドサッ。ドサッというのは床の音だ。薄汚れた絨毯に感謝しなければ。でも、ピシッという音は？　ベッドの枠の軋み？　ナイトテーブル？

この子は。とても元気だ。呼吸も乱れていない。痣もない。大丈夫なようだ。どうしてこんなことに？　でもこの子は大丈夫。たぶん運の強い子だ。生まれつき丈夫なのだ。サスキアは赤ん坊といっしょに横になり、すぐに起き上がると水の入ったボトルを持って戻ってくる。それをベッドの端から転がし、床に落ちる音に耳を澄ます。

重い靴を落とし、それが弾む様子を見つめる。

バスケットボールを見つけて、ベッドの端から落としてみる。

飲料水の容器に赤ん坊と同じくらいの重さの水を満たす。アダムが銃のことを考えながら車を走らせて、まだだ、まだだ、まだだ、いまじゃない、と思っているとき、サスキアはその容器もベッドの端から落とす。


あれから二年。アダムは二十八歳になり、除隊してから体重が増えた。立派なシューマン軍曹として戦場を離れたとき、骨と皮も同然だった。いまでは十キロ増え、前のようにがっしりしている。少なくとも体は。しかし精神は、帰還した頃のままだ。頭を撃たれたエモリーがいまでも彼の背中でぐったりとなり、エモリーの頭から噴き出しつづける血がいまでも彼の口の中に入りこんでいる。アダムがいちばん気に入っていた部下のドスターも、アダムが参加することになっていた任務で道端の爆弾にやられ、何度も何度もずたずたにされている。そしてドスターが死んだあと、別の兵士がアダムに「あんたがいたら、こんなひでえことにはならなかったのにな」と言っている。当時はアダムを称えるために言われた言葉だが——アダムは目敏《ざと》く、いつも隠れた爆弾を見つけ、だれもがアダムを信頼していた——それはもう以前の意味を失っている。その言葉は、爆弾のように彼の体をばらばらにする。お前のせいだ、お前のせいだ、と責める。罪悪感はいまや彼の奥深くまで浸透し、それが彼を形作っている。いつもすごくいい奴だった、と人々はアダムのことを言った。だれもが魅力を感じ、応援したくなる男で、頭が切れて、親切で、高潔で、勘がいい男だった。それなのにいまはどうだ？　「すっかり壊れちまった」とアダムは言う。「あの人はいまでもいい人よ」とサスキアは言う。「ただ、壊れてしまっただけ」サスキアがそう言うのは、アダムが戦争に行く前の状態に必ず戻るという希望を抱いているからだ。こうなったのはアダムのせいというわけではない。彼のせいではなかった。彼は快復したがっていないわけではない。快復したいと思っている。しかし別の日には、死んだほうがましだという気がする。アダムに限ったことではない。アダムと共に戦争に行ったあらゆる兵士たち――小隊三十人、中隊百二十人、大隊八百人――は、元気な者ですら、程度の差はあれ、どこか壊れて帰ってきた。アダムと行動を共にしていた兵士のひとりは、「悪霊のようなものに取りつかれずに帰ってきた者はひとりもいないと思う。その悪霊は動き出すチャンスをねらっているんだ」と言う。

「助けがどうしても必要だ」二年間、寝汗とパニックの発作に苦しんだ兵士はこう言う。「ひっきりなしに悪夢を見るし、怒りが爆発する。外に出るたびに、そこにいる全員が何をしているのか気になって仕方がない」と別の兵士は言う。

「気が滅入ってどうしようもない。歯が抜け落ちる夢を見る」と言う者もいる。

「家で襲撃を受けるんだ」別の兵士が言う。「家でくつろいでいると、イラク人が襲撃してくる。そういうふうに現れる。不気味な夢だよ」

「二年以上も経つのに、まだ夫はわたしを殴ってる」ある兵士の妻が言う。「髪が抜け落ちたわ。顔には噛まれた傷がある。土曜日に、お前は最低のクソ女だと怒鳴られた。夫が欲しがっていたテレビをわたしが見つけられなかったからよ」

いたって体調がよさそうに見える兵士は、「妻が言うには、ぼくは毎晩寝ているときに悲鳴をあげているそうだ」と言ったあとで困ったように笑い、「でも、それ以外は何の問題もない」と言う。しかしほかの兵士たちと同じように、途方に暮れているように見える。「あの日々のことを、死んでいった仲間のことを、俺たちがやったことを考えない日は一日たりともない」とある兵士は言う。「しかし、人生は進んでいく」

ひとつの戦争から別の戦争へと。二百万人のアメリカ人がイラクとアフガニスタンの戦争に派遣された。そして帰還したいま、その大半の者は、自分たちは精神的にも肉体的にも健康だと述べる。彼らは前へと進む。彼らの戦争は遠ざかっていく。戦争体験などものともしない者もいる。しかしその一方で、戦争から逃れられない者もいる。調査によれば、二百万人の帰還兵のうち二十パーセントから三十パーセントにあたる人々が、心的外傷後ストレス障害（ＰＴＳＤ）――ある種の恐怖を味わうことで誘発される精神的な障害――や、外傷性脳損傷（ＴＢＩ）――外部から強烈な衝撃を与えられた脳が頭蓋の内側とぶつかり、心理的な障害を引き起こす――を負っている。気鬱、不安、悪夢、記憶障害、人格変化、自殺願望。どの戦争にも必ず「戦争の後」があり、イラクとアフガニスタンの戦争にも戦争の後がある。それが生み出したのは、精神的な傷害を負った五十万人の元兵士だった。

そもそも戦争に充分な注意を払わない国で、この数字がどれくらいの規模なのか、その数字の重要性をどうすれば理解できるだろう。ひとつの方法は、この五十万人をひとまとめに考えるやり方だ。たとえばこの五十万をアメリカの地図の上に点として表し、すべての点を一斉に点灯させれば、西から東まで国全体が輝くだろう。
もうひとつの方法は、五十万人のひとりひとりについて考えていくやり方だ。まずは、カンザスの深夜に人目を避けあてどなく車を走らせているひとりの男から始めよう。彼は夜明け間近に家に帰ってくる。どこに行っていたのか、何を考えていたのか、サスキアには伝えない。サスキアも尋ねない。ショットガンが元の場所にしまわれる。赤ん坊がお乳を求めて目を覚まし、夫婦のもうひとりの子、不安を抱えおねしょをするようになった六歳の子が、またもやおねしょをして目を覚ます。そして、アダムの戦争の傷がその中心に据えられた壊れかけた一家は、元の姿を取り戻そうとして一日を過ごす。次の日も次の日も、同じように。

　彼は自分に悪いところがあるとは思っていない。それもひとつの原因なのだ。鏡に映った自分の顔を見つめる。充血した目が何に似ているかは考えない。ただ、目がいまもふたつあることを、絶え間ない失望とともに確認する。一覧表を確認するように。目がふたつ、耳がふたつ、腕が二本、脚が二本、手がふたつ、足がふたつ。何も失っていない。従来どおり、五体満足だ。銃弾を受けた痕もない。爆発の火傷による皮膚移植の痕もない。右腕にあるタトゥーにも染みひとつない。派兵の合間に、さまざまな体位でセックスしている人の姿で構成されたアルファベットで「ＳＡＳＫＩＡ《サスキア》」の文字を、永遠の愛の証として彫った。体には何の痕跡もない。それなのに傷を負っていると言えるのか。傷など負っていないはずだ。ではなぜ、重度のＰＴＳＤという診断を下されて国に送還されたのか。おそらく弱い男だからだ。帰郷して以来、この診断が繰り返し下されるのはなぜか。なぜ怒りがこみあげてくるのか。なぜ物忘れをするのか。いらいらしてじっとしていられないのはなぜか。十二時間も寝たあとに、なぜ目を覚ましていられないのか。なぜいまでもエモリーの血の味がするのか。弱い男だからだ。女々しいからだ。クソだからだ。こうした考えが押し寄せてきて、止める手だてはない。それでも、リビングルームに入ってサスキアの顔を見るアダムには、地獄の中にいるような徴候がまったく見られない。

「おはよう」と彼は言う。いつか彼の体力をすべて奪い尽くす礼儀正しさ。サスキアがそれに気づいていないのではなく、アダムが何の感情も見せないのだ。しかしそれも、いったん外に出て、隣の家の者たちが犬をまた短い引き綱に繋いでいて、それで犬が動きがとれずに吠えているのを見るまでのことだ。

「ひでえな。あいつら」嫌悪感に満ちた口調でアダムが言う。その一言が引き金となって、サスキアは朝になるといつの間にか体に巻きついている緊張の糸が切れる。いまや、サスキア自身の嵐が、すっかり変わってしまった生活の上で吹き荒れはじめる。しかもこの嵐を止める手だてはない。

「あの人たちは四万ドルの車を持って、くだらない生活をしている」サスキアは、おんぼろのSUV〔訳註　スポーツ用多目的車〕の運転席に乗りこみながら言う。窓にはひびが入り、タイヤは擦り減っている。「この町はそういうところ。四万ドルの車とくだらない生活をしている人間ばかり」

その町はジャンクション・シティと呼ばれている。フォート・ライリー〔訳註　アメリカ合衆国の大きな軍事基地〕の隣にある、二万五千人ほどが暮らす町だ。アダムは軍隊で過ごした七年のあいだに、フォート・ライリーから派兵されていき、そこへ三度戻ってきた。ジャンクション・シティはカンザス州の中央部に位置し、東側には町や大きな都市があり、西側には無人の土地が広がっている。そこに住んでいない者にとっては、アメリカ中心部《ハートランド》にある理想の地、平原の詩情を思い起こさせる場所だ。ジャンクション・シティ自体は、みすぼらしい場所だと言われてきたし、アダムとサスキアの住むダウンタウン界隈の人々がその評価を裏づけている。通りの向かいには有罪を宣告された性犯罪者——幼児性愛者に違いないとサスキアは勘ぐっている——が住んでいる。近くには麻薬の売人がいるし、数軒先には仮釈放者がいて、しょっちゅう訪ねてきては電話を使わせてくれと言う。中心部の詩情とは。それはアダムのいないあいだサスキアは拳銃と添い寝をしていた、ということだ。

ふたりの古い家は、四人の人間と大きな愛らしいだらしない二匹の犬が暮らすには狭い。しかしこの程度の家しか買えなかった。十万ドル余りを払った。一階に狭い寝室が二部屋、地下にもうひとつ寝室がある。こちらは汚いファーネス室〔訳註　家を暖めるためのボイラーと付属設備を置くための部屋〕を改装したものだ。夫婦の寝室には三丁の銃が隠されている。赤ん坊のジャクソンは、隣の寝室で眠る。地下の寝室は六歳になるズーイの部屋で、寝る時間になると両親は繰り返しなだめすかして地下に行かせる。

アダムが最後の派兵、彼の健康を害した派兵に行っているあいだに、サスキアがこの家を見つけて購入した。アダムが陸軍に入隊することで手に入れられると思った生活が送れるはずだった。家、子供、犬、庭、金、安定、将来。サスキアには、夫が病んで帰ってきたことがわかっていたが、これまでも戦争から離れて自分のもとに戻ってくれれば夫の体調はよくなったので、自分がそばにいれば夫の傷は癒えると思っていた。彼女が考えていたのは、「おとぎ話のような帰郷」だった。「だれもが幸せで、悪いことは何も起こりませんでした、みたいなね」。帰郷した夫が幸せではないことを見て、サスキアは「わかったわ」と言った。そして、大勢の人の前に出る心の準備ができていないと夫が言ったときも、「わかったわ」と言った。どんなことにも耐えよう、と彼女は心に決めた。サスキアが夫のために手を加えた家を貸し出し、一家は空き家だった田舎の家を借りて引っ越した。秋には美しい場所だったが、冬はそうではなかった。畑一面が刈り株となり、灰色の空が低く垂れ込めた。車が故障したとき、ふたりは人里離れたところにうんざりし、ジャンクション・シティに戻った。サスキアは寝室の壁にステンシルで「いつもおやすみのキスをして」と描いた。

アダムはそのとおりにした。そのうち、不安と気鬱と極度の緊張と心身の消耗と頭痛のために処方された薬でだるくなると、おやすみのキスができなくなった。サスキアのほうも、いつもしていたわけではない。そしてどんどん回数が減っていった。ある日、やはり体を壊して戦争から戻ってきた夫のいる友人のひとりに、サスキアはこう打ち明けた。「わたしの気分が日毎に変わるの。あの人は本当に病気なんだと思うんだけど、翌日には、もうやめて、いいかげん元気になって、しゃきっとしてよ、って思う」

「よくなんてならないよ」その友人は自身の体験からそう述べた。「前のようには絶対にならない。わたしの望むようにはならないんだよ。だから納得のいくようなあり方を探さなくちゃならなかった」

「女のほうが順応するしかない。そうやって女はやってきたんだもの」サスキアが言うと、友人は頷いた。そしてまたなるべく順応しようとする日がやってきて、隣の家の犬が吠え、アダムが助手席に乗り込んでくる。どういうわけか、アダムの苛立ちはつのっていき、サスキアはそのことに気づきながらも彼の苛立ちを止められないために、事態は悪化していく。サスキアは車を数ブロック走らせたところで、不意にコンビニエンス・ストアの駐車場に入る。

「ガソリンか?」とアダムが言う。

「車を押したくないでしょ」と彼女。

「中で何か買うか?」

彼女は答えない。

「ドーナツは?」

「いらない」

アダムはガソリンを入れ、料金を支払うために店の中に入っていく。出てくるとマウンテン・デューとスクラッチくじを持っている。

「**ふざけてんの**?」と彼女は言い、アダムはスクラッチくじの最初の一枚を削りはじめる。サスキアは夫がスクラッチくじを買うのを毛嫌いしている。それにマウンテン・デューも嫌いだ。「勝手に夢見てれば」サスキアは言い、アダムは二枚目に取りかかる。車は町中を抜け、前を走るミニヴァンに続いて高速道路のランプへと入る。「なんでブレーキかけてんの? **なんでブレーキかけてんの? なんでブレーキかけてんのよ!**」サスキアが怒鳴る。

彼女はアクセルを踏み込み、前の車を追い抜く。年老いた女がひとりで運転している。アダムは三枚目を削ろうとする。

「昨日の夜な、ウォールマートの横の橋を通ったとき、橋の下に浮浪者がいたんだ。そいつのまわりに削られたスクラッチくじが山ほどあってさ」アダムが言う。「たぶん、だれかに金をめぐんでもらってさ、それでスクラッチくじを買ったんだな」

「あんたもめぐんでもらえたらよかったのに」と彼女。

彼は四枚目に取りかかり、彼女は時速百三十キロになるまでアクセルを踏む。ふたりは、百キロほど離れた東の都市トピーカの復員軍人病院《ヴェテラン・ホスピタル》に向かっているところだ。診察の予約をしてある。戦争が残したものは、アダムのＰＴＳＤ、気鬱、悪夢、頭痛、耳鳴り、軽度の外傷性脳損傷だ。青空からいきなり迫撃砲が落ちてきて、彼のすぐそばで爆発した結果だ。そのとき一瞬、気が遠くなった。月に八百ドルの障害者手当てと、何とか見つけた仕事の年俸が三万六千ドル。軍隊での年俸の三分の二しか稼げていない。だからサスキアは、くだらないスクラッチくじで金を無駄にするのを嫌っている。

アダムは五枚目を削りながら言う。「十ドルだ」

サスキアはアダムを見る。「五ドル使って、五ドル儲けた。その五ドルをどうするつもり？」

「煙草を買う」

サスキアはアダムが煙草を吸うのを嫌っている。夫が最近ひとりになりたがっていることもたまらなく嫌だ。ひとりで釣りに行ったり、猟に行ったり、玄関のポーチの暗闇で煙草を吸ったりしている。どんなことにも耐えるなんて無理だ、とわかったことがたまらなく嫌だ。一台のトラックが彼女の前に入りこんできた。「**ばかやろう**」と彼女は怒鳴る。

ふたりが出会ってから八年が経つ。ノース・ダコタ州のマイノット。彼女は高校を卒業したばかりだった。門限を破ったことのない女の子で、安いアパートメントの地下にようやく自分の部屋を持てた。ある日地下室から出ると、よくない噂が立っている少年が上半身裸で陽を浴びているのを見た。アダムは、これまでの自分の人生のなにもかもと正反対の、美しさをまとった少女が自分を見つめているのを見た。それで決まりだった。間もなく結婚して、アダムは「ＳＡＳＫＩＡ」のタトゥーを腕に入れ、そういう経緯でいまサスキアはアクセルを踏み込み、アダムは彼女をくすぐって緊張を和らげ、笑わせようと手を伸ばしている。その指が剃刀でもあるかのように、彼女は身を引き、さらにアクセルを踏んで、のろのろ走っている前の車にあと数メートルというところまで近づく。「**どきなさいよ！**」。アダムが彼女のうなじに手を伸ばしてそっと愛撫すると、時速百二十キロまでスピードが落ちる。

喧嘩をしたあとサスキアはときどき、夫が過剰に薬を飲んでいないか確認するために錠剤を数え、銃がすべて揃っているかどうか確認する。夫は快復しないかもしれない、これで治るのだろうかと考えて、恐怖で気分が悪くなるときがある。そして、夫が自殺するかもしれないと考えると、内臓が捻《ねじ》られるような感じがして息ができなくなる。

実を言えばアダムは、自殺することをたびたび考えている。しかしそのことを妻に話したことはない。最近はだれにも話さない。話したところでどうにもならない。これまで大勢の精神科医とセラピストに話してきた。何度話してきたかわからないほどだ。それでもどうにもならなかった。

「……毎日のように、自殺願望に苦しめられている」。アダムに戦場から精神衛生上の問題による撤退を命じた精神科医は、アダムを帰還させる前にそう記している。「自殺を考えることは危険な状態である。過去に自殺を考えていたことはあるが、この数カ月間はずっとそういう状態だった」「自殺を考えることは減じてきたが、その考えがなくなることはない」。その数カ月後、アダムの帰郷後に診断した別の精神科医は記している。

「自殺願望が現れてはすぐに消える段階。今月は二回そういうことがあった」。その数カ月後に、別の精神科医は書いている。

「彼は自分がときおり自殺願望にとらわれているのを理解している。死んだほうが楽になると思っているが、これまで具体的な計画を立てたことはなく、実行に移そうとしたこともない。銃を所持しているが、妻がそれを管理し、狩りに行くとき以外は使わせていない」。これはその数カ月後の報告書だ。

「自殺願望がある。どういう手段で自殺するか毎日考えているという。しかし、家族を守るために、自殺するつもりはないと繰り返し否定してきた」と、次の報告書にはあった。「最低限の衛生状態を維持する能力はある」

アダムはこの報告書を見たとき、まあ、そのとおりだ、と思った。頭は狂っているが、清潔だ。この報告書を見つけたのは、復員軍人病院に資料を持っていったほうがいいかもしれないと思い、ファーネス室で書類を調べていたときだった。彼のカルテは分厚くて、同じことばかりが書いてあり、すぐにうんざりした。それで手紙類が入っているほかの箱に注意が向いた。海外派兵に参加していたときにサスキアと交わした手紙で、すべてラブレターだ。ふたりは毎日のように手紙を書いた。そんなときもあったのだ。アダムは数枚読んだ。そしてふたりが失ってしまったもののことを思って少し悲しくなった。別の箱を開けて探っていると、「行ったことのある場所」という文字の書かれた一枚の紙が目に留まった。

アダムの祖父が書いた紙だった。アダムの一家のもうひとりの立派な兵士。その祖父が書いたリストだった。

大西洋
イタリアのナポリ——汚い
イタリアのポンペイ——面白い
イタリアのローマ——美しい
イタリアのグロッセート——激しい戦闘を繰り広げた
ヴァチカン市——とても美しい
フランスのニース——娘たち。わお。

そういうことか。これがひとりの兵士の第二次世界大戦だ。祖父は帰郷したとき、グロッセートやニースでどんな体験をしたか、大西洋を渡ったことすら、一度も話さなかった。戦争を体験しないままでいたら、祖父は素朴で楽観的な人間でいられただろう。ところが、怒りに満ちた呑んだくれになり、何年も酒びたりになった。朝鮮半島で戦い、酒を飲みつづけ、ベトナムでも戦った。国を守り、家族を虐待した二十五年間が終わり、ようやくまともになれた。

祖父に会ったのはアダムが九歳のときだった。その時点では、どっちが困窮しているのかわからなかった。酒を断っていた祖父は、ほとんど口を利かなくなっていた。一方アダムは、荒廃した子供時代の苦しい時期にいた。幼い頃に、彼のベビーシッターをしていた隣家の少年に性的いたずらを受けた。そして六歳のとき、ある日父親がいきなり彼を殴りはじめ、母親が椅子を持ち上げて止めに入るまで殴りつづけた。九歳になったある日、母親がこう言った。「お前のお父さんは出ていった。もう帰ってこない」。そしてそれは本当だった。アダムはそのときまでは何とかうまくやっていた——優等生名簿に載り、友だちも多かった——が、母親には金がなかったため、間もなく家からの立ち退きを迫られ、親類の家に転がりこんだり、車の中で生活したりしていた。そして元兵士だった変わり者の祖父の家で共に生活することになった。アダムとしては、どうせまたひどいことをされるのだろう、としか思わなかった。

ところが祖父は、アダムを無視したり殴ったりせず、痣だらけの孫を自分のキャデラックに乗せて長いドライブに連れていった。ふたりだけの付き合いが続いた。祖父は一言も喋らなかったが、ほかの車に悪態をつくときは違った。「クソったれ」とよく怒鳴った。それからまた黙って、ひっきりなしに煙草を吸いながら運転を続けた。家でも何も話さなかった。新聞を読んでいて、その記事をだれかに教えたいとき、中指で――いつも中指だった――それを指し示し、テーブル上を滑らせた。

その「だれか」とはいつもアダムだった。祖父は、アダムが初めて知った戦争の傷を負った者だった。アダムは次第に祖父を愛するようになった。祖父が亡くなった直後にアダムは軍隊に入り、立派な兵士となり、自分が行ったことのある場所のリストを作った。

アメリカ合衆国――生まれて、性的いたずらをされ、殴られ、捨てられ、女の子に会った。わお。

イラク――激しい戦闘を繰り広げた。

カンザス州、州間高速道路70――「もしもし。アダム・シューマンです」彼はいま、携帯電話で話をしている。トピーカの近くで、復員軍人病院に予約確認の電話を入れたのだ。しばらく耳を澄ましてから、電話を切る。

「予約は明日だとさ」アダムはサスキアに言う。

彼女は鋭い視線を返し、何か言おうとしてやめた。

それで彼女の代わりにアダムが言う。

「なんてことだよ、まったく」

ふたりは黙りこくったまましばらく走る。

「ちくしょう」彼が言う。「ちくしょう」

「でも、わたしのせいじゃない」サスキアが言う。「ちゃんとメモしとけばよかったのに」彼女は高速道路の出口から降りて病院に向かう。たぶん、病院側では融通をきかせてくれるだろう。「どうして今朝確認しておかなかったのよ」

「今日だと思ってたんだよ」アダムが言う。額をこすり、自分の頭を引っぱたく。指先で脚を苛立たしそうに叩く。

遠くに病院の建物が見える。サスキアは、信号が赤なのに道路を渡っている女性を避けるためにブレーキを強く踏む。「**クソばばあ**」サスキアは怒鳴る。

「クソッ。なんでこんなえらいドジを踏むんだろうな」アダムが言う。

病院に着く。

ふたりは入り口に並んでいる列の脇を通りすぎる。前の戦争からの生還者たちだ。車椅子に座ったり、「アメリカ人であることを誇りに思う」というTシャツを着たりしている。「老人と煙草の臭いがする」サスキアが言う。アダムとサスキアは、男性ふたりを案内している女性の後ろから廊下を歩いていく。女性が説明している。「ベトナム帰還兵たちはとても表現が豊かですが、最近の、イラクやアフガニスタンからの帰還兵は、暴力や自殺といった行動に走るんです」

「そうですか」男性のひとりが言う。イラク戦争で最悪なことのひとつが、明確な前線というものがなかったことだ。三百六十度のあらゆる場所が戦場だった。進むべき前線もなければ軍服姿の敵もおらず、予想できるパターンもなければ安心できる場所もなかった。兵士の中に頭がおかしくなる者が出たのはそのせいだった。しかし、アダムの新しいこの戦争には前線があった。この病院だ。資金不足、人員不足の古い病院だが、情け深い受付係は、予約変更ができるかどうかやってみますね、と言ってくれ、安月給に甘んじながら猛烈に働いている医師は、もちろん、何とか都合してアダムを診る、と言ってくれる。アダムが診察室に入る前に、この二年間の彼のすべての病状について聞き取りがおこなわれ、医師と役人だけにしか書けない文章が手渡される。

トピーカの復員軍人医療センターの報告書。あなたは清潔できちんとした身軽な服装をしていた。神経運動能力は標準的。話し方は明瞭で標準的。検査官への態度は協力的、友好的、丁寧。情動は豊か。気分は悲観的、不機嫌。注意力は損なわれていなかった。人物、場所、時間について完璧に理解していた。思考過程は標準的だが、思考内容は陰鬱で、他者への怒りに満ちていた。妄想はない。判断力について――行動の結果を理解している。知性は標準。洞察力について――自分が問題を抱えていることを理解している。……

サスキアは外で待っている。彼と共に診察室に入るときもあれば、入らないときもある。彼女はいろいろと考えている。前の医者とは違って、今度の医者はわかりやすい英語を話せるだろうか。質問をするときアダムの目をしっかり見るだろうか。それとも、背中を向けたままアダムの返答をコンピューターに打ち込むだろうか。医師がなんと言うかサスキアにはよくわかっている。アダムは傷を負っている。アダムは病気だ。アダムは治療を続けなければならない。アダムは国家の示す感謝に値する。サスキアは自殺ホットラインのポスターのそばに座っている。そのポスターには、「助けを求めるには、戦士のような勇気と強さが必要です」とある。しかし彼女はいまこう思う。

「自分を助けられない者にどれほど同情できるものなのだろう」

そのとき、不意にアダムが現れ、サスキアには夫が困り果てているように、怯えているようにすら見える。それで我に帰り、あらゆる可能性とそれに伴うすべての苦しみを再び受け入れようと思い直す。

家に戻る途中で、小さな空港のそばを通る。アダムが戦争から帰還してきた空港だ。

ほかの兵士たちが帰還したときには式典があった。騒々しい祝賀会が開かれたフォート・ライリーの体育館は、スパンコールのついたワンピースを着た女性たちと国旗を振っている子供たち、そして「お帰りなさい、パパ」「お帰りなさい、ヒーローたち」という看板で溢れかえっていた。戦場から帰ってきた兵士たちは、隊列を組んで体育館に入ってきて、数分後に解散が告げられると、人がどっと動きだしてその場の秩序が崩壊し、たちまち歓声と抱擁で埋めつくされた。フォート・ライリーに兵士が帰ってくるたびに、こうしたことが何度も繰り返された。式典が終わって人々が体育館から出ていくと、そこは非の打ちどころのないカンザスだった。青い空、夏の草地に揺れるキンポウゲ、そよ風。そのとき、思いがけず一陣の風が吹き、男たちの帽子が吹き飛ばされ、ひとりの若妻の花柄模様のスカートがめくれあがり、この日のためにはいてきたTバックと、彫られたばかりの蝶のタトゥーが人目にさらされた。彼女はスカートを押さえもせずに、凧のように肩先までふわりと揚がったことを面白がって大きな声で笑った。彼女の夫らしき兵士はそれをじっと見つめてにやにやし、まわりの者たち全員が笑った。このあとで何がおこなわれるのかよく知っていた。セックス、欲望、無事に夫が帰還したという安堵、平原の詩情。アダムが到着したときに彼を待ちうけていたのは、そうしたはなやぎとはかけ離れたものだった。

式典も、看板も、スパンコールのついたワンピースもなかった。ただサスキアだけが、ターミナルの窓に顔を押し付け、夫が飛行機から降りてくるのを見ていた。夫はほかの乗客と共にタラップを降り、滑走路に降り立った。サスキアはこう思った。**骸骨だわ**。彼女はずっとこの日を待ち望んでいた。そしていま、理解した。

アダムは滑走路を歩きながら、「松葉杖をついていたり、体中に包帯を巻かれたりしていたらどんなによかったか」と思っていた。戦争から戻ってきた立派な兵士。恥ずかしかった。彼はターミナルに入った。サスキアがどう思うか、怖かった。そして彼女がいた。彼女は美しい笑みを浮かべていた。いきなり、彼女のところに駆け寄りたかった。これが俺の帰還だ。罪が赦されるかもしれない。そのとき、妻の横に立っているひとりの女性に気づいた。初めて見る女性だが、女性のほうは彼のことを知っているようだった。いまにも泣きそうな顔で、アダムに駆け寄ってきたからだ。「わたしの夫に何があったのか話してもらえますか」とその女性は言っていた。「何が起きたのか教えてくれませんか」

それがアダムの帰郷だった。それが出迎えの言葉だった。

2章

その日に会った女性はアマンダ・ドスター。戦争で夫を亡くして間もない女性だった。

未亡人になってからだいぶ時間が経ったいま、彼女は玄関の呼び鈴が鳴るのを待っている。キンコーンという音を。彼女にとってこの先ずっと死の訪れのように聞こえる音を。

夫が死んだ日にその音が鳴ったとき、彼女は幼いふたりの娘を風呂に入れ、オーヴンでクッキーを焼いていた。玄関のドアを開けてそこに立っている人物を見たとたん、彼らが何か言うまえに、頭の中で素早く考えた。負傷の場合は電話連絡だ。重傷の場合は通常の軍服を着た兵士がやってくる。死亡の場合は正装した上級の軍人がやってくる。中に入ってもよろしいですか、と言っているこのふたりは、上級の軍人だ。「ご報告を受ける前にいくつかやらなくちゃならないことがあります」と彼女は答えた。取り乱さずにいたかった。それが彼女には大事なことだった。彼女はキッチンに行き、オーヴンの火を消した。クッキーを焼いていることを忘れてしまうだろうと思ったからだ。そしてすべきことを考えた。近所の知り合いに電話をかけ、家に来て娘たちを連れていってくれるよう頼んだ。それから母親に電話し、すぐに飛行機で飛んでくるよう頼んだ。バスルームのドアが閉まっているかどうか確認した。ようやく彼女はリビングルームのソファに座った。彼女の前に立った彼らは、その報告をした。

キンコーン。

今日、玄関に立っているのは引っ越し業者のスタッフたち六人だ。

「おはよう！」と彼女は言い、今日も冷静になるよう努める。彼女はふっくらした丸い顔、カールした長い髪をしている。夫を亡くした悲しみをたたえたその眼は別にして、夫が最後に見た彼女の姿と少しも変わらない。

「道に迷ってしまって」とスタッフのひとりが言い、約束の時間に遅れたことを詫びる。六人が家の中に入ると、彼女は案内しながらいくつか指示を出す。

「その上着には触れないで」

「フラッグケースにもね。それはわたしが運ぶから」

「彼の軍服はわたしが持つわ」

「その電話も。彼の声がまだ入ってるの」

「小型トランクも。わたしが運ぶから」

「わかりました」責任者が言う。そしてスタッフたちが荷造りをするあいだ、アマンダと、手伝いにきた親友のサリーは、地下のコンクリート製の部屋、竜巻が来たときに避難する窓のない部屋に行く。彼女は明かりをつける。壁際に冷蔵庫と同じくらいの大きさの銃保管庫がある。その鍵のダイアルを回し、扉を開け、中にあるものを取り出す。

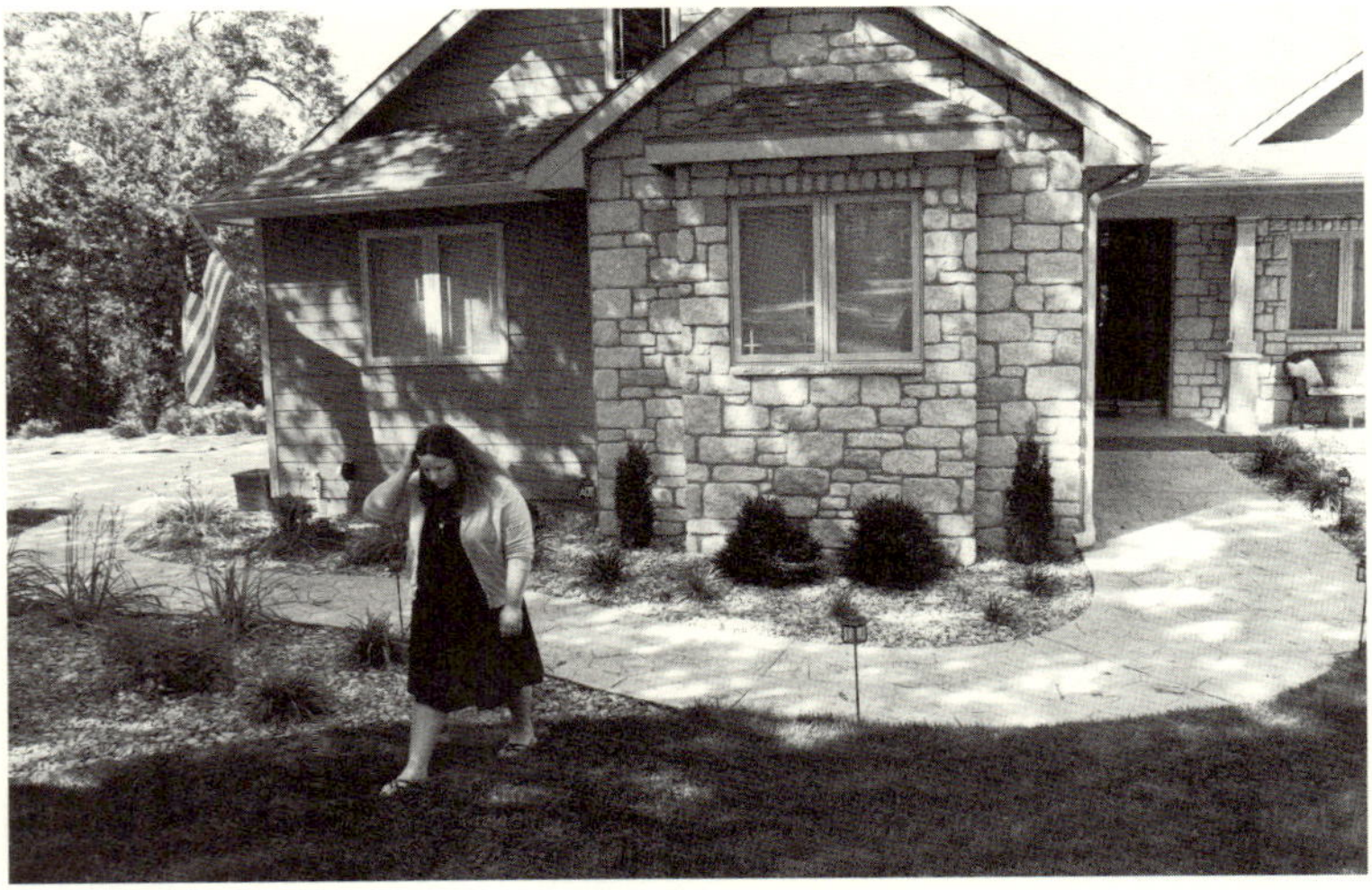

アマンダ・ドスター

まず、銃身の長い銃が全部で九丁。

拳銃が三丁。

剣が一本。

ナイフが数本。

弾薬。

そして最後に、封のされた木の箱。「ジェームズ・D・ドスター。一等軍曹。生年一九六九年十一月十九日、没年二〇〇七年九月二十九日」という文字が刻まれている。

「ほら、ジェームズだわ」とサリーは言い、アマンダがその箱に笑いかける。

「こんにちは、ジェームズ」アマンダが言う。


しばらくのあいだ、アマンダはどこに行くにも彼を連れていった。クリスマスには彼の両親の家に連れていった。アーカンソーまでずっとシートベルトで彼を固定していた。サリーの家にも連れていった。その日は嵐が吹き荒れていたので、洗濯籠に入れて運んだ。

長いあいだ、彼女は彼を寝室のドレッサーの上に置いておいた。ドレッサーの鏡に映ったふたりは、中心で重なって見えた。ある日、悲しみと誓いを謳った額入りの詩を中央に置き、彼を端にそっと動かした。ある日、彼女は新しい家具を買い、ドレッサーを客用寝室に移動させ、彼を地下の竜巻避難室に運んだ。初めは銃保管庫の上に置いたが、結局保管庫の中に納めた。中に入れておけば火災が起きても大丈夫だと思っただけで、自分が火から守ろうとしているのが火葬された遺骨だとは考えもしなかった。彼女は扉を閉めた。鍵を回した。明かりを消した。階段を上がり、彼が扉の奥の暗闇という安全な場所にいることに慣れていった。そしていまこの家を去ることになった。彼女が最後に彼の姿を見送って、彼が帰ってくるまでここにいると約束した家を。

アマンダはその約束を頑なに守っていた。最初の頃に彼女の担当になった死傷兵支援局の職員に言った。「わたしはここにずっといるわ。絶対に出ていきません」と。友人にもそう言った。友人たちは最初の頃は同情的だったが、何カ月か過ぎ、一年が過ぎ、二年が過ぎると、ほとんどの友人は彼女の長引く悲嘆に愛想を尽かすようになった。「もう潮時でしょう」と友人のひとりは言った。「やるべきことをしなくちゃだめよ」。それでこの日、引っ越しの日がその潮時になるかもしれない、と彼女は思っている。たとえ彼女自身が潮時だと認めていなくとも。いまでも彼女は、夫の死後にイラクにいる指揮官から電話を受けたときの状態のままだ。そのとき指揮官は電話を切ってからこう言った。「これまで話をした中でこんなに悲しんだ女性はいなかったかもしれない」

どうしてほかの人たちは先に進んでいけるのだろう。なぜ、わたしはそういった人と違うのだろう。彼女は友人に、カウンセラーに、ほかの未亡人たちにそう尋ねた。いまでは神とサリーにしかそうした質問はしない。このふたりにはどんなことでも訊ける。ジェームズは本当に死んだの？という質問でも。というのも、彼女には生きている彼の姿がいまも見えるからだ。つい先日、車を運転していたとき、信号のところで彼を見た。害虫駆除の会社のトラックの運転席にいた。それで彼女は事情がすっかりのみこめた。ジェームズは戦争にあきあきしてしまったのだ。それで逃げた。彼はカンザスにこっそり戻ってきて、事態が落ち着くまで鳴りを潜めているのだ。それで害虫駆除の仕事をし、金を稼いでいる。もうじき帰ってくる。玄関の呼び鈴を鳴らして。**キンコーン**。

何年もずっと、こうしたことをたくさん考えてきた。それは棺に入れられたジェームズを見て、これは本当に夫だろうか、と疑問に思ったときに遡る。彼女は明確な証拠がほしかった。彼の結婚指輪は外されていたが、その指輪はきつく指にはまっていたので、指には決して消えないへこみが残っているはずだ。そのへこみをどうしても見なければならなかった。きれいに包まれた彼の手から手袋を丁寧に外そうとした。しかし、ぞっとしたことに、手袋を引っ張っても、それはテープでしっかりと固定されていた。夫は生きている、初めて彼女はそう思った。ジェームズはひそかに逃げたのだ。これは蝋人形の手だ。だから手袋がテープでとめられているのだ。これは計略だ。証明してみせる。彼女は棺のそばに立ち、手袋越しに指を這わせ、へこみを確かめようとした。

サリーはこの話を聞いた。サリーはアマンダの話に、感情を痛めつけられた子供を何年か教えてきた人特有の辛抱強さで耳を傾ける。教え子のうち三人が、サリーの右手の親指の下を噛んで怪我を負わせた。それで保護者を呼んで面談をしていたところ、ある母親の歯がポロリと抜けた。その母親は抜けた歯を持って、「瞬間接着剤《スーパーグル》を持ってます?」と恥ずかしそうに言った。だからサリーには、人生が複雑で悲しみに満ちていることがわかっている。カンザスであってもそれは変わらない。サリーは陽気で溌剌とした女性でもある。アマンダが求めているのはそういう女性だ。サリーは一日中ハミングをしている。アマンダにはそれがまったく気にならない。サリーのハミングは気にならない。ただ、「葬送のラッパ」を、上の空で弾むように勢いよくハミングするときを除いて。

いまハミングしながら、サリーとアマンダは寝室のバスルームの荷物を詰めている。サリーが突然黙りこくる。抜き出した引出しの中身をじっと見ている。男性用デオドラント。男性用シェービング・クリーム。半分使われた練歯磨き。長年使われずにブラシ部分が硬くなった歯ブラシ。

「その引出しはわたしがやるわよ、サリー」とアマンダが言う。

「え？」サリーはまだ見つめている。

「その引出し、わたしがやる」アマンダが言う。

サリーはジェームズに会ったことがない。アマンダと親しくなったときにはすでに派兵されていた。彼のことはアマンダの話を聞いて知っているだけだ。わたしより十二歳年上で、最愛の人で、わたしを支えてくれているの、と。いまはサリーがアマンダを支えている。そうなったのは、アマンダが子供たちに向き合い、父親に何があったか説明するときにそばについていたからだ。父親によく似ているグレースは三歳、キャスリンは六歳だった。キャスリンは母親がいまから話そうとすることに怯えるくらいの年になっていた。遠回しな言い方をしてはだめよ、とサリーはアマンダに助言した。パパは眠りについたの、とか遠くに行ってしまったの、といった言い方をしてはだめ、と。誠実で直接的な言い方をすること。「パパは怪我をしたのよ」とアマンダは話しはじめた。次に聞こえてきたのはキャスリンが息を吸い込む鋭い音だった。

「彼の爪磨き」アマンダがサリーのそばで、引出しの中身を取り出しながら言っている。彼女は夫の爪磨きと、マウスピースの入っている青いプラスチックのケースを手にした。

「何に使っていたの？」サリーが訊く。「睡眠時無呼吸症候群だったの？」

「いいえ。歯ぎしりがひどかったの」アマンダには一瞬、夫がいまここで歯ぎしりしている音が聞こえた。

ジェームズが死んでから数時間、その知らせが伝わると、呼び鈴は鳴りどおしになった。死傷兵支援局の役人が来た。司祭が来た。スウェーデン風ミートボールを携えた近所の人たちが来た。友人が幼い男の子を連れて来た。その子は階段から落ちて泣きに泣いた。さらに大勢の近所の人たちが来て、さらに大勢の子供たちが来た。そしてサスキア・シューマンが来て大騒ぎになった。サスキアは近所の人から、ジェームズが負傷したという知らせを受けたのだ。

何も知らないサスキアが、「彼は大丈夫なんでしょう?」とアマンダに言うと、アマンダは泣きだした。サスキアも泣いた。アダムも死んだに違いないと思ったからだ。

サスキアとアマンダが初めて会ったのは、その一週間前だったが、それまでの一カ月間、メールでやりとりをしていた。それというのも、ジェームズが自ら希望を出して、大嫌いな事務仕事からアダムの小隊に異動したからだ。最初、初めて会う兵士たちは疑い深そうに彼を見た。とりわけアダムは。ジェームズ・ドスターはこれまで一度も戦闘に参加したことがなかった。事務仕事の前の十年間は、新兵募集係をしていたのだ。しかし彼はこの隊に入ってとても幸せだった。ジェームズの熱意が兵士たちに伝わり、たちまちアダムとジェームズは親しくなり、行動を共にするようになった。アダムは、ジェームズならこの戦争を生き延びられるかもしれないと思った。ジェームズはこう考えていた。「素晴らしい隊だ」。そうアマンダに伝えた。その嬉しそうな声にアマンダは涙がこぼれそうになった。「すごい男がいるんだ」と彼は続けた。「シューマンという奴でね、会った瞬間に惚れたよ」

それでアマンダは「すごい男」シューマンの妻に電話をかけ、会いたいと伝えた。アマンダはジェームズに、ものすごく興奮してるし、不安にもなってる、まるでデートの前の女の子みたい、と言った。サスキアも同じようにアマンダに会いたいと思っていた。アダムから聞いた感じがとてもよかったからだ。「わたしが想像していたのとぜんぜん違ってた」アマンダとレストランで会ったあと、彼女は夫に言っている。「ふたりとも同い年なのに、彼女は三十五歳くらいに見えた」。しかしアマンダはこう言っている。「とてもうまが合ったわ。いろいろなことを話したのよ」。九月二十九日の朝の時間にジェームズが電話をしたとき、アマンダはそう言ったのだ。

カンザスでは、まだ九月二十八日の夕方だった。ジェームズが電話をかけてきたとき、アマンダはキャスリンとグレースを乗せたミニヴァンを運転していた。それで車を停め、彼女の結婚生活の最後の一日の夕日が沈んでいくあいだ、一時間ほど話した。グレースが膝の上に乗ってきたとき、アマンダはジェームズに「玄関の呼び鈴が鳴ったりしても、絶対に出ないから」と言っているところだった。不吉な予感がしたからそう言ったのではなかった。戦場にいる者とミニヴァンに乗っている者とのあいだで交わされる軽口にすぎなかった。「もちろん、出なくちゃだめだ」とジェームズは真面目に答えた。ふたりはまたあとで話をするつもりでいた。次は、兵士がときどき参加できるビデオ中継で話せるはずだった。九月二十九日はジェームズが中継を使える番だった。しかし彼は、あと数週間で帰郷する予定だから、とアマンダに言った。ビデオ中継で話す者は、その日の任務を解かれ、基地に留まることになる。彼は、自分の使える時間枠をシューマンに譲っていた。アダムのほうがそれを必要としているように思えたからだ。

「またあとで電話する」とジェームズは言った。

そしてその日、九月二十九日は、隠された爆弾を必ず発見するアダムが基地に残った。任務には行かず、ビデオを介してサスキアと話し、その後も基地にいた。一方ジェームズは出ていき、だれにも見つけられなかった爆弾で吹き飛ばされた。「あんたがいたら、こんなひでえことにはならなかったのにな」。後にアダムは、ジェームズが死ぬのを見た兵士からその言葉を聞いた。そしてサスキアは、アマンダの家で彼女を抱き締め、同じことを繰り返し考えていた。アダムはジェームズといっしょだ、アダムも死んだ、と。「帰ってきて」サスキアは次に電話があったときにそう懇願し、その一カ月後に彼は帰ってきた。

「何が起きたのか教えてくれませんか」空港でアマンダは言った。

「どうしてこんなことになったの?」

「あの人は苦しんだ?」

「あなたはそこにいたんですか?」


「アダムが長い時間をかけてあれを組み立てたのよ」いまアマンダはサリーに話しかけながら、裏庭に設置された精巧な木製の遊具を眺めている。「説明書では、ある程度の組み立て技術のある大人なら、六十時間でできるって」。サスキアとふたりでモヒートとマルガリータを飲んでいたかたわらで、アダムがそれをひとりで組み立てていた様子が思い出される。

そういう日々はもう終わった。どういうわけか、アマンダとシューマン一家は疎遠になった。遊具は近所の人に売ったので、もうすぐトラックで取りにくるだろう。ほかのものはすべて箱に詰め終わった。「六トンと七百キロになりますね」。だいたいの総重量について、引越し業者はそう言った。彼の言うことが正しければ、それは見積もりの際の予想重量の二倍近かった。「七トンを超えるかもしれないな」

そうかもしれない。銃保管庫だけでも三百キロはある。新しい寝室の家具はどっしりした木製で、テレビやオーディオ機器が入っている大きな重いラックは、床から動かすのに四人がかりになるだろう。それにアマンダが選り分けたほかのものもある。

「死んだときにジェームズが身につけていたもの」というラベルの貼られた箱がある。中には、制服に入っていた物が収められている。医師たちが心臓マッサージをやりやすくするために、制服は彼の体から剝ぎ取られていた。娘たちの三枚の写真、ＵＳＡＡ〔訳註　アメリカの軍人を対象にした金融保険業の会社〕のクレジットカード、アラビア語のカード、ナイフ、ライター。

帰郷した最後の夜に夫が着ていた灰色のＴシャツがある。それを見ると結婚したばかりの頃を思い出す。十八歳だった。夫から、Ｔシャツはこうやって畳んでくれと言われ、夫が留守のときはいつでもその特別な畳み方を練習した。

四つのフックがついた木の板がある。「彼が作ったの。それは持っていかなくちゃ。わたしがペンキを塗ったんだけど、彼、怒っちゃって。はみ出して塗っちゃったから。ペンキが歩道にたれてね。風の強さを計算していなかったのよ」アマンダが言う。

安っぽい錫《すず》の認識票〔訳註　軍隊で個人を識別するために身につけるもので、氏名、生年月日、血液型などが刻印されている〕がたくさん入っている袋がある。ある人が「国の代表としてこの認識票を受け取ってください」という手紙と共に送りつけてきたものだ。そのときアマンダは激怒したが、いまはどうしてこんなものを取っておいたのだろうと思う。手作りの木の箱が三つある。ジェームズの記事を新聞で読んだカナダ人から贈られたものだ。ジェームズが胡桃材が好きだと記事に書いてあったため、どれも胡桃材でできている。なぜカナダの新聞に、死んだアメリカ兵が胡桃材を好きだったことなどが書かれていたのだろう。しかしきれいな箱なので、持っていくことにする。

パープルハート章〔訳註　戦闘中に名誉の負傷をした者に対して与えられるハート型の勲章〕、青銅星章〔訳註　軍事作戦における英雄的活動に対して贈られるもの〕、ブッシュ大統領からのお悔やみの手紙（「わが国は、ご遺徳に永遠に敬意を表する」）、夫が死んだときに彼女が家の外に掲げた星条旗。ジェームズを称えるためにアーカンソーの州都でたなびいていた星条旗。そして弔問者芳名録。そこには彼の最初の奥さんが――ジェームズの最期の言葉が「やられた」だったことを知るはずもなかったので――「最期に彼が思ったのは、ご家族のことだったに違いありません」と書いていた。

検死報告書はこう始まっていた。「よく発達した、栄養状態のいい体」。そしてその体にどのようなことが起きたのかが六ページにわたって詳細に記してある。そして彼の死に対する軍隊の調査報告書のコピー。そこには、宣誓証言した兵士のひとりの言葉も書いてある。「自分とゴレンブがドスター一等軍曹の装備一式を外して、話しかけようとしました。そのとき一等軍曹はまだ呼吸していましたが、意識はありませんでした」

道具部屋に行く。乗車型芝刈り機は新しい家に持っていく、とアマンダは引っ越し業者に伝える。四本のハンマー、三本ののこぎり、棚の上にある古いラジカセ、二台のチェーンソー、作業台、スティールウール〔訳註　繊維状になった研磨用の鋼鉄〕、錆びた釘。実際、全部だ。ひとつ残らず持っていくことにする。おがくずが詰め込まれている古いピーナッツバターの瓶さえも。

本棚のところ。「チェーンソーを所有するための101の理由」というパンフレットは持っていく。『組み立て全書』『戦争未亡人』『サバイバル入門』『片親の育て方』など、ほかの本もすべて。

キッチンに行くと、アルミホイルとラップの箱が引出しにずらりと整列していて、同じ文字の表面がきれいに並んで見える。この家の中ではほかのものも同じくきちんと整頓されている。こうして箱が秩序だって並べられていることが、ジェームズが死んだという知らせを聞く前にオーヴンの火を消して、やるべきことを数え上げたことの説明になる。きちんと整列していないと、気持ちが乱れてしまう。香辛料の瓶も靴も、色別で分類し、さらには素材別で分類し、形別でさらに分類されて並んでいる。アマンダの父親は不機嫌な酒飲みで、彼女の母親と五回離婚した。そして母親はその男と五回結婚した。そういう両親の娘なのだ。兄がひとりいたが、十四歳のときに家を出て車の事故で死んだ。彼女の状態が不安定になり、人生に秩序が必要になったとき、ジェームズに出会った。ジェームズは秩序を重んじる自信家だった。軍隊を辞めたら「エコな暮らし」をしたい、と言っていた。ジェームズとアマンダと子供たち。自給自足し、井戸を掘り、太陽光発電で生活する、と。しかしアマンダが子供たちのために病院のそばで暮らしたいと言うと、喜んで聞き入れてくれたし、その結果がリバティ・サークルという通り沿いの三エーカーの土地と、アルミホイルをきちんと整理できる家だった。

外に出る。星条旗を持っていかなければならない。でもブラケット〔訳註　旗をさすための支柱〕を持っていく必要があるだろうか。星条旗が揚げられていない家で眠ることはできない。しかし、新しい家にはブラケットがあるだろうか。

中に入ると、ジェームズが椅子に寄りかかっている。引っ越し業者のスタッフは、こうした状況に臨む訓練ができている。軍隊と契約しているので、スタッフたちは戦争がもたらしたものについて独自の見解を持っている。つい最近、カンザスからテキサスの病院までひとりの兵士を運んでいったとき、その兵士は、業者が荷物を詰め込むのを眺めながら泣いていた。戦争で両脚を失ったので手伝うことができない、と。それはそれで辛いことだが、もっと大変なのは戦争未亡人の場合だとスタッフたちにはこれまでの経験からわかっている。死者のことを絶対に訊いてはいけないとスタッフは指導を受けている。だから彼らはジェームズに何があったのか訊こうとしない。どうしてジェームズが椅子にいるのか訊かない。その代わりスタッフのひとりがこう尋ねる。「奥さん、このモップは包んだほうがいいですか」

ええ。モップも運んで。薪はいらない。ジェームズが薪割りをしてから家に入ってきてフックにかけておいた上着は、引出しにしまっておいたマウスピースと同じくらい長くそこにかけてある。その上着は自分で持っていく。そしてスタッフは尋ねようとしないが、ジェームズも自分で運んでいくつもりだ。

この家は二十八万ドルで購入した。それを三十七万五千ドルで売った。新しい家は五十五万五千ドルだが、金はたいした問題ではない。生命保険証書があるし、軍隊からの非課税の十万ドルの支払いがある。「死亡賜金」と言われているものだ。

「血染めのお金」アマンダは体調が悪いときにはそう言う。

「驚きのお金」体調のいいときにはそう言う。

どう呼ぼうと、その金のおかげで、五キロほど離れたところに建つ新築の家で新生活を送るという大きな飛躍を成し遂げられたのだ。


その家まで車で六分。リバティ・サークルの家のリビングルームで、ジェームズが最後の一晩を過ごしたあと、彼女は未舗装の道路を車で進み、森の中へ向かうように見える小径に入っていく。そして新築の家の前で車を停めると、訓練の行き届いたスタッフたちですらその美しさに圧倒される。

「素晴らしい、素晴らしい、素晴らしい」と、ひとりのスタッフが言う。

「寝室が十二部屋はありそうだ」別のひとりが言う。

実際は六部屋だ。それにエクササイズルームがあるが、いざというときには七番目の寝室になる。「俺がシェフになってたら、これこそ理想のキッチンだ」別のひとりが言う。彼は一瞬、大理石のカウンターと二台の食器洗い機を夢見るような顔で眺めるが、すぐにほかのスタッフとともに通常の作業に戻り、七トンまでは行かなかった荷物から次々に荷を下ろしていく。

「奥《マーム》さん、これはどこに置きます?」一台目のトラックから下ろした扇風機を運びながら、スタッフが言う。

「エクササイズルームに」とアマンダが言う。

「奥さん、この部屋ね、ここがダイニングルームと呼んでる部屋?」と別のひとりが尋ね、彼女はいぶかしげにそのスタッフを見ると、彼は「あんまり広いから、なんだかわからなくなっちゃって」と言う。

「奥さん、保管室はどこでしたっけ?」

「それはね……、えっと……いま行って教えるわ」

「奥さん、犬小屋はどこに置きます?」

「奥さん、ビデオカメラはどこに置きます?」

「奥さん、お子さんの部屋はどこです?」

「こっちよ」彼女はスタッフを二階に案内する。

「奥さん、金庫はどこに?」

「金庫は……金庫室よ」彼女はそう言い、一階に戻ると金庫室を教え、寝室のひとつに急いで入って言葉を吐き出す。「奥さん、奥さん、奥さんって。そう言われるのは嫌なのよ。まだ二十八よ、ミスって呼ぶべきでしょ。あるいはミセスって」彼女は目を閉じる。大きく深呼吸する。柔らかな絨毯の上に立っている。涙が溢れてくる。サリーがここにいてくれたら。しかし、サリーは夫と子供と共に家にいなくてはならなかった。いろいろなものに秩序を与えなければ。ドアがノックされる。

「奥さん、トイレをお借りしてもいいですかね」

彼女は四つある寝室のひとつを指し示し、だれにともなく言う。「どうしていいかわからない」

「どう**したい**の？」そこに座ってビスケットを食べているグレースがそう言い、アマンダはそこに立ち尽くしたまま、その質問に答えられたらいいのに、と思う。いったいどうしたいのだろう。なぜそれがわからないのか。なぜいつも助けてくれる彼がここにいないのか。なぜいまでも彼に話しかけているのか。なぜいまも、生きている彼の姿を目にするのか。

彼に何が**あった**の？

二年経っても、アマンダはまだそう問いつづけている。空港でアダムに尋ねた質問を。彼女が最初に聞いたのは、ジェームズが両脚と左腕を失った、ということだった。それから左脚だけ、ということを聞いた。それから即死だった、と。次に聞いたのは、死んではいない、意識を失っている、ということ。次には、意識はある、と。アマンダは検死報告書を見せてほしいと頼んだ。何カ月も待った。そしてサリーに隣に座ってもらい、最初から最後まで読んだ。骨盤に爆弾の破片による負傷。左脚を膝下から切断。大量出血。内臓の突出。六ページにわたってその詳細が記されていた。それでも彼女はまだあれこれ考える。何が**起きた**のか。ジェームズはどんな気持ちだったのか。本当に「やられた」と言ったのか。ほかに何か言わなかったのか。最後に家族のことを考えたのか。死んでいくことがわかっていたのか。それで彼女はサスキアと共に空港に行き、骨と皮だけになった男が歩いてくるのを見て、疑問の答えを知るチャンスだと思った。

「あの人は苦しんだ？」と彼女は訊いた。

「あなたはそこにいたんですか?」と彼女は訊いた。

そしてアダムの答えというのは、財布を取り出して彼女に何かを渡すことだった。ジェームズが死んだあの日からずっと大事に取っておいたものを。アダムはジェームズの防弾チョッキを拾い上げると、便所に持っていき、ボディシャンプーと歯ブラシを使って汚れを落とそうとした。血が大量についていたのできれいにするまで一時間かかった。血のにおいに気分が悪くなったが、磨きつづけた。手を止められなかった。止めたくなかった。ジェームズ・ドスターを愛していた。そうやって夢中で磨いていると、何かが手に引っ掛かった。「なんだこれは?」とアダムは言った。それが空港でアマンダに渡した銀色の金属片だ。それ以来、彼女は夫を殺した爆弾の破片をたびたび取り出しては掌に載せ、ぎゅっと握りしめる。掌に血がにじむまで。

そしてこの家。八トン半分の爆弾の金属片が弾けつづけている。そしてその夜、家具がすべて配置され、キッチンが整い、ベッドメーキングが終わり、家中がすべて秩序だった姿になり、引っ越し業者が帰っていってから、アマンダはリバティ・サークルの家に戻る。

「ジェームズ」と彼女は言う。

彼はカウンターの上にいる。いちばん最後にこの家を去るのは彼だ。

アマンダは彼を車に乗せ、シートベルトでしっかりと固定し、ふたりの家を永遠に去る。そして彼を新しい家に連れていく。

3章

「みなさんのことをだれもが知っているかどうかわかりませんが、みなさんは運がいいのです——それがヒーローというものですから」ひとりの女性がトーソロ・アイアティのことを話している。トーソロは戦争に行っていたとき、アダム・シューマンとジェームズ・ドスターと同じ隊だった。女性は心理士で、数十人の帰還兵を前にしてトーソロと並んで立っている。彼らは全員折り畳み椅子に座っている。椅子が並んでいるここは、トピーカの復員軍人病院の人目につかない狭い一室だ。心理士は微笑んでいる。そしてトーソロのほうを向いて言う。「あなたはヒーローそのものです」トーソロは顔を背けようとする衝動をこらえる。これは進歩だ。それはわかっている。七週間前にトピーカのPTSD快復プログラムの患者になったばかりのときは、人の目を見られなかった。退院のこの日、彼が見られない唯一の相手は自分自身だ。

トーソロと共に三人の男が卒業する。三人ともがベトナムからの帰還兵で、四十年経ったいまも快復途上だ。そのうちのひとりは、日中でも酒を飲んでは寝て、覚めては飲むという生活を続けてきた酔っ払い特有の崩れた顔をしている。もうひとりは、しばらく橋の下で暮らしてきた男のような姿勢をしている。「今日まで本当にありがとうございました」四人のうちのひとりが、狭い部屋に集まっている病院のスタッフや家族、同じプログラムに参加している二十人の兵士に向かって言う。「毎朝鏡を見て自分に言い聞かすんです。『お前には価値があるんだ』と」。別の男が妻と共に立ちあがり、その妻が言う。結婚して四十年になりますが、そのうちの三十年間、夫はずっと病気でした、ですから様子を見ていきます。

トーソロは四人の中で一番若く、いまも軍隊に属している唯一の人物で、妻が欠席した唯一の人物でもある。トーソロは二十六歳、アメリカ領サモア出身。この日彼は衝撃を受けたような表情をしているが、煤と血に覆われたあの晴れ渡った午後に表れた顔つきとまったく同じだ。彼はそのとき別の兵士に、ジェームズ・ヤコブ・ハーレルソン上等兵は無事かと訊いたのだ。

「ヒーローというのは恐怖を感じない人ではありません。恐怖を感じているにもかかわらず、正しいことをし、その身を危険に晒す人のことです」心理士はなおも言う。「あなたがおこなったのはそれなのです」

このプログラムの理論とは、精神的な衝撃《トラウマ》を受けた出来事に立ち戻ること。その出来事の細部を思い出すこと。セラピーを受け、その出来事を書き記すことで、それについて考えること。自分がしなかったことではなく、自分がしたことを考えられるようになるまで諦めずに続けること。真実は相対的なものであることを学び、精神的な衝撃を受けた瞬間と、その衝撃の後に罪悪感や羞恥心に支配される瞬間があることを学ぶ。治癒とは、納得する行為である――これが、この七週間でトーソロが学ぼうとしてきたことだ。「道路を進んでいくと、何本かの椰子の木が見えた」と彼は

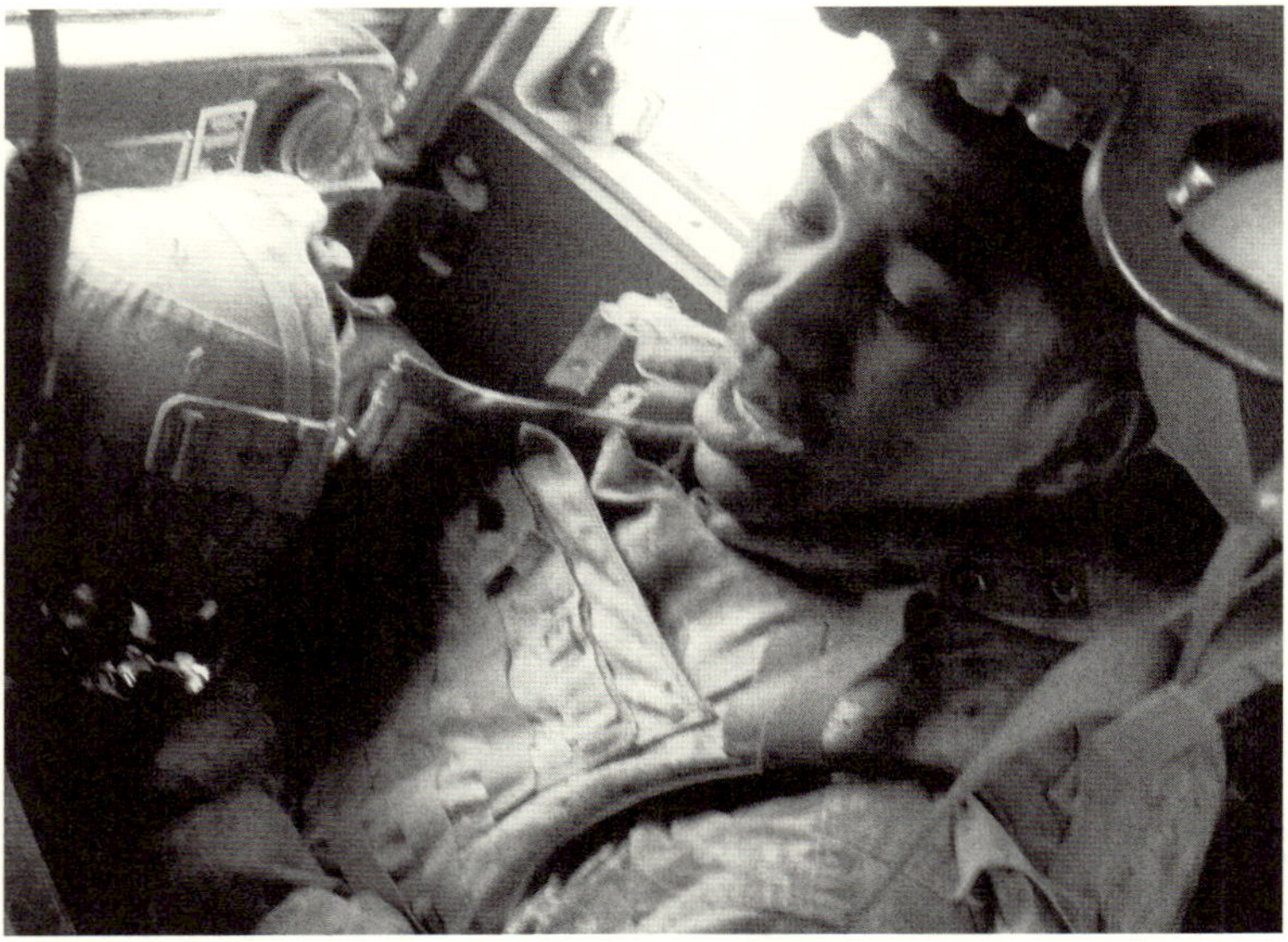

爆発後のトーソロ・アイアティ（提供：アメリカ陸軍）

書いた。「ハーレルソンは、ゆったりしたご機嫌なカントリー・ミュージックを演奏していた。俺は椰子の木を見ていた。それで故郷のアメリカ領サモアのことを思い出した。故郷にあるココナッツの木のことや、下に落ちたココナッツの実を拾ったり、それで遊んだりした子供時代を思い出した。なにもかも申し分なかった。そしてドッカーンという音がし、それからはあっという間だった」

「ここを出てもそのことを忘れないようにしてください。なぜならみなさんは故郷に戻るチャンスがあり、毎日ご家族にとってのヒーローになれるのですから」心理士はさらに続ける。「恐怖を感じながらも正しいことをしてください。わたしたちはみなさんがここでそうするのを見てきました」

ここは第二病棟の二階の精神科だ。ここに彼がいるのを知る者はひとりもいない。いや、ほとんどいない。彼の妻テレサは知っているし、アダム・シューマンも知っている。ただ、アダムが知ったのは偶然による。アダムはサスキアとまた喧嘩をした。それでダイニングルームとキッチンを隔てるスウィングドアを力任せに叩きつけた。ドアが蝶番から外れて吹っ飛び、床に落ちた。彼は寝室に入り、ベッドのヘッドボードを殴りつけ、泣きだした。気持ちが落ち着いてからリビングルームに行き、ジャクソンを抱いて哺乳瓶を与え、赤ん坊の髪に鼻をすりつけ、ズーイがパジャマ姿で葡萄を食べているのを見、スウィングドアを蝶番に戻した。翌朝、アダムは穏やかな口調でサスキアに、「愛しているよ」と言った。洗濯物を畳んでいたサスキアの顔はまだ腫れていた。アダムはひとりで車を運転してトピーカの病院の予約診察を受けに行った。「あれはアイアティじゃないか」

アダムは車を降りて駐車場を見渡して言った。戦争から帰ってきて以来トーソロに会ったことはないが、そのゆっくりと足を引きずる歩き方ですぐに彼だとわかった。アダムは手を振ったが、トーソロは遠く離れていたのでアダムに気づかず、第二病棟の芝生を横切っていき、アダムは左にある本館のほうへ向かった。トーソロと一緒に第二病棟に行けたらいいのに、と思いながら。

運のいいアイアティ。支援を受けているのだ。

「卒業してもやりつづけてください」と心理士は言う。「おめでとうございます」

心理士はトーソロに、このプログラムの終了証明書を手渡す。トーソロははっきりしない口調で「ありがとう」と何度か言ってから、部屋を出ていく。その手には証明書と、五十三ページにわたる記録がある。ドッカーンという音がしてから起きたことを書いたものだ。宙に吹っ飛ぶハンヴィー。爆弾の衝撃。ドアを開けて逃げ出そうとした。脚が折れていてその場に倒れた。脚を引きずってハンヴィーまで引き返し、血まみれの兵士を引きずり出した。出血がひどくてうめいている別の兵士を引きずり出した。ハンヴィーが火を噴き、あっという間に炎に包まれた。再び地面に倒れ、みんなが車から出られたのを見てほっとした。そのとき、ハーレルソンの名を呼ぶだれかの声が聞こえた。「それで俺は、ああ、クソ！　ハーレルソン。あいつのことをすっかり忘れてた」とトーソロは書いた。「見渡すと、俺に見えたのは、炎と、あいつがいた運転席のところにある人の輪郭だった」。彼は何度も何度もそのときのことを書いた。ただ、だれにも話したことがないあることについては一度も書かなかった。それ以来ずっと見つづけている夢のことだ。

炎に包まれたハーレルソンがこう言う。「どうして俺を助けてくれなかったんだ？」

その夢を数日おきに必ず見る。助けた兵士たちの夢は一度も見ない。ハーレルソンの夢だけを、彼が炎に包まれている夢だけを、見る。しばらく見ない日が続いても、また突然その夢が始まる。

帰宅すると、七週間前に出ていったときのままだ。壁中に、彼が手当たり次第投げつけた物が当たったくぼみができている。寝室のドアは、出入りするたびに打ちつけた拳の形の穴が開いている。少なくとも、テレサはもう縮こまって怯えてはいない。衝撃を受けたような独特の表情で彼をじっと見つめている。その表情はトーソロにこう告げている。次に何が起きるの？　と。

ふたりが暮らすグランドビュー・プラザは、ジャンクション・シティとフォート・ライリーを繋ぐ高速道路沿いに広がるアメリカらしい景色の中の、点のように小さな町だ。低層住宅と、背の高いピックアップ・トラックが目立つ町で、聳え立つ大きな看板には「オバマはペテン師。辞職しろ。アメリカに祝福を！」とある。ギアリー・エステーツの三百七十二世帯が住むアパートメントには、軍人の家族ばかりが住んでいる。つい最近、自殺者がふたり出た。ひとりは戦争から帰ってきたばかりの兵士で、もうひとりはまだ行っていない兵士だった。一方は周囲を汚さないように周到に準備し、マットレスの上に畳んだシーツを置き、その上に軍服の上着を置いて、その上に横たわってから銃で自分を撃った。もう一方も拳銃自殺だったが、壁にもたれていきなり撃った。「血まみれの十一月、って俺は呼んでるね」とアパートメントの管理人は言う。彼は汚れた壁を漂白剤でごしごし洗い、ペンキを塗りなおすためにＫＩＬＺという染み防止製品で下塗りし、台無しになった部分のカーペットを事務用の鋏で切り取った。そのあいだずっと、こういうのはＨＡＺＭＡ

Ｔ（危険物処理）班がやる仕事だと州に認定してもらいたい、と思っていた。

　ふたり目が自殺して二週間後、トーソロとテレサが引っ越してきた。そこは自殺者の部屋ではなかったが、自殺者の部屋からそう離れてはいなかった。ふたりの荷物はたいしてなかった。寝室にはマットレスとボックススプリング、テーブル、リビングルームにはソファが二脚。贅沢品は大きなテレビで、壁には額に入った家族の写真がいくつかかかっていたが、トーソロがまたハーレルソンの夢を見て目が覚めたとき、ついに精神が崩壊し、真っ先にその写真に手を伸ばして壁に叩きつけた。それから手当たり次第、物を投げた。一週間病院の部屋に閉じ込められ、その後ジャンクション・シティで外来患者用のプログラムに参加しようとしたが、そこが気に入らず、トピーカのプログラムに参加したのだ。

　七週間、トーソロは病院にいて、テレサはアパートメントにいた。たったひとりで、へこんだ壁と穴の開いたドアに向き合っていた。トーソロと同じく、彼女もアメリカ領サモアで育った。よくわからないままカンザスに来たが、やはり軍人と結婚した姉がこの地にいたのが、その理由の一端だった。いま妊娠四カ月のテレサは、姉を頻繁に訪ねるようになり、日向に座って何時間も過ごし、湧いてくる疑念が夏の暑さで焼き払われるといいのにと思っていた。

「心の奥底で、あの人は何かを怖がっている。でもそれについて話そうとしない。それでこういうことをするわけ」彼女はトーソロが退院する前日にそう言った。かつての彼がどんなだったかを思い出し、戻ってきたらどんなふうになっているか想像しようとした。「初めて会ったとき、いまみたいじゃなかった」と彼女は言った。しかし、派兵された彼がある日電話をかけてきて、脚を怪我した、と言った。帰ってきてからは、数日おきに悪夢を見ては目を覚ました。戦争の夢だとしか言わなかった。

トーソロは眠るために睡眠薬を、そして起きているあいだ眠らないようにするために別の薬も飲むようになった。ほかにも、鎮痛剤や抗鬱剤も飲んだ。皮膚から酒の臭いが染み出すほどウォッカを飲むようになった。そして、自殺したいと言うようになった。

兵士にはこういうことが起きるのかもしれない、とテレサは考えていたこともあった。しかし大人になってから、自分の家族を含めて大勢のサモア人が軍隊に入ったが、戦争から帰ってきてもその前とまったく変わらなかった。ところが彼女はいま、変わる人もいることを身をもって知った。数カ月前、イラクに派兵されてPTSDの診断がくだった知り合いのサモア人が、ハワイの兵舎で首を吊った。テレサの姉によれば、姉の夫はイラク勤務での衝撃からいまだに立ち直っていない。姉の夫はとても幸せそうに見えるので、その事実を知らされてびっくりした。

でも、まさか自殺なんて。トーソロは?「あの人が深刻な状態かどうかわからない。だって、いつも陽気で愉しい人だったから。わたしの夫はね、なにもかも冗談にして笑い飛ばすような人だから。そう、まさか。自殺なんて」テレサはお腹で育っている子を抱えるようにして言った。ギアリー・エステーツに戻る時間になるまで、日向に座っていた。そしてその翌日、彼は、ヒーローは戻ってきて、彼女に卒業証書を見せた。

トーソロはトピーカから戻ったことを告げるために、中隊長のジェイ・ハウエル軍曹に会いに行く。この二カ月間、所属部隊のだれにも会わなかった。建物の中を歩いているあいだトーソロは、みんなはどんなことを考えているのだろうと思う。みんなが自分を見ているような気がする。ハウエルはそんなトーソロをじっと観察している。「トーソロは、みんなに意気地なしだと思われていると思っている。だから外では内気になってしまう。しかし、そんなふうに思っている者はひとりもいない。新兵の中にはそう思う奴もいるかもしれんが、それは奴らがトーソロのことを知らないからだ。古参兵？　古参兵ならそんなことは思わんさ。

精神的な問題だ。まったくくだらない精神の問題だ。人間とはそういうものだ。だれにも限界点はある」ハウエルは続ける。「彼が青銅星章や銀星章〔訳註　戦闘において勇敢な行為をした兵士に授与される〕を授与されるべき男だということを忘れてはいけない。あの男は臆病者ではない。しくじったことは一度もない」

この点に関しては、トーソロは運がいい。ジェイ・ハウエルは部下の面倒見がいいという評判だ。しかし、いまはナース・ケースマネージャーもトーソロの面倒を見ている。彼女は、兵士転換部隊《ウォーリアー・トランジション・ユニット》（ＷＴＵ）という別の部隊へ異動させたほうがいいと思っている。それは、傷ついた兵士たち――体が傷ついた者もいるが、大半は精神的な傷を負った者――のための部隊で、兵士は、健丈な兵士がおこなう日々の職務を免除され、長期快復患者として扱われる。

トーソロはハウエルのオフィスに入り、椅子を引き寄せる。「ケースマネージャーと話してきました」と穏やかな口調で言う。ドアは開いたままだ。男たちがすぐ外にいる。「今日彼女に呼ばれました。それで、ＷＴＵに私の書類を送るようあなたに頼めと言われたんです」

「WTUに？」ハウエルは驚いて訊き返す。

「はい」とトーソロ。

「送ることはできるが」ハウエルは、書類を見て、それについて考えながらゆっくりした口調で言う。「しかし、彼女はそんなくだらんことをこっちに言うより、もっとまともに関与すべきじゃないか。医療関係者が始めないでどうする。こっちにはできないんだ。承認することしかできない」

「はい」トーソロはしばらくしてからそう言う。ハウエルは、WTUを出たあとはどうしたいか、と尋ねる。

「ここに戻ってきてから考えたいです」とトーソロは言う。

「そうか。別の部署に推薦してもいいんだぞ。というのも、お前の記憶の一部は、この部隊と共にいつもあるわけだから。俺の言っている意味はわかるだろう」

トーソロには彼の言っている意味がわかる。

「ここに戻ってきたら、行動を共にしていた男たちのことを絶えず思い出すことになる」ハウエルが言う。「俺もケイジマのことをいまも思い出す。俺も同じような体験をした。前のオフィスに行くと、当時のことが思い出されてならない」

ハウエルは「当時のこと」を考える。ケイジマも、ハーレルソンと同じように、シートベルトで固定されたまま焼け死んだ。「そういうことからは離れていたほうがいい」間を置いて言う。

「はい」とトーソロ。

「心機一転、やり直しだ」ハウエルが言う。「それに、お前はカンザス出身だな？」

「いいえ」

「どこの出身だ」

「アメリカ領サモアです」

「どこだ?」

「サ・モ・ア」ゆっくりとトーソロが言う。

「サモアはわかっている」ハウエルが言う。「しかし、サモア以外のアメリカ合衆国でも暮らしてきたんだろう」

「あの、いいえ」トーソロが答える。この話がどこに向かっていくのかわからない。しかし、ここは軍隊だ。軍隊では質問に答えなければならない。

「そうか。俺が聞きたかったのは、ほかにしたいと思うようなことはないのか、ということだ。軍隊の優等生の答えを知りたいんじゃない。お前が何をしたいのか聞きたいんだ」

「大学の講義を取って……」

「娯楽のことを訊いている。不満を解消するようなものだ。何をしたい? 泳ぐのは好きか? 浜辺は? そういうのは好きか?」トーソロが答える前にハウエルは彼がなんと答えるべきかわかる。「ハワイだ! 素晴らしいぞ。それにハワイにはサモア人が大勢いる」

ハウエルは笑った。

トーソロは笑った。

問題は解決した。

「それにだ、奥さんもきっと喜ぶだろう。カンザスはだれにとってもいい土地ってわけじゃない」

「はい。ほかのところに行きたがってます」トーソロは答える。「ドイツとか。そういう場所に」

「そうだろう。しかし、ドイツはベストの場所じゃない。わかった。そうしたことを始めるために何ができるか考えてみよう。お前はWTUに行く。お前の軍歴に傷がつくことはない。最近は、精神的な問題は傷にはならん。表舞台から降りたんだ。だから、しばらくのあいだ休んで、様子を見ようじゃないか、と言っているんだ。わかるな？」

「わかりました」

「それならいい」ハウエルは言う。「よく戻ってきたな」

トーソロは立ちあがって部屋を出る。男たちの探るような視線を感じる。彼らはどのくらい知っているのだろう。そんなことはどうでもいい。もう彼らの一員ではないのだから。


彼はWTUに行く。名称が新しくWTBになっている。戦争は長引く。部隊《ユニット》は大隊《バタリオン》に成長した。これは数年前にユニットとして作られた。イラク戦争の四年とアフガニスタンでの六年で、軍隊が世話をする負傷兵は二万人にのぼり、彼らを社会復帰させるシステムはまるで使い物にならなくなった。それで十億ドルをかけて、国内三十二箇所に、現代的な医療がおこなわれ、献身的な医療従事者、ソーシャルワーカー、軍曹が働く施設を建設しはじめた。「三つの支援」。これがメディアに発表した際に使われた言葉だ。「兵士たちの任務はひとつ——傷を治すこと」

フォート・ライリーでは、治療は間に合わせの二棟の建物でおこなわれていた。ちょっとした竜巻が来れば空に舞いあがってしまいそうな建物だ。アダム・シューマンはそこでぼんやりした日々を過ごし、あとになって、「この薬を飲みましょう、この薬を飲みましょう」とばかり言われていたことを思い出した。その治療プログラムに参加していたあいだも、五千四百万ドルをかけた石造りの四棟からなる病棟は建設中で、完成したときにはすでに彼はプログラムを終えていた。それで、落成式には参加してみようと思った。「すげえみごとな施設だよ」とアダムは言った。「だけど、どんなにきれいな包装紙で包もうが、クソはクソなんだよ」

負傷した兵士の中にアダムはいた。上官たちは、このアメリカ陸軍の最新の施設が「陸軍全体にとって、そして戦士とその家族にとっての勝利」であると演説し、兵士転換大隊総合施設（Warrior Transition Battalion Complex）という文字が記された赤いテープの、「Transition」の「o」のところを大きな鋏でカットした。こうして、戦争からの快復という悲しい仕事が、一億ドルの産業へと正式に変わった。新しい建物、新しい調度、ぴかぴかの廊下、整然と刈られた芝生、満開の花、そして負傷兵たちが間もなく移ってくる。

ＷＴＢには二百人を収容するスペースがあった。兵舎で暮らしていた未婚の兵士もギアリー・エステーツのような場所に住んでいた既婚の兵士も、快復して通常の軍務に戻るまで、あるいは、こちらのほうが多そうだが、軍人をやめて市民社会に入るまで、ＷＴＢに滞在することになっていた。施設のスタッフに加え、兵士たちを支援する司令官もいた。司令官はドアを閉め、涙ながらに司祭に電話をし、自分を取り巻く痛みに慣れないようにする方法はないかと、アドバイスを求めることになる。

「苛立ち、重度の不眠、怒り、絶望感。そして私の気づいたところでは、ひどい無気力、『知ったことじゃない』という投げやりな態度」。これはこの施設に溢れ返る兵士たち全般によく見られる症状のリストだ。だが施設以外ではもっと複雑な症状が見られる。調査によれば、ある兵士は兵舎の部屋の壁に蛇をたくさん飾っていた。猫の死体を大量に保管していた兵士もいた。自分の鎮痛剤を売りさばいていた兵士もいた。兵士それぞれが正規に処方された薬を持っていることを考えると、これはたいした腕前だ。ほかの兵士と同様に、ＷＴＢの兵士も制服を着て、一日の始まりと終わりには整列した。しかし実は、ほかの兵士との共通点はほとんどなかった。ＷＴＢの兵士はかつての自分を失っていた。整列するのは、教練ではなく、それまでの十二時間をみんながちゃんと生き延びたことを確認する点呼を採るためなのだ。「忘れないうちに言っとくが、明日の朝食はここでとる」と司令官は、弱った体と落ち着かない目をした者たちが並ぶ歪んだ列に向かって言うだろう。それから兵士を解散させ、それぞれ医師や看護師、ソーシャルワーカー、セラピストのもとでまた一日を過ごさせる。それはみな、この国に散らばる五十万の明るい点のひとつとして最終的な場所を得る準備を兵士にさせるためだ。

これが、トーソロが背中を押されて向かっていく世界なのだ。そして彼はこう思う。ＷＴＢは俺のような、軍隊をやめたあとの人生の準備をしている者をちゃんと救うことができるだろうか、と。あの爆発以来すっかり衰えた記憶力を向上させたいと思っている。なにより、敵に忍び寄って殺す卓越した歩兵の技術以外のものを、大学の講義で学びたい。歩兵の技術など戦争の外の世界では役に立たない。そして、悪夢を見ないようにしたい。トピーカにいても、ハーレルソンは相変わらずやってきて、同じ質問をする。「この夢を止《と》める手段はない」トーソロはある朝、消耗した様子で、諦めきった声で言った。しかしもしかしたら、WTBに入れば止められるかもしれない。

しかし登録をすれば入れるというものではない。あまりにも大勢の兵士がWTBに入ろうとしているので――正真正銘の負傷兵がほとんどだが、中には楽に給料を稼ぐために怪我をでっちあげる者もいる――申請手続きをしてから、トーソロが耳にした噂では、かなり難しい面接を受けることになる。「髪を切っておけ」と、面接の前日に古参の軍曹がトーソロに助言してくれる。それはいい考えだ、メモ帳に書いておこう、とトーソロは思う。そうすれば忘れずにすむ。ところがサモアの家族から届いた知らせを聞いて、気が動転する。兄が死んだという。最初の知らせは、その前夜かかってきた短い電話で、自殺らしいという。それから、だれかに撃たれたという新しい情報。さらにまた新しい情報が入り、何が起きたのかはわからないが、とにかくトーソロの大家族は彼が帰ってくるのを望んでいる。

それで面接の当日、彼は心の準備ができないまま、フォート・ライリーに駆けつけ、南太平洋の貧しい島に向かう飛行機のチケットを手に入れようとする。彼の育った島には、マグロの缶詰工場以外に働き口がなかった。トーソロはうんざりするまで工場で働き、もっと充実した生き方を求めて島の募兵係のもとに出向いた。そこの募兵係はいつもいい実績をあげていた。

トーソロは、死亡を確認する赤十字の正式の知らせを受け取るために、まず自分の古巣の陸軍第十六歩兵連隊第二大隊に行く。飛行機の予約がそこでできるはずだ。ところが、赤十字の知らせが間違って第一大隊に送られたことがわかる。トーソロはそれを受け取るために指示された別の建物に車で向かい、コンピューターで肉を通信販売しているサイトを忙しそうに睨みつけている男と話ができるまで待つ。ようやく男が、ステーキ肉の写真が並んでいる画面から目を離さずに、ここじゃない、と言い、別の建物に行けと言う。「212号だ」

「212号棟」とトーソロは復唱する。

入り口がふたつある、と男は続ける。左側奥にある入り口から入れ。

「左側の奥」トーソロは復唱する。

彼は外に出て、ベレー帽に手をかけようとして、置き忘れたことに気づく。建物の中に引き返すとベレー帽はテーブルにあり、間違った廊下を進んでいく。正しい出口を見つけるまで歩き回り、ようやく自分の車にたどり着くと、車の鍵がイグニションに入れたままになっている。ドアがロックされていないことに安堵し、ため息をつく。以前はこんなじゃなかった。以前はなにもかも簡単だった。

頭を手で撫でる。「髪を切らなければな」と自分に言い聞かす。

212号棟に向かい、左側奥の入り口に行くと、携帯電話が鳴り、212ではないと言われる。まず一等軍曹のオフィスに行って、エストラメイダという人物に聞け、と。

「エストラメイダ」彼は復唱する。

電話を切った瞬間、どのオフィスなのか聞かなかったことに気づく。大隊のか？　旅団のか？　彼は電話をかけるが、だれも応じない。大隊の一等軍曹のオフィスに行き、エストラメイダがいるか尋ねると、ここにはエストラメイダという者はいない、と言われる。彼は踵を返す。今度はべレー帽を忘れない。ドアから出ようとすると、「ああ、エストルメラならいるよ」と後ろから声がかかる。エストルメラ? じゃあ、名前を聞き間違えたのか? トーソロはエストルメラを探す。ようやく彼女を見つける。エストルメラが「今日は委員会の面接があるんじゃない?」とトーソロに尋ねる。どうして彼女がそんなことを知っているのか、と怪訝《けげん》に思うが、そのことには触れず、兄のことを尋ねると、彼女は受話器を取り上げて輸送部門を呼び出す。そこで事故兵部門にかけろと言われ、今度は兵士支援部門にかけろと言われる。ようやく彼女は担当者にたどり着き、大丈夫だ、トーソロは飛行機に乗れる、という確約を得る。エストルメラは、時間がかかってごめんなさい、と言い、「どうしてこんなことになったのかわからないわ」と謝り、いたずらっぽく目を動かして、自分の頭を撃つふりをする。そしてチケットを手に入れる場所と、コントロール・ナンバーを手に入れる場所と、兵士が旅をする前に必ず受けなければならないテロ対策の説明を受ける場所を彼に教える。「簡単でしょ!」と彼女は言い、テロ対策の説明に彼を送り出すが、その建物に着くと、オンラインのテストを最初に受けなければならないと言われる。しかし、そこにはトーソロが使えるコンピューターがない。

いま、午後一時三十分。WTBの面接は午後二時四十五分だ。これから髪を切ってもまだ間に合う。髪を切ったほうがいい。それで理髪店に行き、列に並び、書類をチェックすると、二時四十五分ではなく、一時四十五分に行くことになっている。「うわあ、大変だ」彼は長い髪のまま、理髪店を飛び出し、一分でも早くたどり着こうとする。

テレサは弁当を持って夫を待ちながら、彼が遅れてくるのではないかと思っている。WTBに入りたいと思っているほかの兵士が十一人来ている。そしてトーソロとイラクで共に戦った部隊の軍曹もふたり来ている。トーソロのために発言する者が必要になった場合に備えて来たのだ。

軍曹のひとりシェアフィールドは、部屋に呼ばれたら何をすべきかをトーソロに教える。大将のところまで行く。大将と最先任上級曹長のあいだに座る。大将が最初に話すだろう。次に最先任上級曹長が話し、ほかの者が話す。医師、精神科医、WTB司令官。総勢四十人はいる。

もうひとりの軍曹デイヴィソンは、トーソロがどんな体験をしてきたかよく知っている。彼もその日、軍用車隊にいた。彼もハーレルソンを救えなかった。彼も派兵されていたときに、爆弾の炸裂に遭い、頭痛がするようになり、いまではひどいときには吐くこともある。彼の妻が窓を毛布で覆わなければならないときもある。水が冷たくなるまでシャワーを浴びつづけるときもある――。

「だれも気にしないさ、ブラザー」シェアフィールドが穏やかな口調で言う。

「今回のクソは最低のクソだ」デイヴィソンが言う。しかしトーソロは違う、と彼は続ける。「トーソロは**この世で最低の**クソにも対処できる」

デイヴィソンは部屋の向こうにいるトーソロを見る。トーソロはテレサと座っている。「部下にああいう力量の兵士がいれば、そいつがいつ壊れるかわかる。壊れたら治せばいい」とデイヴィソンが言う。「かつての彼があんな状態になったのはどうしてか？　何かが壊れて**しまった**んだよ。あいつには医療の支援が必要だ。しかも継続的な支援がな」

デイヴィソンは以前、トーソロを面接に案内したときのことを思い出す。そのときは昇級委員会だった。爆発のはるか前のことだ。「あのときは、ダンボールに入った死体みたいだったな。がっちがちになってて。『おい、落ち着けよ』って俺は言った」。しかし、今回のトーソロは緊張などしていない。戸惑っているのだ。それでデイヴィソンはトーソロのところへ行き、あの日のことを思い出させ、こう言う。「今日のは違う。お前の知識について訊かれやしない。どんな気分か訊かれるんだ。だから正直に答えろ。本当のことを言えばいい」

トーソロは一番の兵士が呼ばれて部屋に入っていくのを見ている。十分後に兵士が部屋から出てくる。ひとりの女性がその兵士に近づき、決定を伝える。女性は首を横に振る。失格だ。

二番の兵士が呼ばれる。脚を引きずり、ギプスで固定している。

彼も失格。

三番が入る。

この兵士は合格。

四番が入る。

失格。

トーソロは九番だ。

「さて、深呼吸だ」トーソロは自分に言い聞かす。

そして部屋に入る。

四十人もいるのか？　覚えきれない。大将に敬礼をして、正しい場所に座ったか？　思い出せない。最初の質問も覚えていないが、とても親切なものだった。

「ＷＴＢに入って何を得たいと思っていますか」名前を思い出せない人が聞く。「病気に関するあなたの理解では、われわれはあなたの快復にどんなふうに手を貸せますか？」

部屋にいるすべての人が書類の束を持っている。自分たちの前に突如として現れたこの兵士を理解する手助けとなる書類だ。九番の兵士。八番の次で、十番の前だ。九番はいま、自分の将来のためにＷＴＢが準備を整えてくれるのを望んでいる、と話している。これはどの兵士も言うことだ。彼の書類には、参考にすべき記録が載っている。精神衛生の観察記録、ある晩酔っ払ってバーで喧嘩したことの詳細まで載っている。こういった類の記載をどれくらい見てきただろう。その兵士の援助の必要性を数字に表した「戦士選抜マトリックス」と呼ばれるものがある。１０００以上の数値の者は合格する。あるいは書類に「当兵士をＷＴＵへ配属または参加させないと、医療保障プランのレベルが下がりそうである」とある者も合格する。トーソロの数値は１４００。それなら問題なく合格だ。ただし、質問がもっと詳細なものにならず、質問のやり方も変わらなければの話だ。

「入院していたのかね？」とだれかが訊く。「では、答えにくい質問だろうが、あえて訊きたい。これまで自分を傷つけたいと思ったことはあるかね？　自殺を考えたことは？」

「ええと、ありません」トーソロが答える。

正直に答えるのはもういいだろう。

「アルコールについて話してくれ」別の人物が言う。

「自分は……もう酒を飲みません。トピーカでやめました」

「きみの家族はフォート・ライリーにいるのかね？」

「妻が来ています。それで、あの、先週、兄が死んだと知らされたので、緊急休暇を取って故郷に帰るつもりです」

「ええと、それはどういうことかな」

「故郷はアメリカ領サモアです」

「どこだって?」

「アメリカ領サモアです」

「奥さんは緊急休暇できみといっしょに帰るのかね?」

「はい、そうです」

「奥さんもアメリカ領サモアの出身か?」

「はい、そうです」

「なるほど。アルコール摂取に関してだが、アルコールを飲まないためにどんな努力をしている。純粋な意志の力以外に。断酒会には入っているか。サポート・チャンネルを使っているか」

「妻だけです」

「だれもがツールセットの中に道具一式を持つべきだ。もしツールがひとつかふたつしかなかったら、選択肢をたくさん持てない」だれかがトーソロに講義を始める。トーソロは自分にはたくさんのツールがあること、トピーカからたくさんのファイル・ホルダーをもらってきたこと、「自己尊重」というタイトルのホルダー、「人間関係」というタイトルのホルダー、「健康な生活」「中心的問題」「ストレス・マネージメント」「身の安全を追求する」といったタイトルのホルダー、ツールの情報の入った十六のホルダー、それに加えて、セラピーという形のたくさんのツール、医療という形のたくさんのツールがあることなどは言わずに、あの爆発以来ずっと顔に貼りついている表情で耳を傾けている。

ときどき、日中でもハーレルソンが見える。ほんの一瞬だが。遠くにハーレルソンがいるのが見えるときがある。近くに見えるときがある。「どうして助けてくれなかった？」ハーレルソンはいつも炎に包まれながら訊いている。トーソロは、その質問をしているのは本当は自分なのだとわかるときがある。

面接は終わりに近づいている。

「派兵が三回か」ひとりの将校が訊く。

「はい」とトーソロは答える。

「その若さで」

トーソロは肩をすくめる。

「ありがとう、質問はそれだけだ」将校が言い、トーソロは数分後廊下に出て、決定を伝える女性が近づいてくるのを見る。

「あなたは受け入れられました」と彼女が言う。

デイヴィソンはトーソロの胸を叩く。「**やったな！** ほらみろ！　さあ、行くぞ。これで治るぞ！」

デイヴィソンがトーソロを抱き締めているあいだ、テレサは用心深く、疲れた顔つきで、離れたところからすべてを見ている。彼女はトピーカから夫が帰ってくる前の日に「そうなるといいわね。そうなるといい」と言った。そしていま、希望ってこんな感じのものなの？　と思う。

「わからない」トーソロは言う。車でギアリー・エステーツに戻っている。サモアに出発するために荷造りをしなければならない。リビングルームの壁を修繕しなければならない。寝室のドアを直さなければならない。毎朝鏡の中の自分を見つめて、あのベトナム帰還兵が学んだように、「俺には価値がある」と言い聞かせなければならない。俺はヒーローなのだから。

彼はフォート・ライリーの「自殺認識月間」と書かれた看板の横を通りすぎる。

「わからない」彼はもう一度言う。「しかしいまは、だいぶ気分が楽だ」

4章

彼らがこうなったのは、国を愛していたり、理想に燃えていたり、悲嘆に暮れていたり、失業していたりしたために軍隊に入り、そこで配属されたのが事務や広報などの楽な仕事ではなく歩兵であり、戦争に行く順番がまわってきた歩兵師団にたまたま配属されてしまい、そして偶然配属された旅団には二個の歩兵大隊があり、一個の歩兵大隊はひどい場所へ行き、もう一個はもっとひどい場所に赴くことになり、ほんのたまたま配属された大隊がそのもっとひどい場所に行くほうで、その大隊で配属された中隊が、最悪の場所に赴くことになったからだ。追悼演説の中では、戦争の大半は偶然によるものだと語られる。気の毒なハーレルソン。場所が悪かった。気の毒なケイジマ。時間が悪かった。しかし、爆弾で溢れ返るカマリヤという悲惨な場所で十五カ月を過ごしたブラボー中隊のメンバーにとっては、結局のところ戦争はツキに見放されたものに感じられた。アダム・シューマンとジェームズ・ドスターは第一小隊にいた。トーソロ・アイアティは第二小隊にいた。そしてニック・デニーノは第三小隊にいた。ニックは自分のことを理想主義者ではなく愛国者だと思っていた。真の愛国者だと。そしてイラクで、最初に出くわした民間人の顔を殴りつけ、次

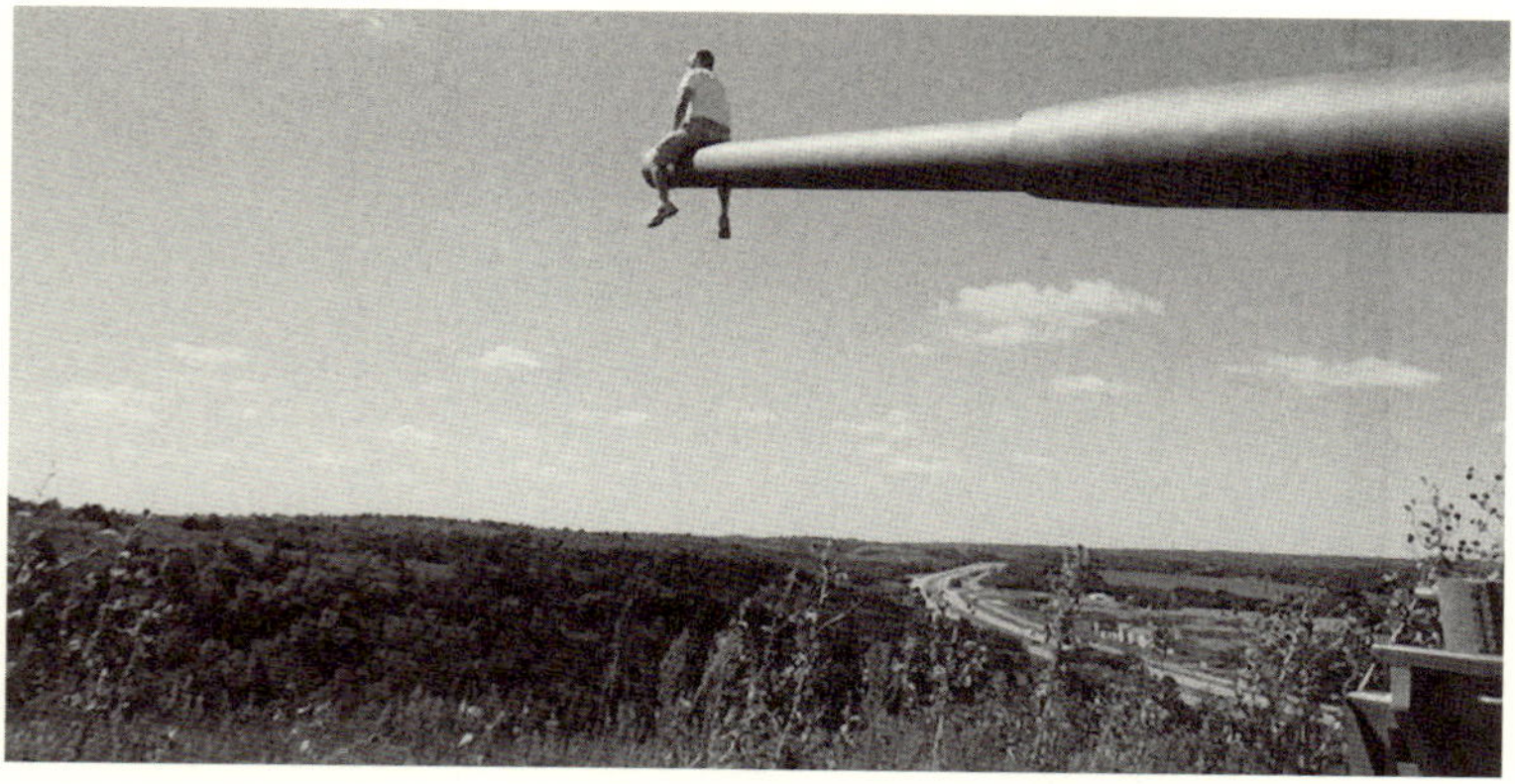

ニック・デニーノ（撮影：サシャ・デニーノ）

にその民間人を階段から突き落とした彼は、アメリカ合衆国に戻って、泣きながら妻のサシャにこう言う。「自分がモンスターのような気がする」

ニックは、コロラド州プエブロにある「ヘイヴン・ビヘイヴィアラル・ウォーヒーロー病院」と呼ばれる精神医療施設の二十三号ベッドにいる。六階建ての最上階で、どの出入り口もボルトで施錠され、どの窓も患者が飛び降りないように固定されていて開かない。ここに来て十七日目だ。ニックがフォート・ライリーのWTBから送られてきたのは、気分が激しく変わり、自殺のことを口にするようになって危険度が増したからだ。そしてあと十一日間ここに滞在することになっている。

合計二十八日あれば治せる、とデイヴィソン軍曹なら言うだろう。もし戦争が偶然によるものなら、その後に起きることも偶然によるものだ。トーソロは大掛かりな治療が必要になりトピーカに移った。ニックはプエブロにいる。ふたつのプログラムとも効果があり、同じ治療法をおこなっている。しかし、基本的なやり方は異なる。この国中で、この瞬間に、二百以上のプログラムが傷ついた兵士を支援している。陸軍はどちらの方法が効果的かまだ測りかねている。トピーカは七週間のプログラムだ。プエブロは四週間。トピーカは復員軍人組織の施設で、プエブロは営利目的の民間施設だ。トピーカではイラクとアフガニスタンの兵士のほかにベトナム帰還兵もいる。プエブロはイラクとアフガニスタンの兵士だけだ。トピーカのプログラムは昔からおこなわれていて、いまもそのままだ。プエブロのプログラムは新しく、イラクとアフガニスタンの戦争が兵士に多大な精神的ダメージを与えたことが判明してから始まったプログラムのひとつだ。一方のプログラムのほうがもう一方のプログラムより優れているのだろうか。七週間のほうが四週間よりいいのか。別々の戦争を戦った兵士と復員軍人が混在しているほうが、隔離するよりいいのか。イラクとアフガニスタンの前に確立したプログラムのほうが、イラクとアフガニスタンに特化して作られたものより優れているのだろうか。

その答えは、ニックの場合、「トピーカが満員で、プエブロに空きがあったから」だ。

「常備されている物」。フォート・ライリーを去る前にニックは説明書を読んだ。「シャンプー、ボディ・シャンプー、デオドラント、ボディ・ローション、歯ブラシ、練歯磨き――」

ここにテーマが見て取れる。

「持ち込み禁止の物」。説明書にはこう書かれていた。「武器ならびに武器として使用可能な物。剃刀、ハンガー。ネクタイ、スカーフ、ベルト、靴紐、スウェットパンツの腰紐。ロープ、麻紐、鎖など。六十センチより長いネックチェーン、パンティストッキングもしくは長い靴下、ガラス製品。電気コードつきの電化製品。鋭利な品物。あらゆるタイプのビニール袋……」

ここにもテーマが見て取れる。

サシャは空港まで夫を車で送り、夫が飛行機まで歩いていくのをターミナルビルの窓から見つめていた。アダムを見送ったサスキアや、トーソロを見送ったテレサと同じように。心が沈んでいくのがわかった。サシャがニックに初めて会ったのは、ニックが戦争から帰ってきて一週間後のことだ。彼女は何人かの兵士が帰還したことを聞き、だれが帰還したのか知ろうとネットで調べた。サシャは軍人が好きだった。彼女の父親が軍人だった。祖父も軍人だった。両親の兄弟のほとんども正規の軍人か州兵だった。サシャがニックに会ったときに気に入ったのは、ニックが大きくて筋肉質で、考え深そうに話し、背中に「団結と平和」というタトゥーがあるところだった。そのタトゥーを入れたのは、軍人になることを考える前の成長期だったとニックは言ったが、そういうところもサシャは気に入った。また、目の下の黒い隈にも興味をそそられた。「あの人の具合が悪いこと、あなたにもわかるでしょ」と、あるとき友人がサシャに忠告した。ニックは人ごみが嫌いだ。悪夢を見ている。ええ、わかるわよ、とサシャは答えた。心配はしていた。サシャが最初に結婚して離婚した男は、怒りっぽくて乱暴なイラク帰りの兵士だった。彼女には養わなければならない娘がふたりいた。しかしニックにはどうしてもそばにいたいと思わせる何かがあった。それでそばにいることにした。その間、ニックはフラッシュバックを起こし、酒を飲んでは大騒ぎし、薬を過剰摂取し最初の自殺を試みた。そして彼女は結婚し、いまは妊娠六カ月になり、プエブロのプログラムが功を奏して、夫が戦争のことをどんなことでも打ち明けていいのだと思うようになるのを願っている。サシャはその話を聞きたいのだ。そのことを知りたいのだ。

「旗竿とマリア像のそばの『東門』に出頭すること」。ニックの受け取った説明書にはさらに続けてそう書いてあった。その説明書を彼はプエブロに持ってきていた。「エレベーターで六階に行き、エレベーターの左にある電話で、『0』をダイアルする」。ニックは0をダイアルした。ドアが開き、彼が入るとボルトで施錠された。間もなく、このプログラムの進め方について説明を受けた。最初の三日間、昼夜を問わず監視され、外の者とはいっさい接触できない。その後、素行がよければ特権を与えられ、素行が悪ければ特権は与えられない。レベル3と呼ばれるクラスになると、コンピューターの個人使用、携帯電話の使用、駐車場の向こう側にあるコンビニエンス・ストア「ローフ・アンド・ジャグ」までの外出ができる。さらに監視されずに髭を剃り、紐つきの靴を履き、家族と面会することができる。日課は、六時三十分に起床して治療が始まり、十一時に消灯。ほかの二十二人の者たちとグループセッションをおこない、怒りへの対処法、目標の設定、そしてなにより一番大事な、戦争で何が起きたのかを何度も何度も話し合う。最後に、日記を書くことを奨励される。心からの欲求からか、あるいは再び紐つきの靴を履きたいという思いからか、ニックはただちに書きはじめる。

怒りについてニックは書く。

冷静さをゆっくりと失っている感じだ。人に礼儀正しくしようとしても、それがどれだけ続くかわからない。怒りを少しずつ表に出そうとしているが、怒りは心のダムに溜まっているみたいで、それを少しずつ外に出さないと、縁からこぼれ出たり、どっと溢れ出たりしそうな気がする。理性的に怒りを出しきるという状況は過ぎてしまったのか。もうこらえきれなくなってきている。いまにも爆発しそうだ。だれかが言っていたが、あとはタイミングの問題だ。

任務についてニックは書く。

０３：００に、ある家を急襲することになっていた。わが軍のトラックがターゲットの家から三ブロック離れたところでわれわれを降ろし、非常線を張るために進んでいった。（中略）俺はチームに言った。離れずについてこい、素早く動け。俺はまっすぐにドアまで行き、ブーツでドアのスイートスポットを蹴った。ドアはたいした音もしないで開いた。中に入っていった。家具はそれほど多くはなかった。敷物、キャビネットがひとつかふたつ。一階にはキッチンと寝室がひとつ。われわれはドアのところに集まった。ほかのチームは二階への階段を上りはじめた。わがチームのＳＡＷ（分隊支援火器）の射撃手が安っぽい木のドアを蹴破り、ドアがふたつに割れた。俺とほかの兵士が踏み込んだ。ドアの飛び散る音で、ベッドに寝ていた男とその妻と赤ん坊が目を覚ました。妻が悲鳴をあげだした。俺は銃身を男の口の中にねじ込んで、シュアファイア〔訳註　高出力でムラなく光を発する頑丈で高性能な懐中電灯〕を点けた。男は両手を上にあげた。ほかの兵士に妻と赤ん坊を部屋から出させた。俺は男の首を摑んで中庭に引きずっていった。途中、そこらじゅうの壁や戸口にがんがんとそいつの頭をぶつけながら。それから男にジップカフ〔訳註　紐で引き絞る形の手錠〕をして、目隠しをした。男はボクサーショーツとＴシャツしか着ていなかった。それから男を先頭にいるハンヴィーの後部に頭から放り込んだ。後ろ手に手錠をはめられたまま転がされるのは愉快なもんじゃない。

悪夢についてニックは書く。

悪夢を撃退する治療は効いていない。昨日の晩は、パトロールで小学校に入っていく夢を見た。

イラクでやっていたことと同じだが、学校から人々を外に出そうとして中に入っていくと女の子ばかりのクラスだった。実際のイラクでは、女の子たちは悲鳴をあげているだけだったが、夢の中では女の子たちが悲鳴をあげ、俺はクラス全員を撃ち殺す。どういうことかわからない。こんな夢を見る自分に怒りを覚える。夢が止まらないことに怒りを覚える。昔の楽しい夢を見たいのに。

ケイジマが焼け死んだ夜についてニックは書く。

引き出せなかった五人目の兵士を見ていた。俺は間一髪で助かったことでぼうっとしていて、無線から『負傷兵四人、ヘリコプター要請』と聞こえてきたとき、いろいろな事実を総合して判断することができなかった。焼けたあいつの残骸が運転席のドアから垂れ下がっていた。あいつの頭を溶かしたらしい、色の変わったヘルメット。あいつの上半身を守っていたIBA（インターセプター・ボディ・アーマー）とセラミック・プレート。それしか残っていなかった。そのイメージがいまも俺を苦しめる。それが俺を変えた。トラックをUターンさせて戻るときにほかの兵士たちの何人がそれを見たのかわからない。それ以来、俺の頭にあるのは死と暴力だけ。あの場所で、俺はかつての自分を失った。

ニックはもうひとつの悪夢について書いている。いや、書きはじめるが、書き終わらない。すでに十六日が過ぎ、いま彼はレベル1とレベル2を終え、レベル3になっている。いまでは紐つきの靴を履くことができる。監視されずに髭を剃ることができる。コンビニエンス・ストアまで行くことができる。ひとりになったときに書き終えようと思うが、間もなく最初の面会者サシャが現れる。

ニックが途中まで書いた夢。

俺の頭の中はどうなってるんだ。昨夜、ベッドに腰を下ろして、部屋の向こう側にある椅子を見ていたら、そこに血まみれの女の子がいた。その後のことは思い出せない。俺はとんでもないパニック発作に陥ったらしい。死体の幻を見るのはこれが初めてじゃない。死んだイラク人たちが浴槽に浮かんでいるのも見たことがある。どうして浴槽にいるのか、さっぱりわからない。

いま暴れ回りたい気分だ。

フォート・ライリーからプエブロまで車で八時間の距離だ。トピーカであれば、妊娠した女性がコンパクトカーで行くのはそれほど大変ではなかったろう。しかしサシャは躊躇わずに車で出かけた。彼女には何も知らされていないこのプログラムが夫の助けになるのかどうか、確かめなければならなかった。カンザスで夫は、一日に四十三錠の薬を飲んでいた。鎮痛剤、抗不安剤、抗鬱剤、抗悪夢剤——いま薬の服用は減っているだろうか。まだフラッシュバックを起こしているだろうか。眠りながらのたうちまわっているだろうか。眠りながらライフルを探してクローゼットの中に入っていっているだろうか。戦争中に何が起きたか、話してくれるようになっているだろうか。そして彼女は、自分の身に何が起きているかを夫に話すことができるだろうか。彼女はこれまでに見たことがないほどの怖い夢を、つい先日見た。赤ん坊を生み、どういうわけかその赤ん坊を圧力鍋に入れる夢だ。恐ろしくて目が覚めても、ひとりで震えるしかなかった。悪夢を見るのは軍人ばかりじゃない、ということを夫に話せるだろうか。それを聞く心構えが、夫にはできているだろうか。

プエブロに到着し、ホテルにチェックインし、面会時間になるまで待つ。一方ニックは、薬を与えられている。抗鬱剤。精神安定剤。錠剤、水、嚥下、錠剤、水、嚥下。そのすべてを注視していた看護師は、最後にニックの口の中を調べて、錠剤がひとつ残らず飲み下されたことを確認する。錠剤は、メインデスクの後ろの、鍵のかけられた部屋に煙草といっしょにしまわれている。煙草は休憩時間に分け与えられる。ニックへの投与がすむと、次の兵士がそこに座る。そして次の兵士。二十三人のPTSDの兵士に薬が投与される。中には、爆発によって盲目となり、犬に導かれてやってくる者もいる。精神に傷を負った多くの兵士が肉体に傷を負った兵士を羨ましく思うのは、肉体に傷を負った兵士のどの箇所が悪いのかその目で確認できるからだが、見るという贅沢すら奪われたこの盲目の兵士を、どう判断したらいいのか。兵士たちは盲目の兵士にとりわけ優しい。それは看護師も同じで、盲目の兵士のところに行っては、薬ではなく、寄付されたものを渡す。「これ、素晴らしいものなのよ」と看護師は言い、彼の両手に品物を置く。シェービング・クリームだったり、ボディ・シャンプーや小さな容器入りのシャンプーだったりする。盲目の兵士は瓶のラベルに手を這わせる。

「スワーブよ」と看護師が言う〔訳註　スワーブはスキンケアやヘアケア製品のブランド〕。

「それはすごい」盲目の兵士は言い、世界でいちばん幸せな盲人だとでもいうように笑みを浮かべる。

「煙草休憩だ」兵士のひとりが大きな声で言う。「煙草休憩だ」

「レベル3は煙草休憩」看護師が大声をあげ、時間をチェックする。レベル3の喫煙者は、ドアを開錠する鍵を持つ案内役に導かれて外に出、しばらくするとまた戻ってくる。それから全員が会議室に行き、CPT〔訳註　認知処理療法〕グループの日課であるセッションをする。

これは治療のためのセッションで、一時間続く。典型的なものは、トピーカのセッションとよく似ていて、自分の日記を読みあげ、ほかの人とそのことについて話し合い、自分の身に何が起きたのかを考え、その問題を直視するというものだ。PTSDの患者のために使われてきたこうした治療プロトコルは、認知処理療法と呼ばれ、効果的なもののひとつと考えられているが、この一時間は楽なものではない。このセッションが終わると、ドアは殴りつけられ、家具は押しやられ、壁は修理を余儀なくされる。このセッションに参加すると、手がつけられないほど狂暴になる兵士が必ずひとりは出るからだ。

「さてと、みなさんいいですか。ほかの人が話しているあいだは話をしないように」。長テーブルの上座に座ってセッションを進めるスタッフのひとりが言う。彼はしばらく考えて、「それから、おならはしないように」と言い、その後で最初の兵士が日記を読みはじめる。

その兵士の戦争中の任務は、道端に隠されている爆弾を見つけることだった。「これは、俺の頭にこびりついて離れないことなんだ」と彼は言う。「『爆弾はいたるところで爆発する』というタイトルだ」。兵士はテーブルの上座に日記を前にして座り、ゆっくりと読んでいる。別のところで日記を読みでもしたら、みんなに笑われ、ビール瓶を投げつけられ、あらゆるひどいことをされ、静かにしろ、黙れ、口を閉ざしてろ、と言われるだろう。しかし、この場所、この部屋にいる全員が彼のしゃがれた声を聞いている。その兵士は「まだ爆弾が見える。しょっちゅう、爆弾が見える」と言う。何人かの兵士は首をすくめている。その爆弾が彼らにも見えるからだ。「これを止めてくれ」と彼は読む。「爆弾を向こうへやってくれ。もう見たくない。どうすれば普通になれるんだ？どうすれば爆弾を見なくなるんだ？」

彼は日記から顔を上げ、自分の話を聞いている者たちを見る。みな顔を伏せている。サングラスをしている者がひとり。足踏みしている者。貧乏ゆすりをしている者。両手を両膝のあいだに突っ込んでいた男は、立ちあがってテーブルから離れる。いらいらして座っていられないのだ。ニックもいちばん後ろで立っている。そして日記を読んでいた男に尋ねる。「運転していた車の種類は？」

「ハスキーだ」

「ハスキーのでかい奴か？」ニックが訊く。

「車隊の先頭を行く車だ」

「イラクにいたんだな？」別の男が訊く。

「ああ」

「食らったか?」

「ああ」

「先頭にいるのはきつい」別のだれかが言う。やはりハスキーの運転者で、アフガニスタン帰りだ。「車の隊列全体が後ろに続いているわけだから、後ろのだれかが爆弾を食らったら気分は最低だ。その爆弾を見つけるべく先頭にいるわけだからな」

「ああ」

「では『慣れ』について話そう」セッションのリーダーが言う。「ホラー映画を観に行くことを考えてみよう。初めてホラー映画を観ると、少なくとも私は、たまらないな、と思う。家に帰ると、怖い夢を見る、いらいらする、よく眠れない。そうなるのは自分が意気地なしだからだと思う。翌日、同じホラー映画を観に行く。二日目も。三日目になると、まだ少し怖い思いはするけれど、それほどひどいわけじゃない。四日目、五日目になると、座って観ていてなんだか退屈に思えてくる。十日目に同じホラー映画を観ると、まったく動じなくなる。ほらここでフレディ・クルーガーが出てくるぞ、チアリーダーの首がちょん切れて、血が噴き出すんだ、今度はチェーンソーだ、とすっかりわかっていて退屈する。これと同じことがみなさんにとっての爆発にもあてはまる。ある場所で、繰り返し同じ体験をしていると、しまいには爆発が起きても衝撃を感じなくなっていく。これが慣れだ。慣れること。わかるかな?」

みんなが理解すると、次の兵士が日記を読む。「さあ、始めるぞ」と言って彼は読みはじめる。

「俺は人に向けて銃を発射したことはなかったが、ちくしょう、もしもあんな大量の死体を、黒焦げの死体を、手足がばらばらになった死体を見なかったら――」彼は一瞬、読むのをやめる。そして再開し、自分が慣れようとしていることについて述べていく。ある日、頭蓋骨の山を見つけた。どうしていいかわからなかったよ、と彼は言う。それの正体がわからなかった。反乱軍か。犠牲者か。男か。女か。彼はそれを基地まで運んで帰るのが正しいことだと思い、頭蓋骨をひとつひとつ拾いあげ、自分の車に詰め込み、車を走らせた。基地のそばで車を停めた。「俺はいったい何やってるんだ？」彼は読みつづける。「俺は頭蓋骨をすべて蹴り落とした。そいつを道端の排水溝の中に蹴飛ばした。車で門を通りながらこう考えていた。『クソったれアラブ人めが』」

「いまの話を」ニックが言う。「奥さんに話してみてくれないか？」

「イラクでの出来事を初めて女房に話したのが二週間前だ」兵士が言う。

「奥さんはどんなだった？」とニック。

「泣きだしたよ。『本当にごめんなさい』って言って。あいつは何も知らなかったんだ」

「そんなふうに受け止めてくれたんなら、奥さんにすごく大切にされてるってことだ」とニック。

「その話をして、女房が泣きだしたんなら、あんたはありがたく思わなくちゃな」だれかが言う。

「俺は女房に戦争での体験を話して聞かせたら、こんな言葉が返ってきたぜ。『あんたは軍隊に入る誓約書に署名したときに、どんなことになるかわかってたんだから、あたしは気の毒だなんてぜんぜん思わない』。で、どうなったと思う？　その言葉で俺はすっかりだめになった。女房は俺のことなんか、なんとも思っちゃいなかったんだ。女房がそう言ったとき、俺は酒瓶に走った。あいつとはそれから口を利いていない」

彼は泣いている。いまでは三人の男が、座っていることができずに立って動きまわっている。「この方に何かアドバイスがあれば」セッションのリーダーが言うが、だれも応じないのを見て、三番目の兵士がテーブルの上座につき、イラクでの話を読みはじめる。ある日、彼の部隊が麻袋を見つけ、それを開いて中にあったものを見た話だ。「バラバラにされたイラク人だった」兵士は読む。「それで俺が呼ばれ、片付けろと言われた。俺は、すごいなと言った。何だってやる。俺は衛生兵だ。まあとにかく、片付けた。悪く取らないでくれよ。あのでっかい清掃車いっぱいの死体を片付けるのとはわけが違う。それは妙に俺を惹きつけた。死んだ人間の、とりわけバラバラ死体は、本当に興味深かった。どんよりした目、生の終わりを見るのはすごいことだった。これまでにあらゆる戦争の傷を見てきた俺でも」彼は言う。そして衛生兵というものについて、犬にかじられたいろいろな死体を見たことについて述べる。「あの臭いだな。あのひでえ臭い」。そして彼はある日、そうしたすべてのことの結果として、ひとりのイラク人にあることをした話を述べる。「兵士を救援するときがあったんだ。小隊のリーダーが『イラク人を治療するか?』と言うので、俺は『はい』と言って、のろのろと時間をかけてイラク人のところに行ったよ。衛生兵として俺は人の世話をしなくちゃならなかったんだが、ひどくむかついていた。それで好きなだけ時間をかけてもかまわないと思った。手短に言えば、俺は面白半分にひとりの男に胸腔穿刺をやった。これはひどく痛いんだ。だが、クソ食らえだ。俺の知る限り、そのイラク人は爆弾を仕掛けるのを手伝った奴だ。気にしたかって? ノーだ。じゃあ、いまは気にするかって? ノーだ。それでよかったのかって？　クソ食らえだ」

沈黙。

みなの顔が引きつっている。

「あんたの言いたいことはわかる」別の兵士がようやく口を開いた。「俺たちは目にした死体に自責の念なんか感じなかった。そんなこと気にもならなかったからだ」

「俺は、もう一度人を思いやる心を身につけようとしてるんだと思う」と衛生兵は言った。

「イラクの警察署を占領していたとき」ニックが言う。「ときたまイラクの警察が死体を運んできた。あるとき警官が、死体を二体トラックの荷台に投げ込んで、クソみたいな扱いをして運んできた。そのとき、ちょうど俺たちは派兵されたばかりで、みんなトラックに駆けよって写真を撮った。わかるだろ？　ひとりの男は首が切断されていて、体は膨らんで糞まみれになっていた。汚水溝の中にずっと置かれていたからだ。それでいま、そのありさまが頭から離れないんだ。でもその当時は、こんなふうだった。うわー、すげえ、こいつはクールだ。俺たちは何を考えてたんだろうな。なぜあんなクソを見たいだなんて思ったんだろうな。なあ？」

「ああ。俺も忘れられないことがある。話せるようなものじゃない。そのときの写真があるんだ」別の兵士が言った。ある日、骸骨を見つけた。ほとんど白骨化していたが、皮膚が少し残っていた。彼はその皮膚を摘み上げた。「大腿部のあたりだった。それをかじり取ったような格好をしてる自分の写真を撮った。いったい何考えてたんだろうな」

「まったくな」ニックが言う。「俺はハードディスクをぶっ壊したよ。死体やそういったもののそばで撮った写真やなんかが入ってた。恐ろしい。本当に恐ろしい。恐ろしいものだ。俺たちは死体と仲良くしてたんだ。あの当時、俺たちはひどい状態だった。最低の卑劣な殺人マシンだった。いまその当時を思い返すと、こう思う。ああ、俺たちは何をやってたんだ？　何を考えてたんだ？」

みんなが話をしている中で、ひとりだけ口を開かない者がいる。最年少らしいかわいい顔をしたその兵士が突然震えだす。眼球が戦《おのの》きはじめ、白目になり、しきりに瞬きをして目を戻そうとする。右手を顔の前に持っていき、震えているその手を見つめ、震えが止まるまで左手で摑んでいる。ソーダを少し飲む。震えが止まる。しかし間もなく、衛生兵が次にその身に起きたことを話すうちに、その兵士は涙を浮かべ、ティッシュを摑んで顔を覆う。

「本当に理解したのは、俺の最初の赤ん坊が火傷したのを見たときだ」衛生兵は話している。もう日記は読んでいない。ただ話をしている。慣れへの一段階だ。「熱湯がかかって皮膚が剝け落ちた。それでどうなったと思う？　俺は初めてようやくファッキンな医療救援ってものがどういうものかわかってきたんだ。ようやく彼らにすまないと思うようになった。ようやく、あそこで彼らをファッキンに痛めつけたことをすまないと思いはじめた。俺のファッキンな赤ん坊みたいだった。俺たちは彼らを、ファッキンな何者でもないように扱ってたんだ。人間ですらないかのように思ってた。だからようやくいまこうして……」

いまや彼は体を震わせ、すすり泣いていて、ほかの者たちは静まり返っている。すると兵士のひとりが彼に手を差し伸べる。

「あんたがファッキンな戦争に行ったことに礼を言うよ」その兵士は片腕を衛生兵の肩に回す。

「それからな、そのファッキンの使い方に拍手をおくりたい」

笑い声。涙。煙草休憩。


彼女は旗竿とマリア像のそばの門から入り、エレベーターに乗って六階まで行き、呼び出し電話で、「0」を回し、ドアの鍵が外されて開けられるのを待ち、人に案内されて中に入る。ニックがナースステーションのそばにいる。

「やあ、よく来たね」と彼が言う。

ニックが近づいてきて、彼女にキスをする。ふたりは昨夜、面会時間が終わる前、ぎこちない瞬間があった。

「よく眠れたか?」とニックが尋ねる。「腹の赤ん坊は蹴ってるか?」

彼女は眠れない夜を過ごしたが、そのことは彼に言わない。ニックもよく眠れなかったのだ。それは見ればわかる。目の下の隈が痣のようだ。ニックはずっと日記を書いていた。椅子に座っている女の子の幻のことを理解しようとしていた。「赤い筋のある黒髪が肩まで垂れている」と彼は書いた。「七歳か八歳くらいだ。着ている花柄のワンピースが裂けて、血でぐっしょりだ。目は俺の心をまっすぐに見ているようで……」

三ページは書いた。ニックはサシャと共に廊下を歩いている。日記を持ってきているが、妻に見せるべきか、見せたらどうなるだろうと考えている。サシャは「ごめんなさい」と言う妻なのだろうか。

ふたりは、擦り切れた本やボードゲームがある面会室に入り、テーブルにつく。スクラブルゲーム〔訳註　アルファベットの文字のタイルを並べて単語を完成させ、得点を競うゲーム〕を始める。その途中で、ニックは心を決める。彼女に話そう。本当に彼女が戦争がどんなものか知りたいと思っているのなら、戦争がどんなものか話そう。ニックは日記を彼女の前に滑らせる。開いたページは血まみれの女の子のことが書かれたところではなく、その次に書いた部分。価値の高いターゲット（ＨＶＴ）を探していたときのことだ。

「赤ん坊」というタイトル。

「その夜のことを告白したい」という文章で始まっている。

サシャは読みはじめる。そしてサシャが読んでいるあいだ、ニックは目を伏せて、スクラブルのタイルを並べはじめる。

「それがいつの頃だったか思い出せないが、外はだいぶ寒くなっていた」彼の文章は続く。

われわれは、前庭に明かりがひとつだけ点いている家のそばにいる。素早くこの家に入っていかなければならない。任務は、指定のＨＶＴだと顔を確認できる老いた軍人を全員確保すること。最初のチームが門を蹴破る。俺は第二チームを指揮してまっすぐに前庭を進み、玄関にたどり着く。勢いをつけて、ステンドグラスのドアを蹴り開けると、割れたガラスが部屋の中にばらばらと落ち、ドアが壁にぶち当たる。ブーツでガラスを踏みながら最初の部屋に入っていく。女たちだけがそこで寝ているのを確認し、キッチンとバスルームに人がいないことを確認し、二階へと向かう。階段を上りはじめたとき、ひとりの男が駆け下りてくる。俺はその男を壁に叩きつけ、ライフルをその首元に押し当てる。悲鳴をあげだしたので、強く押して男の気管を潰すと、甲高い声が弱まる。階下にいる兵士のひとりに、「ひとり確保」と怒鳴る。彼は「降ろせ」と言う。俺が怯えた男の腕を摑んで強く引っ張り、左足で男のバランスを崩させると、男は階段を逆さまに落ちていく。われわれはなおも階段を上がる。二階には三部屋ある。ひとつはすでに空っぽだ。もうひとつの部屋のドアは開いていて、男とその妻と子供がドアのそばで待っている。もうひとつの部屋のドアは閉まったままだ。俺は兵士のひとりに、三人を下に連れていけと命じ、俺と相棒がそのドアを突破する準備をする。相棒がドアを蹴破るあいだ、俺はライフルを構えている。ベッドの横に老夫婦が座って待っている。まるでこんなことが前にもあったような格好だ。俺は女を下へと連れていかせ、男を見ると男はじっと見返している。俺が何かするのを待っている。しばらくして俺はカッとなり、その男の喉元を摑んで階段のところまで連れていく。その男が俺の言葉を理解するかどうかわからないが、こう言った。歩いて降りても飛び降りてもいいんだ。しかし二秒後には男は動きだした。

サシャは読み終えてページをめくるが、そこにはもう何も書かれていない。彼女は何も言わない。スクラブルのタイルを並べているニックを見るばかりだ。ニックは五個のタイルで一列を作る。さらに五個のタイルを手に取り、もう一列作る。数本のタイルホルダーをその列のあいだに並べる。

ニックはもっと多くのタイルとホルダーを使い、同じような形を作る。サシャにはそれが格子模様に見える。しかしニックには、ハンヴィーと家に見えている。そして彼は言う。この家で――そう言って彼はタイルホルダーのひとつを指差す――俺は男を階段から投げ下ろした。彼にははっきりと見える。血まみれの女の子の姿と同じようにはっきり見える。そして声も聞こえる。彼が次にサシャに話すのは、日記に書かなかった話の部分だ。赤ん坊の泣き声が聞こえていた。女の泣き叫ぶ声も聞こえてきた。階段の下まで行くと、泣き叫んでいる女が泣いている赤ん坊を抱えていた。その赤ん坊は毛布で包まれていて、その毛布はステンドグラスの破片に覆われていた。少し時間がかかったが、ようやく呑みこめた。この赤ん坊は、俺が勢いをつけて九十キロの体重で蹴破ったドアのそばで寝ていたのだ。そして駆け込んだときに、かろうじて赤ん坊を踏んだり、押しつぶしたり、ぺしゃんこにしたり、殺したりしないですんだのだ。

ニックの観るホラー映画。兵士がドアを蹴ったところで、眠っている赤ん坊が映される。そしてグシャッという音、血が飛び散る、そして悲鳴があがる。三回、十回、それ以上観ても、少しも慣れることはない。実際に起きたことも、彼は映画を観るように繰り返し観ている。階段から落ちていく男、彼に喉を掴まれた老人、泣き叫ぶ女、泣いている赤ん坊、ガラスの破片が散らばる毛布。列を作って出ていく兵士。外に出ると、中尉が言う。「ここはターゲットのファッキンな家なんかじゃなかった」

「ファッキンな家を間違えていたんだよ」ニックはサシャに言う。「忘れてはいけないのは、俺たちが家を間違えて急襲したことが何度もあったことだ」。そして、ニックは妻が「ぜんぜん気の毒になんて思わない」と言い出すのを待つ。

「でも、正しい家を攻撃したこともあったんでしょう？」とサシャが言う。

これが慣れの始まりなのか。いまここで？　こうした許す言葉から始まるのか？

「そのことがあなた方の結婚生活に大きな溝を作ったのね？」その数時間後、カウンセラーはサシャの隣に座っているニックに訊く。

「女房にはとても話せない」ニックは妻にすべてを打ち明けてしまいたいと思い、どうすればいいかわからなくなって泣き出す。「俺の見ている夢を女房に話したくないんだ。悪夢のことは話したくないんだ。夫が、結婚相手が、人を殺す夢を見ているなんて知ってほしくない。自分がモンスターのような気がする」

「怖かったのは悪夢？　それとも、奥さんに理解されないこと？」カウンセラーが訊く。

「話したら嫌われるに決まってる」ニックは言う。「あんな夢を見るなんて人間じゃないだろ？」

「嫌ったりしない」サシャが言う。

「だからモンスターのような気がするのね？」

「モンスターのような気がするんだ」ニックはサシャを見て言う。

「それはあなたのせいじゃない」カウンセラーが言う。

「俺のせいじゃないってわかってる」ニックは言う。そしてだれも何も言わない。カウンセラーもサシャも。彼の泣き声が大きくなる。「ああ、ちくしょう！」

二週間後、プエブロから自由になったニックは飛行機に乗り、最後の日記を書く。

日の出に離陸してひどい乱気流の中を飛ぶのは、世界でいちばん美しいことのひとつだ。片翼がもげるとかパイロットがいきなり操縦を止めて飛び降りてしまうといったひどいことが起きそうな恐怖とは対照的に、太陽が地球の端から現れはじめ、夜が退場し、機体が東へと進むにつれ空の境が徐々に濃いオレンジ色から薄い黒になっていく美しさ。それにこのファッキンな乱気流ってやつにつかまること、八歳の子供の運転する六十八年型フォードに乗ってウォールマートを走り回ってるかのようだ。クソ。メインマストを安定させよ！　ペンがまっすぐに持てることに驚いている。

そしてニックはサシャのいる家に着く。サシャは戦争中のある一日を知っているだけだ。知るべき日はあと四百日もある。

5章

朝の六時三十五分、その通りに建つ家はどれもまだ暗い。蝶番のところで傾いたキッチンのスウィングドアがある小さな家も暗い。その家の中で、今頃アダムは忍び足で歩き回り、サスキアを起こさないようにシャツを着てネクタイを締めていなければならないのだが、事はそんなふうにうまくいかない。毎晩、アダムは目覚まし時計を六時三十分にセットし、その時間に起きて仕事に行こうと思うが、夜中にまたもやジャクソンが泣きわめき、ズーイがまたもやベッドを濡らした。それでいまサスキアが大きな声で、このいまいましい時計が五分間ずっと鳴りっ放し、と言っている。アダムは起きあがり、ふらふらしながらシャワーのところまで行き、飛沫を浴びながらうとうとする。昨日釣りに行ったときに着ていたシャツとジーンズを急いで着る。ジーンズの裾に魚のはらわたと血の染みがついている。玄関から出るときには、太陽が上がっている。また遅刻だ。

仕方がない。

アダムは片手に抗鬱剤を、片手にウォールマートのエンチラーダ〔訳註　トルティーヤで野菜や肉を巻いたもの〕とマウンテン・デューが入った弁当袋を持っている。錠剤をのみながら、高速道路に入り、ギアリー・エステーツを通りすぎる。フォート・ライリーで高速道路を降り、安全チェックを受け、石灰石《ライムストーン》の古い建物の外に駐車する。これから目隠しされて死刑を執行されるかのように最後の煙草を吸い、ボスの視野に入らない場所にある、パーティションで仕切られた仕事場に向かう。ボスは新入りの従業員に期待している。「彼が電話で受け応えをしているのを聞いて、とても自信がありそうに話していると思ったわ。電話に出るのがとても早くなったし」とボスは言い、こう付け加える。「人に思いやりを持てない人は、コールセンターではうまくやれないと思う」

ここはそういう場所だ――年金を算定する手伝いを求めている退役軍人のためのコールセンター。アダムは滑稽だと思う。彼自身、たくさん年金をもらえていたら、こんなところで働くこともなかっただろう。ローンを滞納しないで払えるように、フォート・ライリー内で職を見つけたのだが、毎日爆音の聞こえてくる職場は、戦争中にＰＴＳＤになった者に適していなかった。それでコールセンターにいる。ときどき、ここに電話をかけてみようかと思う。自分の抱えている問題を説明し、どんな答えが返ってくるか知りたいものだ。

しかしアダムが最初にするのは、いつものようにコンピューターの電源を入れ、軍人雇用《ミリタリーハイヤー》コムというウェブサイトにログインし、別の職を探すことだ。森林監視員になりたい。公園管理者になりたい。給料がいいなら、ゴルフコースで働きたい。屋外にいたい。右の耳鳴りが今日はとりわけひどいが、それでもふたつ先の仕切りにいる女性の声を消してくれるほどではない。女性の声がアダムの頭をおかしくさせる。「そうです……そうです……そうです……そうです」彼女はずっと小さなマイクに向かってそう言っている。メトロノームのように、杭打ち機《パイルドライバー》のように、車の盗難防止警

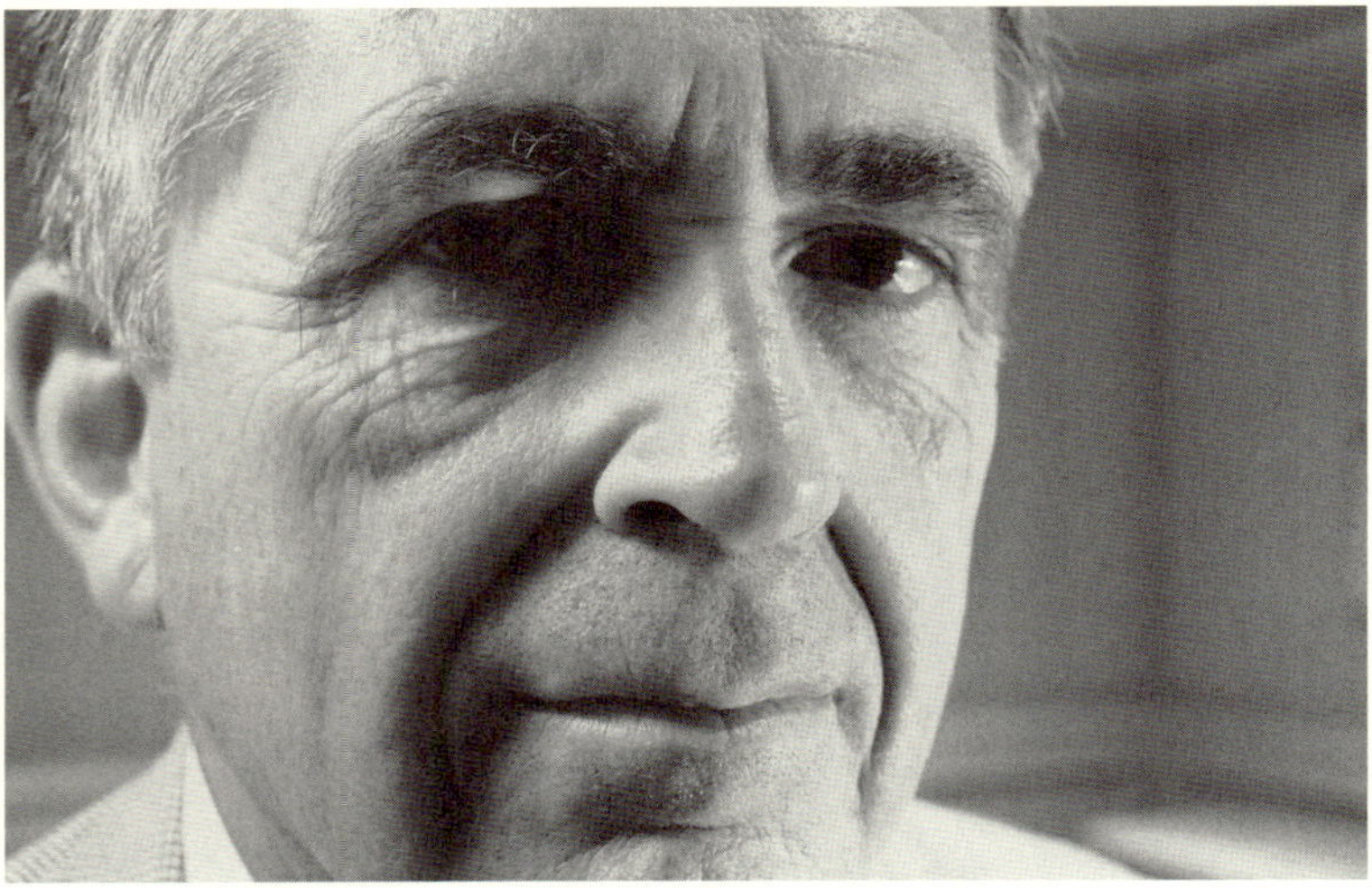

陸軍副参謀長ピーター・クアレリ大将

報器のように。アダムは鉛筆を彼女の首に突き刺すことをぼんやりと考えてみる。ボスがやってきたので、アダムはすぐにメールにログインする。ボスがそばを通りかかっているときにたまたま開いたメッセージは、隣の仕切りで仕事をしている男からのものだ。「銃規制で問題になっているのは、銃ではなく規制のほうなのだ」と、ばかでかい文字で書いてある。不適切きわまりない。しかし、ボスはそれに気づかない。隣の男は声をあげて笑い、その向こうの仕切りの女性はいつも笑みを浮かべている。ここの者たち全員が楽しそうに見えるのは、死にそうな気がしているアダムには辛いことだ。彼は、いまも兵士でいたいと願っている元兵士だ。それなのにパーティションで仕切られた机に座り、だれかの書類を効率的に分類できるようにゴムの指サックをはめている。しかもそのだれかは、自分の年金が年俸十三万七四一〇ドルに達していないと文句を言っているのだ。癪にさわる。なにもかもが。そしていちばん癪にさわるのは？　廊下の先のオフィスにいる、アダムにこの仕事を紹介した男の態度かもしれない。

その男の名はカルヴィン・マクロイ。戦争中、アダムは二回目の派兵のときにカルヴィンと同じ部隊だった。気の毒なカルヴィン。ある日ブラッドレー歩兵戦闘車のハッチに乗っていたとき、道路脇の爆弾が爆発し、戦車は火に包まれた。ドスターがそうだったように、カルヴィンは三十六歳の小隊の軍曹だった。体表の四十パーセントあまりに火傷《やけど》を負った。背中に火傷を負った。体側に火傷を負った。腹部。手首。腕にも。制服は焼け落ちた。ただTシャツの一部とブーツは焼けなかった。病院の熱傷治療室で四カ月を過ごし、皮膚移植を受けた。その後一年間、加圧服を着ていた。ＰＴＳＤとＴＢＩの診断が下り、以来行動範囲が制限され、両耳に補聴器を装着している。脳に損傷を受け、何の前触れもなく意識を失うことがある。どさっと崩れ落ち、しばらくして意識を取り戻すと、地面に倒れていて頭にはぱっくり開いた傷ができている。罪悪感の段階を通りすぎた。怒りの段階を通りすぎた。「どうしてこの俺が」の段階を通りすぎた。薬の段階を通りすぎ、二年間の集中医療を経た。「自分で決断しなければならない時期が来る」。カルヴィンはアダムに、やっとその時期がきて、それである日決断した、と言った。「これは私のしたいことではない。しなければならないことなのだ。私はくだらないデスクの後ろに座っていたくはない。言わせてもらえるなら、私は上級曹長になりたい、訓練を積んだ兵士になりたい。しかしそれはできない。私の考え方を変えることなどできやしない。私の記憶を変えることはできないのだ。脳の損傷をなかったことにはできない。それは無理な話だ。だからこの損傷と共に生きる道を探さねばならない」。それで彼はくだらないデスクの後ろに喜んで座ることを決断した。それで彼は毎晩目覚まし時計をセットし、翌朝目を覚ましたときにぼうっとなっていても忘れないように、衣類を配置する。ズボンとシャツはバスルームのドアに吊るす。靴下とＴシャツはナイトスタンドの上に置く。靴はナイトスタンドの脚のそばに、丸めたベルトは片方の靴の中に入れておく。携帯電話、財布、車のキイは電子レンジのそば。このやり方は、前の人生を生きていた頃なら屈辱的だと感じたかもしれないが、いまの人生ではそうは思わない。なぜなら、いまここに職を得て、シャツとネクタイを身につけ、魚の血の染みなどついていないズボンをきちんとはき、時間どおりに出勤し、同じことを反復する仕事があることに満足しているからだ。この仕事なら自分の手に負えるし、決して怒らない男になれたことに満足しているからだ。誕生日のときもそうだ。彼がランチを食べに行っているあいだに同僚たちがリボンなどでパーティションを飾り、アダムは、凍らせて穴を開けたシェービング・クリームの缶を爆発させるためにデスクの引出しに入れようとした。しかし同僚たちがそれはやりすぎだと言ったので、その代案として、何カ月もかけてためた、穴あけ器に残った何千何万もの小さな丸い紙を紙ふぶきのようにカルヴィンのデスクや椅子、キイボードなどいたるところにばら撒いた。「引出しの中もか?」戻ってきたカルヴィンは信じられないという面持ちで訊き、それから掃除しはじめた。このときほど腹を立てそうになったことはなかったが、怒りはしなかった。

なぜ俺はカルヴィンのようになれない? アダムはそう思う。なぜ快復しない? 「現実を直視しろよ」カルヴィンはアダムに言った。必要なのはそれだけなのか? 決断する? アダムはデスクに向かう。時間が経つ。日が過ぎる。頭上の蛍光灯がブーンという音をたてる。コピー機がギーと鳴る。給水器がブクブクいう。電話回線がチカチカ点滅し、電話をかけてきた人間の存在を知らせる。「応答待ちの方が三人」ボスが、部屋に溢れているゴムの指サックをしたきちんとした身なりの従業員にインターコムで知らせる。「クソ食らえだ」アダムはため息をつく。コンピューターの画面を仕事のメールからニュースサイトに変える。「陸軍は自殺防止に関する調査報告書を発表」という見出し。「陸軍の新しい自殺防止計画は本当に機能するのか?」というのが別の見出しだ。

アダムは無視する。

「モンタナの熊、死んだふりをしていた生存者を襲う」という別の見出しを見る。その記事を読んでから、鳴り響く電話に応じる決断をする。

一方、ワシントンDCでは、自殺防止調査報告書の発表に合わせて、陸軍が記者会見を開いている。

「大将、あなたは長いあいだこれについて調査してきました。この報告書を監督してきて、ようやく陸軍の最終的な評価が出たわけですね。自殺を防止するという支援活動は成果が出ているのでしょうか」ひとりの記者が質問する。「そして、この調査を始めた十五カ月前より事態は好転していますか」

「そうですね、成果があると信じています」と言うピーター・クアレリは陸軍副参謀長で、前年に自殺した二百四十二人についての図表と統計表を携えている。

「大将、どうして陸軍はこれまで、こうしたことが立ち遅れていたのでしょう」別の記者が質問する。

「要するに、陸軍は何をしたいのですか」別の記者が質問する。

「これが最優先事項だとだれもが理解していますか」別の記者が質問する。

「そのとおりです」クアレリはこう答える。彼が発する答えの中で、これがいちばん望ましい言葉だ。

実は陸軍で、自殺防止、ひいては精神衛生の問題が最優先事項だったことは一度もなかった。それを知る者がいるとすれば、クアレリだ。陸軍副参謀長になる前、クアレリはイラクでの戦いが最悪の様相を呈していたときの全地上部隊の責任者だった。戦うことが最優先事項だった。そしてもし、医療における最優先事項があったとすれば、それは負傷兵を戦闘に戻すことだった。クアレリは帰郷し、副参謀長に昇進し、自殺者数が増加している事実を知らされて初めて、精神的な問題に関心を抱いた。彼にはほかにもすべき仕事があった。陸軍の現代化、予算の獲得。精神衛生の問題は二の次、三の次だった。しかし、間もなく彼は、現状の支援システムでは効果が得られないことを知り、自分の時間の半分をその問題に割くようになった。

兵士たちは壊れつづけているのに、だれも助けを求めようとしなかった。助けを求めるのは不名誉なことだと思っていたからだ。助けを求めてもセラピストが不足していたり、薬物に過度に依存して中毒という二次被害をもたらしたりしたこともあったからだ。軍人の自殺者数の割合が民間人の割合を初めて上回ると、クアレリは耳を貸してくれる者ならだれにでもこう言うようになる。「私はこの**行動様式**を変えることにする」と。そのために、国中の駐屯地を回り、ある夏にはWTBの落成式に参列するためにフォート・ライリーにも行った。

テープカットの後――四星の将官など見たことがなかったアダムもその式典にいた――クアレリは記者会見でその日の意義について尋ねられ、「この施設をご覧になれば、傷ついた戦士たちをわれわれが全面的に支援していることが、そしてでき得る限りの医療を積極的に推し進めるつもりでいることが、おわかりいただけると思います」と言った。そして彼の真剣な口調のおかげで、かなり楽観的なこの答えが、全面的に信じられるものに思えた。少なくとも、しばらくのあいだは。

こうしたクアレリの真剣な態度は、戦争を指揮してきたほかの将官とまったく異なるものだった。彼の声の訴えるような響き、とりわけ派兵を兵士たちに頼む際に「どうか、お願いだから、**どうか**」質問があればどんなことでも私に訊いてくれと言うときの声の響き。指揮官に向かって「きみたちが協力してくれるというのなら、この不名誉を取り除くために私に手を貸してくれ」という際の隠そうともしない感情。額に深く刻まれた皺。目の伏せ方。そういったことのすべてが、彼が実際に傷を負った者であることを連想させる。そしてそれが、この不可能な任務に身を投じる彼のやり方なのだ。

クアレリの妻ベスは、そんなことはありません、と言う。取り立てて言うほどの傷を負ってはいませんよ、と。ええ、確かに、ある夜のディナーパーティの招待客に、主人がキャビネットや引出しを開けたままにしていておかしいの、イラクに行く前はそんなことはなかったのに、と言いましたよ。でもそれは、側近たちがいつもそばにいるのに慣れているからかもしれません。ええ、イラクから帰って来てから、車を運転する際に気短かになりましたし、腹を立てるときもありますが、ワシントンの交通渋滞に腹を立てない人がいますか？ と。「ご覧のとおりの人ですよ、主人は。そんなに複雑な人じゃありません」とベスは言う。そして額を軽く叩き、「たいして入っていませんのよ」と言って笑う。

クアレリはそういう人で、それ以上でも以下でもないのかもしれない。しかし、彼がイラクに初めて派兵されたときの話がある。彼が師団を指揮していた一年のあいだに、百六十九人の兵士が失われた。兵士が亡くなるたびに、彼はその名前と出身地を、ポケットに必ず入れているインデックスカードに書いていたが、人数が多くなって書ききれなくなった。そして一年のあいだに死んだすべての兵士の追悼式に参列し、百六十九通の悔やみ状を書いた。しかし最悪だったのはその後に起きたことかもしれない。本国に帰って記念碑を建てることになった際に、下級将校がやってきて、記念碑には百六十八人の名前を刻みたいと言ってきた。百六十九人ではなく。

「私の軍隊におけるキャリアでもっとも悔やまれてならないのが、二〇〇四〜〇五年イラクの、第一騎兵師団の指揮官だったときだ」と後に彼は書いている。「私はその一年間で百六十九人の兵士を失った。しかし、テキサス州フォート・フッドに記念碑を建てた際、刻ませた名前は百六十八人だった。自殺したひとりの兵士の名前を載せないでくれという要請を、私は受け入れたのだ。そのときの判断を、深く深く悔いている」

そう書いたときに、彼はすでに副参謀長になっていた。二度目にイラクに行ったとき、すべての軍——陸軍、空軍、全体的な戦術面——を任されることを望んでいたが叶わなかった。いま彼は副参謀長として、ようやく自分の戦争をすることになった。「これがそれですよ」とベスは言う。「これが主人の貢献の仕方なんです」。彼の戦争は戦後に始まることになる。そして彼が指揮官として最初におこなったのは、月に一度の会議を開くことだった。これまでペンタゴンで開かれたことのない、深い後悔に根ざした会議を。

「ジョー、きみがコーヒーを飲んでいるといいのだが」彼は午後のテレビ会議の席で、出席者のひとり、韓国にいる将官に言う。韓国時間では午前四時。「さて、始めてくれ」

「まことに残念なお知らせをしなければなりません」ジョセフ・フィルズ大将が言う。「マイク・タッカーに詳細を報告させます」

「マイク・タッカーです。よく聞こえますでしょうか」

「聞こえているよ、マイク」クアレリが言う。

「わかりました」タッカーが言う。「彼は実は既婚の兵士です。駐屯地を離れ、町で働く娼婦と暮らしていました。指揮系統が彼のこの行動を知り、忠告しました。しかしその忠告も決定的なものではありませんでした。初めてその事実を知って、指揮系統は彼にやめるよう忠告しましたが、強制はしませんでした。実際に彼と話をしたのは別の隊の下士官でした。下士官は彼にこう強く言いました。これは正しいおこないではない、お前はテキサスに妻も子供もいるのだし、こういうことはやってはいけない、と。三月一日に、彼は違法行為に及びました。彼女によれば、彼に性的暴行を受けたのです。彼は、彼女がそういう商売をしていたので、自分を裏切って浮気をしていたと思ったのです。彼は彼女に、以下引用ですが、『俺が死ぬのを見てろ』と言いました。そしてドアの蝶番にロープをかけ、テーブルの上に立ち、そのテーブルを蹴り倒しました。彼女はそのテーブルを彼の足の下に置こうとしましたが、彼は死ぬまで彼女を蹴りつづけていたそうです。このような若い兵士にとっては、とても不幸な出来事です」

「ありがとう、マイク」マイクの報告がすむとクアレリは言う。そしてこの兵士のケースから得られる教訓について短い話し合いをする。あと二時間のうちに、ほかの二十八件の自殺について論じなければならない。クアレリは、ふたり目の自殺者について報告する予定のイラク駐屯の将官に話を振る。

「みなさん、副参謀長です」

別の月の別の会議で、さらに別の二十四人の自殺者について話し合う。クアレリが会議室に入ってくると、招かれた人々は直立する。彼は戸惑いも露わに、座るように言う。そして、ぴかぴかに輝く長い会議テーブルの上座に座る。カーテンは閉まっている。「極秘」のサインが点灯する。ビデオのスクリーンは、世界中の駐屯地と繋がっている。駐屯地では、当地のスタッフに囲まれた将官がテーブルに座り、監視下にいた特定の自殺者について話を求められるのを待っている。

会議がおこなわれているのは、ガードナー・ルームだ。このペンタゴンの会議室は、ベトナム戦争の兵士ジェームズ・ガードナーの栄誉を称えて名づけられた。ガードナーは二十三歳の誕生日に死亡し、名誉章〔訳註　軍人に対して議会が与える国家最高の勲章〕を与えられた。表彰状にはこう書かれている。

ガードナー中尉は、銃弾が雹《ひょう》のように降り注ぐ中、水田を横切って突進していった。第一掩蔽壕《バンカー》にたどり着くと、手榴弾でそれを破壊し、躊躇うことなく第二バンカーに向かい、手榴弾を投げ入れてそれを排除した。さらに水田の畦《あぜ》に沿って素早く這い進み、第三バンカーにたどり着いた。手榴弾を投げようとした矢先、敵の射手が飛び出してきて、彼に向かって撃った。ガードナー中尉は間髪を容れずに撃ち返し、一八〇センチ離れたところにいる敵の射手を殺した。敵の重要拠点を占拠すると、攻撃を続けられるように小隊を編成しなおした。新しい突撃陣地を目指して前進したが、要塞バンカーに据えられた敵のマシンガンが火を噴き、小隊はその場に留まらざるを得なかった。ガードナー中尉は即座に手榴弾を複数集め、ライフルを撃ちながら敵陣へ突撃をかけた。敵を無力化するために前進した。手榴弾をバンカーに投げ入れ、その上を飛び越えた。バンカーが吹き飛ぶと、再度砲火を浴びた。身を隠す場所を求めて塹壕に転げ込み、新たに砲撃する陣地へ進んだ。陣地に近づくと、塹壕から飛び出し、片手に手榴弾、片手にライフルを持って前進した。敵のバンカーまであとわずかというところで重傷を負ったが、最後の勇気を振り絞り、覚束ない足取りで進み、バンカーと敵を手榴弾で破壊した。

表彰状に書かれなかったのが——とはいえあらゆるところで引用されているが——ガードナーの最後の言葉だ。「私にはこれが精一杯だ」。胸を銃で四発撃たれた後にこう言ったとされている。そして老兵たちの、少なくとも四十五年後にガードナー・ルームに集まった軍人たちの抱えている問題は、なぜジェームズ・ガードナーになる兵士がいる一方で、「俺が死ぬのを見てろ」と言って自ら死ぬ兵士がいるのか、ということだ。

軍隊の基準によれば、ここに集まっているのは尊敬される立派な人々だ。大佐も何人かいるが、大半は将官だ。しかも准将はひとりもいない。背もたれの高い革製の椅子に座るどの軍人にも、それぞれの成功譚がある。彼らは達成者であり、昇進の真っ只中にいて、落伍者について学ぶために陸軍副参謀長に呼ばれた人物たちだ。落伍者がこの部屋にいたら、ずらりと並ぶ勲章を見て、自分たちが挫折したことを知るだろう。水の入ったグラスの列を見て、そのかけらがあれば自分たちの手首を切るチャンスがあると思うだろう。だれもここにはいたくないはずだ。自殺を試みようとしているときはなおさらに。残酷な、気が滅入る会議だ。会議後には、みな茫然とした様子で出てくる。しかしとにかくここにいるいま、クアレリが何をすべきかを話しはじめると、彼らはすでに心の準備ができている。

「振り返れば、この十四、五日のうちに、十五人ほどの自殺者が出たことがわかると思う」とクアレリは言う。「いま、きみたちが兵士を助けるためにできることのひとつは、自殺のケースだけではなくハイリスクな行動に対しても重点を置くことだ。ハイリスクな行動は、ひとりの兵士が自殺する段階に入り、さらにその深みへと入っていくときに見られる。なぜなら、たいていの場合それが、自殺や自殺願望の前兆であるからだ。そこに注目していれば、彼らが自傷的行為にかかりたてられていると言うときだけでなく、アルコールへの過度の依存や、処方薬への依存、そのほかのリスクの高い行動をとったときにも、必要なアクションを起こすことができる。そのための努力をさらに強化してもらいたいと思う。

さて私の話はこれだけだ。今日のケースについて話し合おう」

「十九歳の男性兵士が首を吊りました」最初のケースが読みあげられる。

「以前派兵された二十五歳の戦闘経験者で、最近母親のところに帰されたばかりでしたが、その直後に高さ三十メートルの橋から飛び降りました」

「十八歳の男性、首吊り自殺をしました」

「二十歳の男性、排ガスによる自殺です」

「二十三歳の男性で、拳銃で頭を撃ちました。店の裏にあるダンプスター〔訳註　鉄製の巨大なゴミ容器〕の中でした」

「二十三歳、派兵経験なし。幸せで、陽気で、積極的と言われていた兵士ですが、木曜日に再入隊し、四日間の兵役期間に入り、土曜日に拳銃自殺しました」

「午前二時から四時のあいだに起きたと思われます。物音を聞いた者はおらず、母親が実際に彼を発見したのは昼近くになってからでした」

「この女性兵士は、首を吊って自殺しました」

「この男性兵士は、首を吊って自殺しました。計画を練って実行したことが、彼の残した文書から明らかにされました。彼は日記と手紙を残していて、そこに自分がおこなうことを正確に書いていました。実行間際になって怖気づき、とてもできないと考えた場合に備え、自分の両脚をかたく縛っておくということも書かれていました」

　クアレリは何度も人々に喚起させる。「死亡にまつわる詳細情報は有益ではあるが、われわれに関心があるのは、そうした詳細よりも、各ケースから得る教訓のほうなのだ」

　しかし、詳細情報は続く。しかも内容は多岐にわたるので、そこから教訓を得ることは難しい。戦闘に参加していた兵士もいれば、そうでない兵士もいる。ＰＴＳＤと診断されていた兵士もいれば、そうではない兵士もいる。精神衛生の治療を一度も受けていなかった兵士はいるが、厄介なことに半数は治療を受けていた。はっきりしたのは**わずかな点だった**。繰り返し派兵された兵士は自殺しやすい、ということだ。既婚兵士は自殺しにくい。銃とアルコールはよくない組み合わせだ。派兵のあいだに帰郷する回数が多いほうがいい。爆発を経験した兵士で、眠りに就く前に自分の経験を話した兵士のほうが、話さなかった兵士より体調がいい。しかしこうした事柄をいくら説明したところで、パターンがわかるわけではなく、パターンがわかったところで、正しい治療法がわかるわけではない。自殺ばかりではなく、ＰＴＳＤの罹患の割合が高くなった原因は**何か**。このふたつの割合は前の戦争時よりかなり高くなっているのか。もし高くなっているなら、原因は、現在の兵士が全員志願兵であることと関係があるのか。トラウマを受けやすい経歴の志願兵の割合が高くなっているのか。兵士個人の問題とは一切関係なく、すべてはいまおこなわれている戦争のタイプと関係があるのか。

起きていることを無視するどころか、陸軍はそれを理解しようと努めてきた。その最大の努力は、把握している五万五千人の兵士の精神衛生を調査し、自殺しやすそうなタイプと回復力のありそうなタイプの分析をおこなうことだった。しかし、国立精神衛生研究所と共同で実施されてきたこの調査は、完了までに五年かかることになり、その間にイラクとアフガニスタンの戦争はほとんど終結してしまうだろう。そして現在の自殺率によれば、さらに一千人の兵士が死ぬことになる。

その全員を自殺から救えるわけではないが――クアレリはそのことをよく知っていた――何人かを救えるのではないかという思いから、彼は進捗の遅さに時としていらだちを隠さなかった。「私は『午後五時までに丘を占拠せよ』という世界にいる。きみたちは『好きなだけ長く時間をかけよ』という世界にいる」。かつてクアレリは、外傷性脳損傷について話を聞くために呼んだ医師や研究者のグループに怒りを込めてそう言った（それである研究者は隣の研究者に「彼は非常に**革新的**なようだな」とこっそり囁いた）。彼らは、二度の戦闘後に自殺したある海兵隊の検死解剖について議論してきた。検死解剖から、脳変性疾患が原因で記憶喪失、混乱、気鬱、パラノイア、衝動的行動などが起きたという証拠が見つかった。脳変性疾患は、絶えず脳に衝撃を受けるボクサーやサッカー選手のような運動選手の解剖時にも見られる。戦闘において繰り返し爆弾の衝撃を受けてきた兵士が自殺する原因はこれなのだろうか。ＰＴＳＤのせいではなく、脳を襲い、自制心を奪う病気のせいなのか？　ある研究者は、その疾患にかかりやすい人物を特定する生物指標の検査を開発しているところだと言った。クアレリは興奮して、どれくらいで完成するのかと尋ねた。そういう兵士は戦闘に参加させずに支援活動に回せばいい。少なくとも二年はかかるという答えだった。もっと検死解剖をする必要がある。プロトコルが開発されなければならない。独立した評価委員会が研究結果を精査しなければならない。その研究結果は学術誌に掲載されなければならない。「素晴らしい科学には時間がかかるんです」と言われたクアレリは、自分がいきなりワシントンの交通渋滞の中に放り込まれたような気がした。

いま、自殺防止会議は続いている。クアレリが言う。「私がたびたび述べていることだが、いまのところこれは非常に不完全な科学だ。われわれには、彼らがどうしてあのようなことをするのかわかっていない」。しかしだからといって、重大な発見があるまで手をこまねいているわけにはいかない。彼は自殺しやすい兵を知るもうひとつの手がかりについて述べる。つい最近発見されたことだが、二十代後半で陸軍に入る者は、自殺に至る確率が二十代前半もしくは十代で入る者の三倍になる。「これは直観的なとらえ方とは正反対の結果なので、よく考えてこう自問しなければならない」クアレリは続ける。「彼らは、なぜ二十八、九で陸軍に入ろうと決めたのか。彼らは大変な愛国者、失業者、ふたりの子持ち、医療保険失効者のいずれかであり、いずれにしても人生をもう一度立て直したいと思って入隊する。そうしたストレス要因をすでに携えて入ってくる。それで私たちは彼らにこう言う。やあ諸君、実はだね、きみたちは半年後には戦地に行くんだ、と」

テーブルのまわりで、そしてビデオ・スクリーンの中で、将官たちが頷いている。ようやくひとつのことが明らかになる。その結果、将官たちは旅団の指揮官に指示を出し、旅団の指揮官は大隊の指揮官に指示を出し、大隊の指揮官は中隊の指揮官に指示を出し、その指揮官は小隊のリーダーに指示を出し、リーダーは分隊のリーダー、チームリーダーに指示を出し、二十八歳と二十九歳で新しく入隊してきた兵士に特別に注意を払うことになる。

ひとつの教訓が得られ、会議は最初の一時間が過ぎて二時間目に入り、クアレリはさらに質問を続ける。

ある将官が、毛布にくるまってライフルで自殺した兵士の話をしてから言う。「ここから得られる教訓は、射撃練習場から戻ってきた兵士には徹底した所持品検査をする必要があるということです。彼は自殺する前日に射撃練習場の清掃班でした。清掃班の兵士たちには、武器のチェックが不充分でした。徹底しておこなわれていなかった。自殺のあとで、犯罪捜査部（ＣＩＤ）が調査をおこない、弾薬不足を含む重要な禁制を発見しました。それで若い将校たちに、検査を徹底するよう教育する予定です」

ときおりクアレリは、耳を澄まし、首を横に振り、「もっといいやり方があるはずだ」と言う。

別の将官は、ある兵士が頭をビニール袋で覆い、ヘリウム・タンクから袋の中へチューブを引き入れて自殺したことを語ってからこう言う。「われわれが得た主な教訓は、われわれには多様な有益なツール――グローバル・アセスメント・ツールや人物調査表など――があるのに、新兵訓練係の軍曹や分隊のリーダーにその兵士が問題を抱えていることを知らせるツールがないということです。調査の結果わかったことが二点あります。一点はそれと関連性があるかどうかわかりませんが、この兵士が恋人と別れたことです。ただ、これは二年前のことです。もう一点は、奇しくも彼の父親が同じやり方で三年前に自殺していたことです。調査担当の将校が調べるうちに、母親から聞いて明らかになりました。指揮系統はまったく知りませんでした」

ときおりクアレリは、「ああ、そうだな、悲しいケースだ」と言う。

「とても重要な教訓をふたつ得ました」別の将官が、ＰＴＳＤと鬱状態等と診断された兵士が十二種類の薬の過剰摂取によって死んだことを述べる。「彼は兵舎で、別の兵士と同室になるよう割りあてられました。しかし報告書によれば、その相手の兵士もハイリスクとして登録されていたのです。それで方針を変えました。二人一室にする場合は、リスクの低い兵士でなければなりません」

ときおりクアレリは、「言うべき言葉が見つからんよ」と言う。

「今回は、みなで共有する価値のある新しい話があります」ある将官が言う。

「なるほど。続けたまえ」とクアレリは言う。

「最近再派兵された二等軍曹がおります。帰還してからずっと問題行動をとっていました。われわれは問題行動調査でそれを突き止め、彼を治療させることにしました。問題行動治療の専門家、心理学者、精神科医は、休暇を取ってもかまわないと判断し、休みを取ることを認めました。彼が帰郷して間もなく、やはり軍人になっている彼の従兄がわれわれのところに来て、彼を非常に案じている、被害妄想にもとづく振る舞いや筋の通らない行動をとっていると報告したのです。それでわれわれは家族に連絡し、強制的に彼の携帯電話の接続状況を確認しました。彼と話すと、彼の実際にいる場所が、こちらが思っていた場所とは違うことがわかりました。ペンドルトン海兵隊基地の近くに向かっていたのです。海兵隊と連絡をとり、そこの指揮系統を介してペンドルトンで彼の身柄を確保できました。向こうの問題行動治療に参加させ、改めて問題行動評価をしてもらい、連れて帰り、治療を再開しました。そのとき彼は武装していて、統合失調症であることがはっきりしました。このシステムが非常に有効に働いたことを感じた次第です。関係者が期待どおりのことをしてくれました。これで私の報告を終わりにし、ご質問やご意見をお受けします」

ときおりクアレリは、「私にはこれが精一杯だ」と言いたげな表情をする。

「とても勇気づけられる話だった」と彼は言う。

ときおりクアレリはこういったことをなんのためにしているか確認するために、ペンタゴンを出て、ウォルター・リード陸軍医療センターに車で向かう。

「それで何があったんだね？」彼は病室に入っていき、椅子に腰を下ろし、患者と目の位置を同じにする。

兵士は答える。小径を歩いていた。爆発があった。右腕をなくした。左腕のほとんどをなくした。右脚をなくした。左脚をなくした。……

「ああなんてことだろう」兵士が言う。「きちんと考えられません」

「大丈夫だ」クアレリは、彼の残った体に触れる。

彼はペンタゴンに戻り、ガードナー・ルームに戻り、自殺防止会議に戻る。前月より改善している月もある。

「これほど低い数字を見たのは初めてだ」ある月に彼は微笑みながら言う。「われわれの努力がようやくこの低い数字となって実を結びはじめたと言えるのではないか」

しかし別の月はそうではない。実際に新しい年が始まる一月には、前年度の自殺者数が報告される。それは前前年度の人数より五十八人も多い。

「これは、公平に言っても、膨大な増加だ。重く受け止めなければならない数字だ」

がっかりしてはならない、と彼はみなに向かって言う。みなの努力がなければこの数はもっと悪くなっていただろう、と。それを証明する方法はないが、そうであったことは確実だ、と。「諸君のたゆまぬ支援と、わが兵士たちのためにしてくれたあらゆることに、私は心から感謝したい」彼は言う。「それで今回は……」

「アメリカ系エスキモーの二十歳の兵士です」

「二十四歳の白人男性。既婚で、子供が三人いました」

「十七歳の白人。未婚」

「三十六歳の白人男性。兵舎の自室で首を吊って自殺しました」

「故郷の町を流れる川に浮かんだボートで、銃で頭を撃った姿で発見されました。ウォッカの空瓶がありました」

「彼女は自分の娘に、撃ってくれと言いましたが、娘が拒んだので、自分で銃を取って自殺しました」

「継父が線路脇で彼女を発見しました。父親の銃で自殺していたのです」

「母親の家のガレージで首吊り自殺をしました」

「電気コードをドアの上に固定して首吊り自殺をしました」

「ロラザパムの過剰摂取です。抗不安剤として服用していたものです」

「泳げない兵士が、橋から湖に飛び込んで溺死しました」

「翌朝、アパートメントの外にあるダンプスターのそばで、頭を一発で撃ちぬいて自殺しました。それまでそれらしい徴候がまったくなかったため、これは大きな謎です」

「これはわれわれにとって大きな衝撃だった」

「彼の指揮系統は、彼が父親に自殺を考えるようになったと、少なくとも二十回は言っていたことや、五回も自分の頭に銃口を突きつけていたことを知りませんでした」

「分隊のリーダーは、彼が基地外の医師ふたりから統合失調症、反社会的病質、不安神経症の診断を受けていたことや、抗鬱剤などの薬物を投与されていたことを知りませんでした」

「それも本当に大きな衝撃だ」

「だれも想像すらしなかった」

「これは恐ろしい出来事だ。みなさん、同意してくれると思うが」

全員が同意する。

そして会議は終わる。

「どうもありがとう」クアレリが心から言う。「では来月また会おう」

6章

ある日、アダムはボートを修繕しようとする。

森の中で見つけたのは、アルミニウム製の一人用小型モーターボートだった。明らかに捨てられたもので、落ち葉に埋もれていた。狩りの途中で見つけたときはそのまま通りすぎたが、また狩りに行ったときに再び見て、家に持って帰ることに決めた。

心の底からボートがほしかった。

戦争から帰ってきてしばらくのあいだ、アダムはいいボートを一艘持っていた。全長四メートル八十センチで、帰郷後初めて迎えた夏にサスキアと買った。トレイラー込みで一万七千ドル。頭金は二千ドル、残金はアメリカの戦士には容易に払える金額ですよ、ここにサインをするだけです、ご尽力に感謝します。というわけで、アダムとサスキアはそれを湖に運んでいき、人々が夢見るような時間を過ごした。アダムは健康で、サスキアはようやく自分が望んだ生活を手に入れた。ズーイはボートの後ろに繋がれた浮き輪に入り、水に浸かって笑っていた。人生は事もなし。彼らはボートに乗ってそう感じていた。三人は狭い浜辺にボートを寄せ、安っぽいグリルでバーベキュー

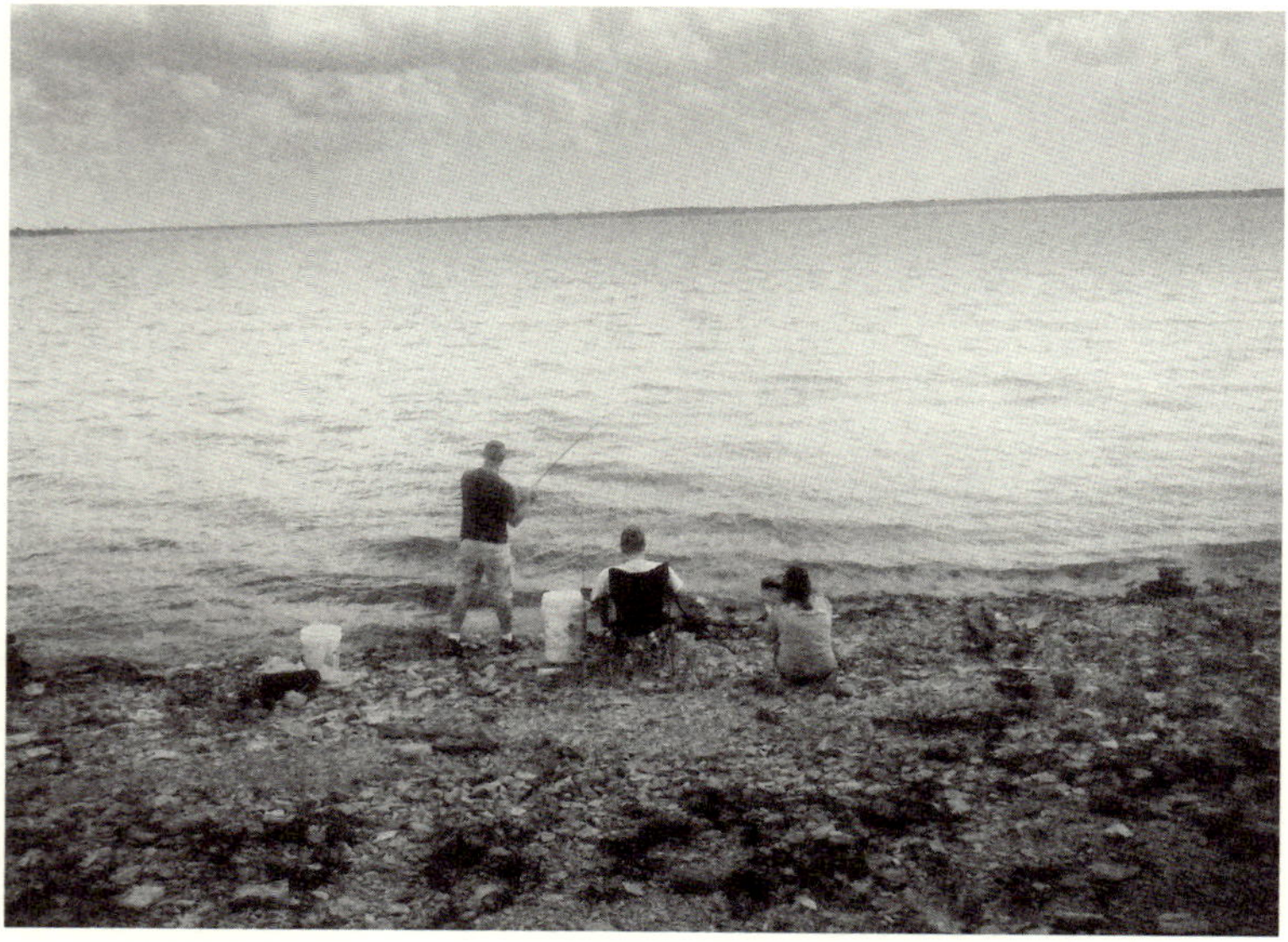

アダム・シューマン、マイケル・エモリー、サスキア・シューマン

をした。アダムは魚を釣り、サスキアとズーイは泳いだ。喧嘩などだれもしなかった。

ところが、ボートを買ってから七カ月後、代金が払えずに店に持っていかれてから、町じゅうで、見知らぬピックアップ・トラックがそのボートを運んでいるのをたびたび見かけることになった。

「おい、あれは俺のボートだ」アダムが言う。まるで昔の分隊の仲間のひとりを見かけたかのように元気になる。

「気が滅入る」サスキアは、ボートが間違いなく湖のほうへ向かっていくのを見ながら言う。

ともかく、そのボートはなくなった。そしていまアダムは、晴れてボートの所有者だ。エンジンはないが、トローリング用のモーターで代用が利くだろう。モーターを引っ掛ける予定のボートの後部は薄っぺらな素材なので、そこに合板で支柱をつければいい。舟底の継目に隙間ができているが、それも塞いでしまえば大丈夫だ。金物店に行き、四十四ドルを使い、丸鋸のキーキーという音を通りに響かせた。

何時間も経った。陽射しは熱く、アダムは汗まみれだ。煙草半箱を吸い、マウンテン・デューを六本飲む。通りの向かいに住む隣人が、アダムの家のポーチにやって来る。

「何を造ってるんだ？　ラブ・ボートかい？」と大声で言う。

デイヴだ。レッカー車を所有している。アダムが答えないので、もっと近づいて見る。

「ノアの箱舟？」とデイヴが言う。

彼はもうしばらく見ている。

「ひどく汚いボートだな」と言う。

アダムはそうは思わない。ようやく作業が終わる。継目は塞がれ、その部分が乾くのを待つ。完璧な形に切った合板の支柱にモーターを取りつけ、ガレージにあった古いボートのバッテリーを接続した。アダムにボートのことや修繕のことを教えてくれたのは父親だった。父親もこれと同じようなボートを持っていて、姿を消す前はアダムと共にそうやって午後を過ごした。それから二十年後のいま、アダムがモーターを試運転させると、プロペラが回転して命を吹き返した。満足げに後ろに下がってしげしげと見た。

「ボートができたぞ」とアダム。

サスキアが家から出てきた。

「気に入らないか?」アダムが訊く。

「気に入ってる」彼女は笑みを浮かべる。ノース・ダコタでサスキアが、上半身裸で日光浴をしているアダムを初めて見たときからずっと、アダムは彼女が同じ笑みを浮かべるのを見てきた。「でも、乗りたいとは思わない」

彼女が家の中に入ると、デイヴは通りを渡って帰る。

「俺のボート」アダムは命名する。

アダムは自分のピックアップ・トラックの荷台にボートを運び上げ、市の境に向かって車を走らせる。中古車販売店とテイクアウトの中華料理屋を過ぎ、トレイラー・パークとストリップ・クラブを過ぎ、すべてを通りすぎて、リパブリカン川が細くなっているところにあるボートの進水路に到着する。

だれもいない。凪《な》いでいる。水面は静かだ。彼はボートを浮かべた。舟底を水が叩いて、継目のひとつからわずかに水が滲み出すが、たいしたことではない。櫂で漕ぎ出すと水の流れに乗る。モーターを使わずに水の流れに任せる。舟が回り、下流へと向かいはじめると、思ったよりも速く進んでいく。気分がいい。ボートは浮かんでいる。ボートは問題ない。しばらく漂ってから、モーターのスイッチを入れて上流へ戻り、進水路に入り、釣り糸を垂れて、その午後を過ごそう。

「あれ」スイッチを入れても何も起こらない。

アダムはもう一度スイッチを入れる。

バッテリーだ。

彼はワイヤを調べ、もう一度スイッチを入れる。うんともすんとも言わない。もう一度やってみる。しかしバッテリーは死んでいる。試運転したときに最後の力を使い果たしてしまったに違いない。もう一度やってみる。水の流れでどんどん下っていく。もう一度やる。だめだ。新しいバッテリーはない。何度もスイッチを押す。

なす術《すべ》はない。

アダムは櫂を手に取る。時間がかかるが、いつかは家に帰れるだろう。

彼は心の底からボートがほしかったのだ。

なんとも孤独な人生だ。あれ以降の人生は。戦争中はたとえ孤独な瞬間があっても、どこまでも広がる夜の空が傾いていく揺り鉢のようで、待つよりほかにすることがなくても、こんなではなかった。そのうち、戦争の意味は次第に失われて何の意味もなくなっていったが、仲間の兵士たちの意味はどんどん増していき、なにものにも代えがたいものになった。「あんたがいたら、こんなひでえことにはならなかったのにな」ジェームズ・ドスターが死んだ日に、ある兵士がアダムに言った。アダムがひどく苦しんだのは、ドスターを助けられなかったからだが、自分とその兵士とが友情で結ばれていたからでもあった。そう言った兵士の名はクリストファー・ゴレンブ。戦友としてドスターを愛していたように、アダムはゴレンブも愛していた。戦闘中の兵士は、瞬く間に恋に落ちる。そしてドスターは死に、ゴレンブはそう言った。アダムは次に何をすればいいのか。彼はひとり取り残され、ひとり寂しく戦地を去り、故郷に帰った。そしてサスキアとズーイとジャクソンと共にいても、寂しさを拭いきれなかった。

ピーター・クアレリの自殺防止会議で、将官たちは同志愛の重要さについて幾度となく話し合っている。そしてそれをアダムは何度切望したことだろう。「便所のところまでいっしょに行くよ。用を足しに行かなくちゃならないんでね」。これが戦場で仲間の兵士から聞いた最後の言葉だった。それ以来、そうした仲間と折に触れメールでやりとりしているが、それが精一杯の行為だった。ゴレンブとはまだ話をしたことがない。ゴレンブは別れの言葉を言わなかった。だがそれは当然のことだ。人を愛するのは辛い。

ともあれ、いまのアダムのいちばん親しい友の名はスティーヴンという。一回目の派兵のときに共に戦い、二回目のときも初めの時期は共に過ごしたが、あの爆弾が破裂してスティーヴンは外傷性脳損傷とPTSDを負い、帰国した。数年後に、ふたりは再会した。アダムが帰国し、ふたりともフォート・ライリーのWTUで治療を受けていたときだ。互いの妻を紹介することにし、最初のディナーは何事もなく進んでいたが、それもスティーヴンが前のめりに倒れて震えはじめるまでのことだった。サスキアはそれを見てぞっとした。さらにぞっとしたのは、ちょうど話をしている最中だったスティーヴンの妻クリスティナが、サスキアの顔に浮かんだ表情を見るまでずっと話をし続けていたことだ。「そのうち起きあがるわ」クリスティナは、こういうことを何度も見てきた人ならではの落ち着いた口調で言った。「大丈夫よ」

そして彼女の言うとおりだった。ようやくスティーヴンは起きあがった。確かに、大丈夫だった。大丈夫という意味が、外傷性脳損傷とPTSDと頭痛に苦しめられ、脳の中に野球のボールほどの大きさの嚢胞《のうほう》があり、目の焦点が結ばれず、働けず、復員軍人局から完全障害の評価を得ている、ということであるなら。

「お前は俺の親友だ」スティーヴンはときどきそう言う。

「まあそうだ、俺もそう思う」とアダムは居心地悪げに言う。

クリスティナはそれほど大丈夫ではない。それがサスキアには心強い。同病相憐れむということだ。

「いまわたしは、悲しみに沈んでいると思われてる」クリスティナは、家に立ち寄ったサスキアにそう語る。ふたりはカウンセリングを受けることを何カ月も話し合い、ふたりのうち勇気のあるクリスティナが最初に受けることになった。クリスティナは初めての診察に行き、戻ってきたばかりだ。

「悲しみに沈む？」サスキアは言う。

「夫を失ったから。かつての彼を失ったから」クリスティナが言って、呆れたように目玉をぐるりと回す。「確かに、厳密に言えば、わたしは悲しみに沈んでるんだと思う。悲しみに沈んでると思われるのがどういうものか、自分がどんな感情でいると思われてるのかわからないけど。そう、わたしは悲しんでる」

クリスティナは目を逸らす。おむつを入れたバッグに手を伸ばし、子供のお尻を拭く紙を取り出す。サスキアを見上げ、泣きはじめる。

「もうたくさんだわ」クリスティナは言う。

彼女は立ちあがり、冷静になるために部屋を出る。しかし、ほかに行ける場所はない。家のどの部屋にもスティーヴンのいまの状態を思い出させるものがたくさん詰まっている。キッチンの流し台は汚れた皿で一杯だ。スティーヴンは何日も手伝えない状態であるようだ。冷凍庫の奥の片側には、子供のためのアイスキャンディが、もう片側には、死んだ鼠の箱がぎっしり詰まっている。何百匹もの鼠の死骸が。スティーヴンが飼っている八十匹の蛇に与える餌だ。蛇の中にはココとシャネルという名のブラジルボア〔訳註　熱帯アメリカ産の大蛇〕がいて、彼はそれを自分の首に巻きつけるのが好きだ。趣味をたくさん持てば持つほどいい、と言われたスティーヴンは、ロケットも作り、それが家中に置いてある。さらに、戦争にまつわる物を集めた小さな博物館を地下室に作っている。地下まで見に降りてくる人のために。ベトナム戦争と第二次世界大戦の物もわずかながらあるが、ほとんどは自身が戦ったイラク戦争のものだ。自分のヘルメットが、ガラスケースに収められている。制服はマネキンが着ている。狙撃任務のときに被っていた帽子がある。ブーツがある。そしてたくさんの銃だ。ジェームズ・ドスターが持っていたよりはるかにたくさんの銃が。

「あるとき、ライフルをシャベルと交換してくれた男がいてな」ある夜、スティーヴンはアダムとサスキアに自慢げに話す。

「お前はシャベルをその男にやって、男はライフルをよこしたのか?」とアダムが訊く。

スティーヴンは頷き、別の取引のことを話す。「第二次世界大戦時代の拳銃は、懐中電灯と交換して手に入れたんだ。二十五セントで何千ドルの価値のある物を手に入れたようなもんだろ」

「そういう幸運がわたしたちにもあればいいのに」とサスキアが言う。

「幸運だと思えば、幸運に**なれる**もんだ」スティーヴンが言う。

「そんなものなの」とサスキア。

そしてある日のこと、アダムの親友、唯一の友人と言っていいかもしれないスティーヴンの妻からサスキアに電話がかかってくる。銀行口座をチェックしに行ったら、政府から思いがけない金が振り込まれていた、と。未払い給料なのか、スティーヴンの完全障害給付の支払いなのかわからないが、一万一千ドルが入っていた、と。

「一万一千ドルか」アダムはサスキアに言う。ふたりはサスキアの車にいて、アダムが運転をしている。

「わたしたちもとうとう正式にあの手の人間になったわ」サスキアが言う。

「嫉妬深い人間、か」アダムが言う。

「あの人たちを憎んでるわけじゃない」とサスキアが言う。「わたしが憎いのは――」

「システムだ」とアダム。

「そう」とサスキア。「必死であがけば、何かを手に入れられるようなシステム。『神からの合図だ』ってスティーヴンは言ってた」

「信仰心なんてねえのにな」とアダム。

「『俺らが困ってたから』だって」サスキアが続ける。「**わたしたちだって**困ってんのに」

ふたりは黙りこみ、一万一千ドルについてそれぞれ思いに耽る。アダムが煙草を取り出す。いつも安煙草を買っている。いがらっぽい味のするやつだ。それに火をつけ、吸い込む。

「いつも言ってるでしょ」サスキアが鋭い口調で言う。

アダムは彼女を見て、戸惑ったような顔をする。

「いつも言ってるでしょ」サスキアはもう一度言い、早口でその先の言葉を吐き出す。「わたしの車に乗ってるときはやめてって。行儀よくしてって。やめてって」

「煙草を吸うな、と」とアダム。

「煙草を消して」と彼女。「消・し・て」

彼は煙草を消す。

ふたりはウィスキー・レイク競走場に向かって車を走らせている。フォート・ライリーの先にある楕円形の三流のダートだ。それは通りの向かいに住むデイヴのアイデアだった。彼はまさかのときに備えてレッカー車をレースに持っていく。レースに出る乗用車も持っていく。側面にビニールテープで「4」という文字を作ってある、いつも乗っているオフホワイトの車だ。そこで彼はこう提案した。アダムとサスキアが一晩外に出たいのなら、俺の女房がズーイとジャクソンを見ているから、レッカー車を運転してくれないか、と。

ふたりが競走場のそばまで来たとき、アダムの携帯電話が鳴る。スティーヴンからだ。「俺がいま何してるか当ててみな」とスティーヴンは大声でわめいている。「真っ裸でベッドに横になってる。札束の上に横たわってるんだ」

競走場でふたりは、夏のイナゴが群れをなしている草原を歩いてデイヴのレッカー車に向かう。デイヴの車よりみすぼらしい一台の車がそばを通っていく。車の後ろに「夢を生きてる」という言葉がペンキで書いてある。「みんながみんなそうじゃねえよ」とアダムが言う。

ふたりは、アダムの部隊にいた兵士に出くわす。妻を連れている。イナゴの飛び交う草原の真ん中で四人は立ち話をする。

「最近、シェアフィールドに会ったか?」と、ティムという兵士が言う。

「いいや。最後にあいつと話したのは、外科手術を受けて、財務部だとかそういうクソみたいなとこに再配属されたときだ」とアダム。

「そうか。そいつは知らなかった」とティム。

「駐屯地の売店で、あいつが紐のついたヴァイブレーターを持って走り回ってたときのこと、覚えてるか?」アダムが言う。「あのくだらねえ出来事を」

「ああ。あいつ、何に使うのか知らなかったんだ」ティムは笑いだす。

「ヘリコプターだ、ヘリコプターだ、って言ってな」アダムも笑いながら言う。そう叫びながら、ヴァイブレーターを頭上でくるくると回していたシェアフィールドの姿が目に浮かんでくる。ティムの妻ソンドラは、シェアフィールドには関心を示さず、サスキアにこう言っている。「ティムは新車を買ったの」

「ほんとに?」とサスキア。

「まあね。GTOを下取りに出して、〇六年型マスタングGTを買った」とソンドラ。

「うわあ」とサスキア。

「とっても素敵よ」とソンドラ。

その間、ティムはアダムに話している。アダムが帰国してからもティムは同じ部隊にいたが、帰郷して一年後に戻ってみたら、ぜんぜん別の戦争になっていた、と。「新しく知り合った兵士たちはひどく気落ちしていて、実戦を経験してなかった」

「そうなのか」とアダム。

「どんな色?」とサスキア。

「赤に白いストライプ」とソンドラ。

「いいわねえ」とサスキア。

「俺の犬が殺されたんだ」ティムが言う。

「何だって?」とアダム。

「車に轢かれた」とティム。「俺がイラクに行ってるあいだに。女房がミズーリに連れていって、そこで轢かれた」

「ひでえな」アダム。「なんてことだよ。そういや、イラクで犬を二匹飼ってたよな。いまでもあいつらのことを考える。俺たちのパトロールドッグみたいだった。あいつらには下心も何もなかった。ただ、俺たちになついていた。食堂までついてきて、外でじっと待ってた。俺たちは食堂から出るとあいつらに餌をやった。それからブラッドレーの後ろに乗せて、任務に連れてった」

アダムとサスキアはレースが終わって家に帰る途中だ。サスキアが、気分はどうか、とアダムに訊く。

「いいね」とアダムが落ち着かない口調で言う。

「ならいいけど」とサスキアが言う。

「胸焼けの薬と錠剤を飲まないとな」とアダム。

ふたりは家に着き、向かいの家に預けていた子供を引き取り、ベッドに連れていく。サスキアは家の中でアダムを待っている。アダムは外の暗闇の中、ポーチにひとりでいて、イラクの犬のことをまだ考えている。アダムも兵士ならではのやり方で、犬をとても愛していた。犬は兵士たちに名前をつけられ、ときどき兵士たちと共に眠った。ある日、一方の犬がイラク人の警察官に向かって吠えつづけ、唸りつづけたので、警官はナイフを取り出すと犬を摑んで引き倒し、兵士たちが止める間もなく、アキレス腱をナイフで切り裂いた。そして何人かの兵士が後になって、そのイラク人にまったく同じことをしてやったと自慢していた。

彼はもう一本、煙草に火をつける。もうしばらくポーチにいる。

そんな深い孤独の中で生活していたある日、別の兵士マイケル・エモリーからメールが届く。アダムのことをずっと考えている、いつか訪ねていきたい、と。

アダムが最後にマイケル・エモリーに会ったのは、もう何年も前だ。エモリーは死にかけていて、アダムの背中でぐったりしていた。エモリーの頭に空けられた銃弾の穴から流れつづける血が、アダムの口の中に流れ込んでいた。

「お前の友だち」とメールにサインしてある。

「その日を楽しみに待っている」とアダムは返信する。「こっちに来たときに滞在する場所があるのか？」

人生は進んでいく。マイケル・エモリーは病院、リハビリテーション施設で暮らし、最近はアトランタ南部にある大型のトレイラーで暮らしている。彼は死ぬと思われていたが死ななかった。歩けなくなると思われていたが、歩けるようになった。話せなくなると思われていたが、話せるようにもなった。「彼は歩く奇跡ですよ」と担当医は言う。そしてその言葉を訂正する。「こんなふうになるとは思わなかった者にとってみれば、彼はまったくもって歩く驚異です」

頭を撃たれたマイケルは、感情と衝動をつかさどる脳の部分を銃弾で破壊された。そして部分的な麻痺が残った。「半身不随だ」と彼は言う。そうした言葉を口に出せるのが誇らしい。左半身は感覚がない。しっかり立つことができない。左の足とつま先は動かない。左腕をまっすぐに伸ばせない。左指が動かない。左の目は瞬きしない。

彼はマリアと離婚した。マイケルが入院しているとき、妻のマリアは片時も彼のベッドのそばから離れなかった。入院してしばらくのあいだ、彼が身動きも話もできないとき、マリアは「愛している」と何度も何度も彼に語りかけた。その後で起きたことを語るときマイケルは、「あの女とあのひでえ口の利き方」と言う。「眠ったりファックしたりしてないとき、俺たちは喧嘩ばかりしてた」

マイケルの幼い娘は、父親がある日突然気が違ったようになったとき、家族とトラックに乗っていた。父親はバックミラーを殴りつけ、ガラス窓を叩き壊し、母親の頭を摑んで前後に激しく揺すってこう叫んだ。「ぶっ殺してやる」。いまその娘はテキサスで母親と暮らしている。マイケルは、娘がこんな男のそばで成長しないですむことに感謝している。撃たれる前、マイケルは怒ることがなかった。ところがいまは抑制できない。毎日、遠くて安全な距離から娘に電話をかける。

「俺の小さなキリンさん」と娘のことを呼ぶ。

彼は杖をついて歩く。前にその杖で、母親の骨董品の入ったキャビネットを叩き壊した。リハビリセンターから戻ったあと、母親と暮らしていた。「朝ご飯を持ってきて」と母親はたびたび言った。まるで歩けないのは自分のほうだと言わんばかりに。マイケルが朝食を運んでいかないと、「お前はあたしのことなんか愛してないんだろ。あたしのことなんてどうでもいいんだ」となじった。ある日母親は採血して帰ってくると、マイケルの隣に腰を下ろし、とても痛かったので腕が動かない、と言った。「気の利いた冗談のつもりか?」と彼は言った。ある日、母親は自分の車にバンパー・ステッカーを貼って帰ってきた。「兵士の息子を持つ立派な母親」というステッカーを。「母さん、胸糞悪いあれを剝がしてくれよ」とマイケルは言った。彼は母親との生活が五カ月になったときに骨董品の入ったキャビネットを壊し、ダイニングルームのテーブルを押し倒し、大型トレイラーに移った。

マイケルには最初の結婚で生まれた、いまはティーンエイジャーになっている息子がふたりいる。ふたりはマイケルの近くで暮らしていて、ときどき父親に会いに来るが、マイケルはもっと頻繁に来てほしいと思っている。

彼には介助者がついている。復員軍人局が料金を支払っている女性で、マイケルが身支度を整えるときに介助する。脚の装具《ブレース》、腕のブレース、手のブレースをはめ、服を着せ、靴の紐を二重結びし、薬を飲ませ、料理を作る。ときどき、彼女に町の近くまでお昼を食べに連れ出してもらうことがあるが、そのときマイケルはいつもTシャツを着せてくれと言う。胸に「祖国のためにあなたは何をしたか?」という文字が、背中に「私は頭に銃弾を受けた」という文字があるので、それを読んだ人々はマイケルの姿を見ても、交通事故を起こしてアル中になった男だなどと思ったりはしない。介助者は彼を地下鉄やチックフィレー〔訳註　ファストフード・レストラン〕に連れていき、またトレイラーに連れて帰り、残りの時間を彼はひとりで過ごす。介助者はそのあいだ別のクライアント、九十一歳の元海兵隊員のところに出向いていく。元海兵隊員は、第二次世界大戦中に肩に銃弾を受けたとき、衛生兵が火で炙ったナイフで銃弾を取り出すから何か口に入れて歯を食いしばっていろと言われたことを話したがる。「明日同じ時間に」介助者は帰り際必ずそう言う。

マイケルは自分の財布を毎晩同じ場所に置いておく。そうすれば翌朝起きたときにどこにあるかわかる。

大きなテレビを持っていて、ベトナム復員軍人がギャングの仲間になったり、厄介な問題を起こしたりする番組を見るのが好きだ。それを見ながら彼はこう思う。**俺が撃たれたからなのか**？　**だから俺はギャングの仲間に入ろうと思わないのか**？　と。

持っているコンピューターは、出会い系サイトで女性たちに自己紹介するときに使う。彼はいつも正直に、戦争で負傷したことを書く。半年が経つが、反応があったのはひとりだけ。「母国のためのご奉仕に感謝します」と返事が来た。

子供時代を共に過ごした女性たちに電話をかけるが、会いに来ると約束しても実際に会いに来た者はひとりもいない。唯一かかってくる電話は、彼が入院中に会った女性からで、彼が銃弾に倒れた記念日に必ず電話をかけてよこす。いちばん最近の電話は、三回目の記念日にかかってきた。「ハッピー・バースデイ。三歳になったのよ」と彼女は言った。

彼は撃たれたときに被っていたヘルメットをいまも持っている。銃弾が入ってきた穴と、出ていった穴がある。ハロウィーンが来るたびに、それをキャンディ入れとして使う。

認識票があればいいのに、と思う。しかしマリアが出ていくときに持っていってしまった。「返してくれ」と電話で頼んだ。「もう持ってない」と彼女は言った。「どこへやった？」とマイケルは訊いた。「捨てた」と彼女は言った。「よくもそんなことができたな」とマイケルは言い、自制できずに「クソ女」と付け加えた。

しばらくのあいだ死にたいとばかり思っていたが、いまはもうそれほどではない。あるとき、まだ歩けなかった頃、車椅子をひっくり返そうとしたことがある。思いきり強く頭を床にぶつけたら死ねるのではないかと思ったのだ。またあるとき、マリアの世話になっていた頃、鉛筆を持ってきてくれ、そうすればそれで自分の首を突いて死ねる、と言った。あるとき——それが最後の試みだったが——右手首を嚙み切って死のうとした。

ときどき怒りを感じるが、もう怒りは湧いてこないと人には言う。ときどきひどく気分が落ち込むが、もう気分は落ち込まないと人には言う。たいてい、彼はひとりぼっちだ。ひとりっきりだ。ときどき、陸軍に入って整備士になり、その職務を交換して戦闘に加わっていなければ、こんなざまにはならなかっただろうと思い、結局だれのせいでもなく、自分のせいなのだ、と思う。「だれもが俺のせいじゃないと言う。『お前のせいじゃないよ。お前のせいじゃない』と。違う、俺の**せいなんだよ**」彼は言う。「いつもそのことばかり考える。何時間もここに座って考えるんだ。もしこんなことをしなかったら。もしあんなことをしなかったら。それですっかり頭がおかしくなる」

そうしたことで相談に乗ってくれるカウンセラーがいる。彼女の名はアンドレア・エルコン。だれにもわかっていることだが、当然彼女にもわかっている、彼がこれまでに経験してきたことすべて——麻痺、鬱状態、衝動的な自傷行為、気分のムラ、突然の感情爆発、怒り——は、彼の頭が銃弾に撃ちぬかれた結果であることを。彼のせい**ではない**。「マイケルはさまざまな意味でサクセス・ストーリーなんです」とアンドレアは言う。しかしそれをマイケルに理解させるのはとても難しい。自己認識力にも同じように損傷の影響が出ているからだ。「わたしたちの治療のおかげで、彼はよい選択をしてきました。それが大事なのです」と彼女は言う。離婚するという選択をした。母親の家を出てひとりで暮らすという選択をした。介助者を決めてその支援を受け入れるという選択をした。そしていま彼は、アダム・シューマンに会いに行くという選択をした。「マイケルはシューマンに多大な恩があると思います。シューマンにいかに感謝しているかということを話すとき、彼は涙を流すんです」。しかし、彼女は続ける。「マイケルはシューマンの精神状態に対していくらか罪悪感を抱いています。シューマンがいまのようになったのは、マイケルの血を口の中に溢れさせながら彼を背負って階段を降りたせいではないか、と思っているんです」それで彼女はこの訪問について複雑な思いを抱いている。利点は「感謝の気持ちを伝えられること」。しかし、「彼は、自分が人とかかわろうとするとどうなるか、まったく予想できないのです。その場の状況で感情的になったり、緊張が高まったりしても、エモリーはその場から去って事態を避けようとしないのです。感情的になり、怒り、興奮してしまう。彼のせいではないのですが、彼の行動を予想することはできません。脳に損傷を負った人を予想できない状況に置いたとき、どんな反応をするのかはだれにもわからないのです」

そういう人物がアダムに会いに行くのだ。アダムはマイケルの到着の数分後に、カンザス・シティの空港に着く。車椅子で空港の中を通っていくと、ターミナルの窓から、アダムが車から降りる姿が見える。「立たせてくれ」マイケルはアテンダントに頼む。「座っていてください」立ちあがろうとする彼に向かってアテンダントが言う。「座っていてください。座っていてください」

その翌朝、アダムはマイケルの滞在しているホテルの部屋をノックする。マイケルを朝食に連れていくためだ。部屋の中でマイケルが動いている気配がする。アダムはもう一度ノックする。ようやくドアが開き、パンツしかはいていないマイケルが現れる。

「腹減ってるだろ?」アダムが訊く。

「ああ。まずは服を着ないとな」とマイケル。しばらくしてようやくアダムは、マイケルには介助が必要なことに気づく。

「もちろんだ」アダムは答える。「やってくれるか?」「どうすればいい?」

アダムが部屋の中に入ると、マイケルが杖のそばにあるブレースのひとつを示す。それは、三角巾のように、使いものにならない左腕を固定するためのものだ。マイケルが椅子に座る。髪は短く刈ってあり、負傷した個所の髪がごっそりなくなっている。首のところには、気管切開術を施した痕があり、背中には長方形のこぶがある。こぶの中には圧縮器が入っていて、痙攣を抑えるための薬が絶えず送り込まれている。アダムはおずおずとブレースをマイケルの腕に装着し、革帯を背中に回し、肩甲骨の真下で締める。「これでいいか?」

「ああ」とマイケル。

「どの程度締める?」

「ぴっちりと」

アダムは革帯をもう少しきつく締める。「大変だな。これじゃあ、一日中辛いだろう」

「まったくだよ。もう少しきつくしてくれ」

「わかった」

次にアダムは跪き、マイケルの左脚にふたつ目のブレースを着ける。「ぴっちりと」とまたマイケルが言う。アダムはさらにきつく締める。

マイケルにTシャツを着せる。

マイケルの靴紐を結ぶ。

マイケルの指が丸まらないように設計された三つ目のブレースを、アダムは手にする。「指は動かせるのか?」

「いや」マイケルはそう言ってから、自分がこうなってしまったことの不思議について考える。「あくびをすると、指がちょっとだけ動くんだ。だから望みはある。それに、射精すると、足がぴくぴくする」

アダムはその足を見る。それがぴくぴくしていないのを確認して、ほっとする。少しずつアダムは、この男に慣れてくる。いまも口の中にこの男の血の味が残っている。彼は立ちあがる。「ペニスの左側も麻痺してるのか?」と訊く。

「いいや。それは無事だ」笑いながらマイケルが言う。マイケルも次第にアダムに慣れてくる。

空港から家に向かう車中では、次第に気まずくなっていった。「こっちの週末の天気はとてもいいらしいぞ」マイケルを車に乗せるときにアダムが言った。「暑いか? 寒いか?」

「問題ない」マイケルが言った。

「目的地までは永遠かってほどの時間がかかる」しばらくの沈黙の後、アダムが言った。十分くらい経っていた。ジャンクション・シティまであと二時間あった。

しかしマイケルは、自分の身に起こったことを話さないでいるために来たわけではなかった。だからすぐにこう言っていた。「一回目の派兵では、かすり傷ひとつ負わなかった。二回目は、その代償にしては余りあるほどの怪我を負ったよ」。そしてアダムも、だれにも話さなかったことを――サスキアによればサスキアにも、セラピストによればセラピストにも話さなかったことを――話したくなった。

「ああ、俺の最初と二度目の派兵は問題なかった。三度目で、俺の精神はすっかりだめになった」アダムは言った。

「自殺願望の段階を何とか通り越した」マイケルが言った。「そのとき、手首を噛み切ろうとしたんだ」

「そのことは聞いた。ひどい気分になった。最低の気分になった。そうなったのは俺のせいじゃないかって思って」

「でも、そうじゃない」

「わかってる」

そのときマイケルは、あの日のことを俺は覚えている、と言った。あのとき、マイケルは「頭が痛い」と言いつづけ、アダムは「しっかりしろ」と言いつづけた。アダムに背負われて三階下まで行き、担架に乗せられた。アダムが何かに躓いて、危うくマイケルを落としそうになった。

アダムもよく覚えていた。なにもかも、覚えていた。三回の派兵による一千日に及ぶ戦闘の中でも聞いたことがないほど大きな銃声だった。三十六キロの装備を身につけたまま、屋上まで駆けあがった。マイケルが乗っている担架の握りを摑んだ。マイケルの意識が混濁していて、何度も担架から転がり落ちた。担架に乗せたまま階段を降りるのは不可能だった。アダムは担架を下ろし、自分の装備を外し、そこにいるほかの兵士に、マイケルを背中に乗せるように言った。死にかけている男の恐ろしく重い体がのしかかった。口の中に血が入りこみ、階段を降りながら空気を求めて喘いでも、すぐに血は口の中に溜まった。流れ落ちる血が顎から軍服へ入りこみ、軍服に染み込んで肌を濡らした。その血の味、血のにおい、血の熱さ、血のぬめりをアダムは覚えていた。階段の下にたどり着くと再び担架に乗せ、「しっかりしろ」と言った。マイケルの頭側の握りを摑んで持ちあげた。握りは滑りやすかった。ドアから出ようとしたとき、脚に力が入らずふらついた。その後のこともよく覚えている。何かに躓いて、マイケルが落ちていく。床まで数センチ。ピシッという音。ドサッという音。致命的な打撃。非難の声。あわやというところで急いでマイケルを抱きとめる。その後一日中、自分を恥じて過ごした。

しかしそういったことはなにひとつマイケルには話さなかった。ただ、「お前は本当にでかかったよな。体重、どのくらいあったんだ？　百キロ？」

「百一キロだ」マイケルが言った。

「だろうな。だからお前だってわからなかったよ。いまの姿を見て」

「いろんなことが変わった」マイケルが言った。

いまはその翌日だ。マイケルの身支度を整えてから、アダムは彼のためにドアを開けてやり、ドアを閉めてやり、車に乗せ、車から降ろし、レストランのブース席に連れていく。そしてマイケルの言葉に耳を澄ます。

「昏睡から覚めてから、お前が俺を落っことす悪夢を見はじめたんだ」

アダムは打ちひしがれた顔でマイケルを見る。

「おいおい、冗談だよ」マイケルは笑いながら言う。そして本当に見た悪夢について言う。「だれの手かわからないんだ。デレイの手かもしれない。スターンの手かもしれない。とにかく、血まみれの手が出てくる夢ばかり見る。それで悲鳴をあげて目が覚める」

「あの日、頭のてっぺんからつま先まで、俺は血まみれだった」とアダム。

「俺のカウンセラーは、それがお互いにとってよかったのかもしれないって言ってた。お前が最後に俺を見た姿が最悪だったのはよかったのかもってな」

「その日ずっと仲間たちに訊かれたよ。『あいつはよくなると思うか?』って」

「ひでえ目に遭ったと思う。しかし、あれは死ぬ時期じゃなかった」それからマイケルはアダムに忠告する。「手首には嚙みつかないほうがいい。すっげえ痛いぜ」

マイケルはまた笑い、朝食に取りかかる。大量の卵。大量のポテト。その上に大量のケチャップ。

アダムはそれを眺めている。食欲はない。「釣りに行こうぜ」しばらくしてアダムが言う。

いま、ふたりは車の中にいる。マイケルは右手を、嚙んだほうの手を、アダムに差し出す。左手のほうを嚙めばよかったんだ、と彼は言う。そうすれば、歯の食い込む痛みを感じず、最後まで行けたのに。だけど、口まで持ち上げられるのは右手だったんだ。

アダムはマイケルの手を握る。

「感謝してる」とマイケルが言う。

アダムの目は赤くなり、涙が溢れる。

「だれかがやらなくちゃならなかったんだ」アダムが言う。


その翌日、アダムはもう一度マイケルのホテルの部屋の前に立つ。

「またひでえ一日が始まる」マイケルが言う。

「耳にシェービング・クリームがついてるぜ」アダムが部屋の中に入りながら言う。マイケルが頼まないうちに、アダムは耳をきれいに拭ってやり、それからブレースの装着を手伝う。今度は何をするにも躊躇《ためら》いはない。前日の午後、釣りをしていたときに生まれた優しさがある。

アダムは大きな湖のできるだけ近くまでトラックを進めていったが、それでも水際まであと十メートルほどはあった。アダムはマイケルを抱きかかえるようにして岩場を越えていき、急いでトラックに戻って折り畳み椅子を持ってきた。その椅子にマイケルを座らせた。釣り竿に餌をつけ、それを投げ、釣り竿をマイケルの右手に握らせた。「自分でリールを巻きたいか」何も起こらないのでアダムがそう言った。アダムが釣り竿を持ち、マイケルがリールを巻いた。アダムはシャッドの稚魚を網で捕らえ、その一匹を釣り針につけた。「俺が投げ入れようか」彼はそう言って、マイケルの隣にいたわるように立った。まるで、マイケルが釣りをしているのを見るのが世界でいちばん楽しいことでもあるかのように。

　ふたりと共に来ていたサスキアは、トラックの助手席から眺めながら、アダムの面倒見の良さを理解しようとしていた。あれが、彼女の車で煙草を吸う男と同じ人間なのか。あれが、昨夜ひどく取り乱して、彼女が頭痛に苦しんでいることに気づきもしなかった男だろうか。ちょっとしたびっくりプレゼントに、ウォールマートで安チョコレートひとつ買うこともできない男だろうか。彼女も来ていることに、そして椅子がひとつしかないことに気づいているのだろうか。彼にあんな献身的な面が残っているとは思いもしなかった。サスキアは目の前の光景を見て、もっとアダムを好きになりたかったが、そうはなれなかった。心のどこかがきりきりと痛んだ。そして、そう感じることが情けなかった。悲しいと感じられたらいいのにと思ったが、どうやらそれは無理なようだった。マイケルの姿、マイケルの傷のある頭、そのゆっくりとした動き、「私は頭に銃弾を受けた」という文字のあるTシャツ。サスキアは目を逸らすことができなかった。ただ、クリスティナの携帯電話にメールを打っていたときは別だが。

「とても悲惨」と彼女は書いた。「彼を見てると、わたしたちの夫はもっとがんばらなくちゃだめだと思うよ。とても恵まれているんだから」

　サスキアはトラックの中にいたが、やがてアダムの興奮した声が開いた窓から聞こえてきた。

「うおお、引いてるぞ」彼はマイケルにそう言っていた。それでサスキアはトラックを降りて、足許に気をつけながら岩場を通った。マイケルは釣り竿を太腿のあいだに挟み込んで立て、リールを自分で巻いて魚を引き寄せようとしていたが、それがうまくいっていないのを見たアダムは、釣り竿に手を添えてまっすぐに立てた。かなり大きなバスだった。アダムが釣り針からそれを外し、マイケルに渡し、写真を撮り、餌をつけて、また湖に放り投げ、釣り竿をマイケルに手渡した。マイケルはすぐにまた魚を釣った。

「わたしが持つわ」サスキアは、釣り竿がしなるのを見て急いでマイケルのところに行き、今度は彼女が手を貸した。

そうやって午後の時間が過ぎていった。その途中でサスキアは岩に腰を下ろした。岩の隙間に古いビール缶や魚の骨があったが、気にならなかった。その夜の夕食には魚料理を食べた。そしていま、アダムはマイケルのスーツケースを手にし、ホテルを出るマイケルに手を貸している。サスキアは車の中で待っている。

マイケルは助手席に座り、サスキアはアダムの後ろの席に座る。だから彼女にはアダムの顔が見えない。彼は用心深く噛み煙草を口の中に入れるが、手にした水のボトルに唾を吐いたとき、サスキアはその音を聞く。それで充分だった。

「何を噛んでいるの？」とサスキアが訊く。

「別に何も」とアダムが言う。

「だったらどうしてボトルに唾を吐いたの？」

「口の中がいやな味がしてな」

「いやになる。歯がそのうち抜けて、肺がんになるのよ」

「そうなりたいもんだよ」腹を立てまいとしながら彼は言う。

マイケルが到着した最初の日に、マイケルとアダムだけで食事をした。そのとき、アダムが尋ねたことのひとつが、離婚するってどんな感じだ、というものだった。

「毎日後悔してる。彼女は俺の会った中で最高の女だった。できるものなら、すぐにでも彼女のところに戻りたいよ」マイケルはそう答えた。そしてアダムがその質問をした理由を考えて、こう言った。「奥さんを手放すんじゃない」

それでアダムは口の中から噛み煙草を取り出し、サスキアに言う。「愛しているよ」

「お前を愛している」もう一度言う。

「返事はなしか?」アダムが訊く。

「今日はむり」サスキアが言う。

「明日は?」

「明日になってみないとわからない」

車は高速道路に入り、車内の気まずい雰囲気は空港まで続く。「ふたりとも仲良くやってくれ」空港に着いたとき、マイケルはそう言うだろう。「そうする」とサスキアは答える。「こいつに優しくしてやってくれ」とマイケルは言う。「ああ、俺はすっからかんだからな」とアダムは笑いながら言うはずだ。

しかし、いまは、車の中のだれも口を利かない。とても居心地が悪いが、アダムがボートを乗せたトレイラーを引っ張っているトラックを見て、口を開く。

「あれ、俺の昔のボートにそっくりだ」だれにというわけではなく、自分に言い聞かすように言うが、その言葉を聞いたマイケルは、アダムも自分の手首を噛んでしまうほどの孤独を味わっていることがわかって、体のバランスを崩すことなくそのボートを見ようと体を捻る。

「どこだ?」とマイケルは言う。

十一日後、再び凄まじい喧嘩。今回は、復員軍人病院から帰宅する途中で、アダムが、トーソロ・アイアティが体験したPTSDプログラムのことを口に出したときのことだ。もしかしたら、それでよくなるかもしれない、とアダムは言う。そうかもね、とサスキアは同意する。しかしそうなると、七週間ずっと無職で、無給になる。そうなると、家賃は払えない。車のローンも払えない。電気、ガス、電話、食料品。サスキアは、うちには貯金がないのよ、とアダムに言う。プログラムの卒業式のスピーチを想像する。「PTSDを克服したことに、心からお祝いを申し上げます。あなた方は使いものになりません」。そこから喧嘩はエスカレートする。家に着くと、サスキアはアダムに、出ていって、と言い、アダムの頭はくらくらし、抑制が利かなくなり、ダッフルバッグにいろいろな物を投げ込む。するとサスキアが、何を入れたか確かめようとして、投げ込んだものを取り出す。

衣類。

ヘルメット。

彼の認識票。

ドスターの認識票。

拳銃。

「どうしてこんなものがいるわけ？」サスキアが拳銃を手にして言う。

「金が必要になったら売れるからだよ」とアダム。

サスキアは、拳銃を手にして首を横に振る。午後三時頃だ。ジャクソンはほんの一メートル先の自室で昼寝をしている。ズーイは友だちの家にいる。アダムは寝室に姿を消し、弾のこめられたショットガンを自分の額に押し当てながら戻ってくる。

「このいまいましい引き金を引けよ」彼女に向かって歩きながらアダムが言う。銃の台尻を彼女のほうに突き出す。いまそれは彼女の胃のあたりを押して、彼女を煽っている。「**このいまいましい引き金を引けよ**」アダムはわめく。そして驚いたことにサスキアは、自分がいかにそうしたいと思っているかがわかる。そのいまいましい引き金を引いて、彼の命を終わらせ、自分の悲惨な状況を終わらせ、そのあと壁を掃除し、何もかもをおしまいにする。ようやく終わりになるのだ。「**このいまいましい引き金を引けよ**」と彼は言う。彼女はそれを引き、必要なら再び弾をこめ、もう一度引き金を引きたい。しかし彼女はそうはせず、踵を返して歩き去る。「男らしくしな」。そう言うことしか、彼女には考えられない。そして玄関ポーチに出ていき、ドアを閉め、彼に背中を向けて立つ。そうすれば自分が体を震わせ、必死で息を吸い込もうとしている姿を見られることはない。

サスキアはまだ外にいる。

彼は中にいる。

ふたりはこれまで何度も何度も喧嘩をしてきた。毎日のように。家の中で、車の中で、子供たちの前で、アダムの仕事中にメールで。「この生活を見てよ！　わたしたち、始めからやり直さなくちゃならなくなっただけでなく、結婚生活までめちゃめちゃになっていってる。わたしたちには何もなく、助け合うことすら当てにできない」彼女は数週間前にそうメールした。「あなたがこの生活がうまくいくと本当に考えているのなら、わたしは出ていかない。そうじゃないなら、出ていく」

「じゃあお前は何をしたいんだ。俺にできることなら何でもする。だからお前の望みを言ってくれ。そのとおりにするから」アダムは返事を書いた。

「気持ちを表してもらいたいだけ。そしてわたしを本当に愛して、わたしの気持ちを考えてほしいの」

「何をいまさら。俺がお前を愛しているのはわかってるだろ。わからないなら、別れなくちゃならないかもな……」

その喧嘩はひどいものだったが、サスキアはポーチで体を震わせているいま、今度の喧嘩は様子が違うことがわかる。恐ろしい。最悪だ。気持ちを立て直すと、彼女は家の中に入る。

アダムはどこにもいない。ダッフルバッグはそのままだ。拳銃もそのまま。ショットガンがない。サスキアは寝室を見る。彼はいない。リビングルームにも、ダイニングルームにも、キッチンにも、バスルームにも、ジャクソンの部屋にもいない。裏庭にもいない。地下室へ通じるドアを開け、階段を下りはじめる。

地下室に行きたくない。十二段の階段。階段の下は廊下で、洗濯室、トイレがあり、行きどまりにズーイの部屋がある。小さな戸口と、ぼんやりした日の光が射し込む小さなふたつの窓がある小部屋だ。ズーイは今度の誕生日に、ペンキで部屋の半分をピンク色に、もう半分を黒に塗って、あらゆるものをその色に合わせて配置したいと思っている。ピンク色のおもちゃはピンク色のほうに並べ、黒いおもちゃは黒いほうに並べる。ここ三週間たてつづけにおねしょをしているベッドは、ピンク色のほうに置いて、ときどき見つける蜘蛛は、黒いほうに置く。冬に部屋を暖かくしてくれるヒーターはピンク色のほうで、眠るときまで付き合ってくれるテレビは黒いほう。それでも、羽板のドアを繋ぎ合わせて作った薄っぺらな壁をどうするかという問題がある。ここはもともとファーネス室で、アダムがその一角にズーイの部屋を作るために使った壁だ。ファーネス室はこの家で最悪な部屋。その部屋にいまサスキアは向かっていく。

薄暗くて狭い。天井から吊り下がっている裸電球は点いていない。漏れてくるわずかな光で部屋が灰色に汚れて見える。アダムが部屋の中央にいる。折り畳み椅子に座っている。サスキアから顔を背け、顎の下にショットガンの銃口を押し当てている。親指が引き金にかかっている。安全装置は外れている。彼の左側にボイラー。右側に棚があり、そこには古い道具類と、彼がイラクにいたときにふたりがやりとりした手紙がある。彼の前には、剝製を作るときの台があり、古い魚の皮が載っていて、つい最近糊で貼りつけた本物に見えるゴムの目がついている。

つまり、ここで死ぬことにしたわけだ。ジェームズ・ドスターのようにハンヴィーの中ではなく。戦場ではなく。ファーネス室で。自分の娘がペンキを塗ってほしがっている部屋の隣で。自分の息子が昼寝をしている部屋の下で。恐れ戦《おのの》いている妻のすぐそばで。

ショットガンを下に置いて、とサスキアは言う。

アダムは動かない。

サスキアは彼に近づき、身を屈めてショットガンに手をかける。しかし、ガンを引こうとすると、彼は自由なほうの手で彼女の腕を摑んで引き剝がす。

彼はショットガンの銃口を顎から額へと移動させる。

彼の親指は引き金にかかったままだ。

彼は銃口を顎の下に戻し、激しく泣きだす。銃身が濡れていく。

後になってサスキアは、どのくらいそうやっていたのかわからない、と言うだろう。十五分？三十分？　その銃を渡して、とアダムに頼んでいたとき、時間が止まっていたことは覚えている。その数分前には、自分がその引き金を引きたいと心から願っていたのに、いまやそんなことはなにひとつ望んでいなかった、ということも覚えている。

「ズーイがもうすぐ帰ってくる」と言ったことを覚えている。

彼はいま、何かを呟いている。イラクで死んでいればよかった、というようなことを。もっといろいろなことを呟く。罪悪感。悪い夫だ、悪い父親だ、絶望。二十九歳なのに九十歳のような気持ちだ。不名誉だ。彼の心は吠えている。そして彼の親指はまだ引き金にかかっている。安全装置は外れている。銃には弾がこめられている。サスキアは彼のそばで銃を渡してと頼みながら、銃声がして夫が吹っ飛ぶのを待っている。

彼を救ったのは別の音だ。ジャクソンの音。彼の泣き声が天井から、いきなり鋭く、聞こえてくる。アダムの手から転げ落ちて床に落ちたときのように。あのとき、サスキアが彼の体の上を四つんばいで乗り越えたので、アダムは目を覚ました。今回は、アダムが自分で自分の体を乗り越える。水の下から浮かびあがっていくように、とアダムは後に言う。遠くの音を彼は耳にする。聞き慣れた音を聞き、現実に引き戻される。その音が大きくなる。ようやく水から顔を出し、あらゆる音が耳に届く。ジャクソンの泣き声、わたしにはあなたが必要なの、子供たちには必要なの、というサスキアの声。そして自分の泣き声。

彼女は両手で銃を摑み、それを引きぬき、壁に立てかける。

彼は立ちあがる。サスキアは両腕で彼を抱き締める。彼は抗わない。

ジャクソンはいまや大声で泣いている。彼はこの家に対して責任がある。ふたりはファーネス室を出て階段に向かう。「あなたが先に行って」とサスキアが言う。

奇しくも、ふたりがファーネス室にいたちょうどその時間に、ピーター・クアレリはまた自殺防止会議に出席していた。テキサス州フォート・フッドで不幸にも新たに四人の自殺があったという報告を受けている。

ビデオ・スクリーンにはフォート・フッドを指揮する将官が映っている。彼はクアレリに、四万六千五百人の兵士たちひとりひとりを調査して、だれがハイリスクかを確かめようとしたことを報告している。「この困難な時期にわれわれは積極的に取り組みました」と将官は、指揮官ならではの決意に満ちた声で言う。しかし、この会議ではめったに聞かれないことが知らされる。「ここテキサスのフォート・フッドにいる兵士はもちろん、陸軍の中にいる問題のある数万人の兵士のうち、九十九パーセントは、良好な行動をとっています。精神的問題に取り組み、ストレス要因に対処し、プログラムを利用し、仕事を通して学び、成長し、理性を身につけ、回復力を培い、成功しています」

問題はそこなのだ。いつもそれが問題なのだ。なぜなのだ。なぜ大半の者はまったくつまずかず、ほかの者はそうではないのか。その日に上がった答えの中でももっとも簡単な答え、別の自殺について説明した別の将官が言った答えが、いちばん真実に近いように思える。「終わりのない罪悪感。私が理解できる唯一の理由がそれです」と将官は言う。ちょうどそのとき、アダムは階段を一段一段上がるごとに、気持ちが楽になっていく。

彼は荷物を解く。認識票とヘルメットを、ダイニングルームの元の場所に戻し、銃を寝室に戻す。その日はその後、アダムとサスキアはあまりにも疲弊していて喧嘩ができない。話すこともできない。それから一週間は喧嘩をせずに過ぎていく。驚くことに、さらに二週間が過ぎる。サスキアはクリスティナに、アダムが帰ってきてからこれほど結婚生活がうまくいっていることはなかったとメールを打つ。「緊張した空気が消えた。どうしてかわからない。わかればいいのだけど」

地下室の状態もよくなった。少なくともズーイの部屋は。ズーイには夜を過ごす新しい仲間が増えた。アダムとサスキアが娘をあまりにもかまってやれなかったことに気づき、彼女のためにエディという名の小犬を連れてきたのだ。結果、狭い家には三匹の犬と四人の人間がひしめくことになったが、以前より事態はだいぶよくなった。ところがある日、いちばん大きな犬が小犬の上に座って小犬の脚を折ってしまう。

ペンタゴンの自殺防止会議の専門用語では、これが「ストレス要因」あるいは「問題《イシュー》」になる。

しかしカンザスでは獣医が、脚を治すには千百ドルかかると言っている。アダムとサスキアには、千百ドルあれば住宅ローンと車のローンに回せるし、トピーカの復員軍人ＰＴＳＤプログラムに行けることがわかっている。

しかしズーイは小犬を愛している。

しかし彼らには千百ドルがなく、小犬が来てからまだ一週間しか経っていない。

しかしその小犬が来てから、ズーイはおねしょをしなくなった。

しかし彼らには千百ドルがない。

しかし小犬が来る前、スティーヴンとクリスティナの子供の誕生パーティに一家で出かけた折、ズーイが遊び場を走りまわりながら、大声で「あたしのパパはじさつしかけた」と歌っていた。

しかし彼らには千百ドルがない。それに、売るべきボートもない。アダムの釣り竿三本はすでに売ってしまった。サスキアはコーチのバッグをすでに売ってしまった。彼女が初めてフォート・ライリーに行ったとき、兵士の妻全員がコーチのバッグを持っているように思えて買ったものだ。それはアルミニウム製のボートをほしがるのとは違っていた。

しかし何年経ってもアダムは、イラクの警官が犬のアキレス腱を切ったことを考えることがあり、それで、エディに手術を受けさせたいと思っている、とサスキアに伝える。

「拳銃を売れば」とサスキアは言う。

「いいや。ショットガンならこの三年で三回しか使ってない」アダムが言う。

四回になりかけたけどね、とサスキアは心の中で言う。

じゃあ、それで決まりだ。ふたりは向かいに住むデイヴに電話をかける。彼は、買わせてもらうよ、と言う。

「どんな具合?」その日、だいぶ経ってサスキアはアダムにメールを打つ。

「いいよ」という返事が来る。「獣医から電話で、エディの状態はいいって。銃は売れた?」

「わからない」サスキアは返す。「銃を持ってったデイヴからはまだ連絡がない」

しばらくして彼女はまたメールを送る。

「お金、もらった。何時に帰る?」

「十分後に」

サスキアは家で彼を待つ。二週間前には、ダッフルバッグの中に拳銃があり、彼女が引きたいと思っていた引き金のついたショットガンがあった。「ふたつともなくなった」彼女は、その変化に驚いて言う。「神に感謝します」

妻の気遣わしげな祝福を受けながら、アダムは狩りに行く。アーチェリーのシーズンだ。弓と矢で自殺した人のことなど聞いたことがない、と彼女は思う。

アダムは弓をトラックの後部に載せ、フォート・ライリーのだれも入りこんでこない地区を目指す。四車線が二車線となり、しばらくすると道路を走るのは彼の車だけになる。雷が落ちて真っ二つになった木と、カラスに覆われた、黒焦げになった丸太のそばを通りすぎる。どこまでも続く草原を抜ける。こんもりとした漆の木がところどころに群生し、秋になるとその葉が真っ赤に色づく。赤い葉は、ある角度から見れば赤い葉に見えるが、別の角度から見ると草原にできた血の溢れる深い切り傷に見える。彼はさらに進んでいく。戦争の訓練に使われた場所がある。合板でできた村のセット、偽物のモスク、何台かの焼け焦げた車。それは蜃気楼のようにいきなり現れ、あっという間に過ぎ去っていく。さらに細い道に入り、さらに未舗装の道に入っていき、その道が行き止まりになると、車から降りて森へと歩いていく。一本の木を選んで、葉の陰に姿が隠れるところまで登る。そこで待つ。風は激しく吹いている。葉は落ちている。雲は飛ぶように動いている。茂みはなびいている。鳥はくるくると回っている。何もかもが狂ったような動きをしている。回転し、渦を巻いている。そして彼の考えも。サスキア、ズーイ、ジャクソン、エモリー、ドスター。全員がいっしょに駆けている。人生が再び、コントロールできない感じがする。こうした考えが忍び寄ってきたら、気をつけなければならない。自分をしっかりと保たなければならない。鹿はやってくる。それだけは確かだ。彼がすべきことは鹿を待つこと。待つこと。待つこと。

いま彼は静かな気持ちでいる。準備ができている。突然、自分が生きていることを感じる。この瞬間が続きさえすれば。

7章

引っ越ししてから、アマンダがかつて住んでいた家のそばを車で通ったのは一度だけだ。芝生は刈り込まなければならない状態だった。鳥の水浴び場はどうなっただろう。郵便受けは変わっていた。

「だれが変えたの？」

彼女はその家からすぐに立ち去れなかった。まだ新居に慣れてもいなかった。

「いいえ。あの木は**明日までに**必ずやってほしいの」とアマンダは電話に向かって言っている。保育園の所有者に話しているのだ。前に住んでいた家にあった若い楓《かえで》の木は、ジェームズの栄誉を称えて植えられた記念樹で、保育園の所有者が掘り出して保育園に移植してから、この数カ月のあいだ、なんとか生き延びていた。所有者は、ジェームズが死んで三年目の日までには新居に移植すると約束していたのに、いまになって、人手が集まらないかもしれないと言い出している。「とても大事なことなのよ」と彼女は涙ながらに言う。そして聞くともなく聞いていた娘のキャスリンが、

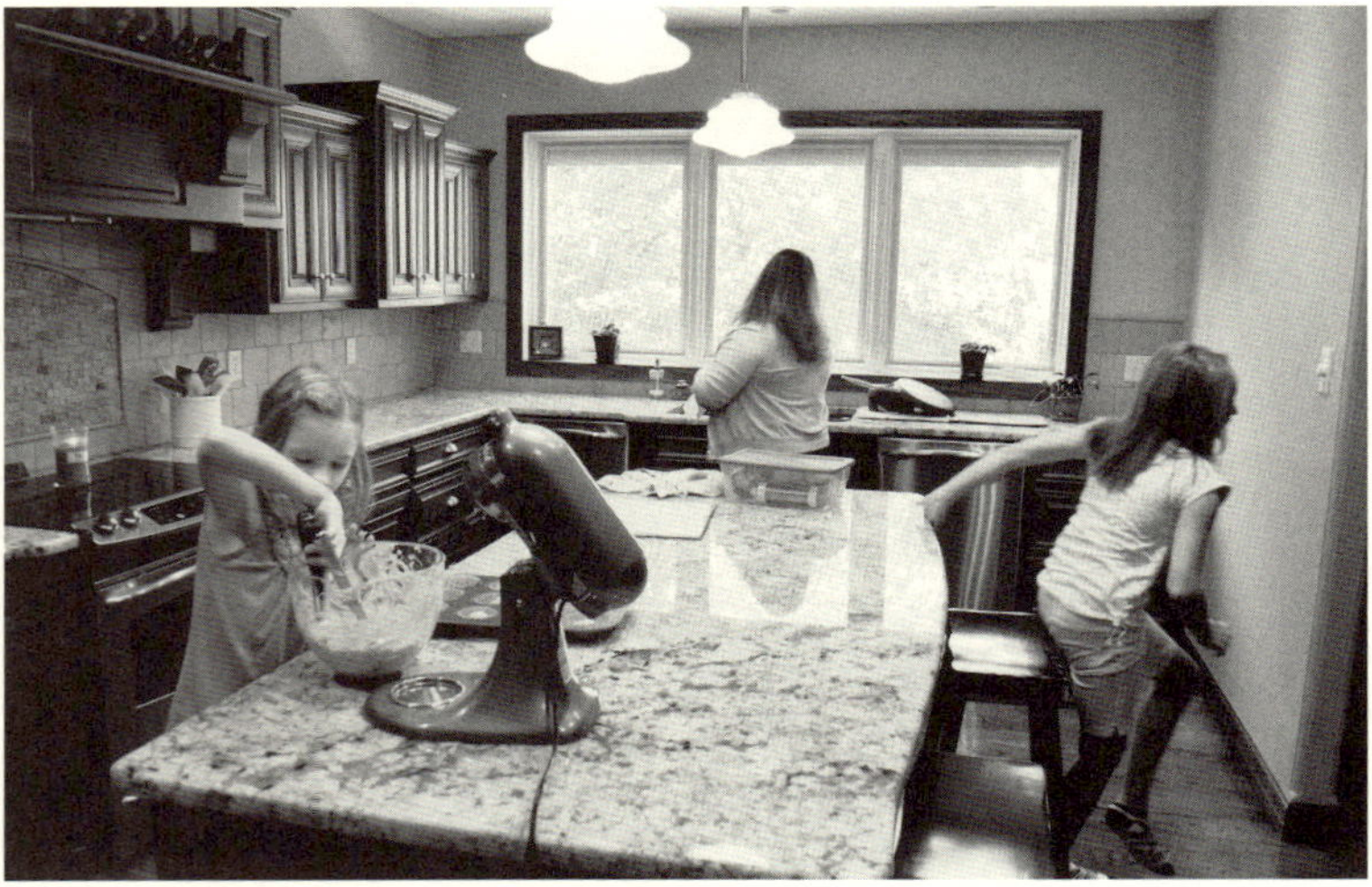

グレース、アマンダ、キャスリン・ドスター

「明日はママの記念日なの？」と訊く。キャスリンは、ワシントンDCのカップケーキ・ストアから届いた十二個の赤いつやつやしたカップケーキと、友人から送られた花束と、そこに書かれたカードの「ジェームズはきっとあなたを誇りに思うわ」という言葉を見ている。

「いいえ」とアマンダは答える。それから、「しょうがないな。散歩にいって、ラリーを探しましょう」

キャスリンはスクーターを持っている。グレースは自転車を持っている。アマンダはふたりの前を歩きながら、まだ完成していない長いドライブウェイをラリーの家目指して進む。ラリーはこの家を設計し建築した人物なので、何かがうまくいかないときには彼に電話したり、手紙を書いたり、メールを送ったり、歩いて探しにいったりする。ラリーなら木のことを何とかしてくれる。楓の木は明日にはこの庭に移し替えられていなければいけない。絶対に。しかしラリーの家まで来ると、彼が留守だとわかる。

きっと明日は、徹底的にひどいことになるだろう。

いまではそういう日がたくさんある。ジェームズの誕生日、感謝祭、クリスマス、新年、結婚記念日、ふたりが出会った記念日、父の日、ヴァレンタイン・デイ。とても手に負えない。しかし彼が死んだ日は中でも最悪だ。あまりにも気分が悪くて、何週間も前からその日のことばかり考えてしまう。アマンダは友人に手紙を書いた。「近頃、くだらないこと、ばかげたこと、いやなことばかり起きている。まるで九月がわたしをやっつけようとしているみたい」

アマンダは最近文章をたくさん書いている。文章にしなさい、と言われたのだ。そうすると気持ちが楽になる、と。やってみるのも悪くない。

「今朝は秋の美しいものがたくさん見えて、ジェームズと手を繋いで歩きたいと、心から思う。この三年間を取り戻したい」ある日彼女は書いた。「この孤独、わたしの一部が欠けているというこの圧倒的な感情は、永遠に消えないだろう。ときどき鈍い痛みを感じるけれど、それを脇に押しやり、進むだけ。今日は、彼を失った悲しみで心がきりきりと痛む」

彼女は書いたものを読み返すが、少しも楽にならない。

「今朝は、フォート・ライリーで戦死者の追悼記念式典と九・一一記念式典があった」九月十一日に彼女はそう書いた。


子供たちはフォート・ライリーからメダルを贈られた。思い出の小箱《メモリー・ボックス》と、ジェームズの名前が彫られた認識票も。わたしは式典に参加する前、めちゃめちゃな状態だったし、その後でメダルを受章する列に並んでいるときも腹が立ってどうしようもなかった。ああいったことは、結婚式とか、誕生パーティとかの幸せな催しにこそふさわしいと思う。悲しみに沈んでいる家族を裏庭に四十分も立たせたまま、トビー・キースの歌う「アメリカン・ソルジャー」を聴かせ、握手を無理やりさせ、「おめでとう」などと**世にもばかな**ことを遺族に向かって口にする知らない人たちと抱き合うなんて、いったいだれが考えついたんだろう。

そう書いたあとは少しだけ気持ちが楽になった。

「憂鬱だ。また。まだ。とにかく」彼女は数日後に書いた。

ひとりぼっち。何をする気も起きない。何日も希望を感じられない。この先のことを思うと不安ばかり。曲がり角の先に何かがあるかもしれない、と想像すると本当に怖い。またひどいことが起きるんじゃないかと気が気でない。またこう考えている。『次は何が起きるの？』。子供たちを守るための装備が整っていない感じがする。それが恐ろしい。わたしの世界にはずっとジェームズがいるといつも思っていた。どこに行こうと、わたしたちはいつもいっしょだった。彼がいたからどこにでも行けたし、幸せだった。わたしたちの子供や、親に何か悪いことがあっても、いつもいっしょだった。彼はわたしのことをなにもかもわかっていた。わたしをどう扱えばいいかわかっていた。わたしが彼に望むことをわかっていた。いまは？わたしはひとりぼっち。何をしたらいいのかわからない。先のことなど考えられない。今日のことを考えるだけで精一杯。わたしはひとりぼっちだ。いろんなことをわたしひとりでやっていかなくちゃならない。ジェームズを失ってからわたしの世界は粉々になった。あれから信用できるものはひとつもない。安心感がほしい。守られている感覚、庇護されている感覚、愛されている感覚がほしい。寄りかかれる人がほしい。でもジェームズじゃなくちゃだめ。三年が経とうとしているのに、まだどん底まで行っていないことにショックを受けている。気がついてみたら絶望の底にいて、それに驚いているみたいな感じ。これが未亡人というものの姿なのよ。

それほどひどい日ばかりではなかった。記念日の十一日前には、こう書いている。「相変わらず悲しいけれど、美しい季節になった。モロコシの色が変わりはじめ、大豆は黄金色になっている。向日葵《ひまわり》は強く伸び、わたしは思わず息を呑む。すがすがしい朝で、リンゴはもうすぐパイにできそうなくらい。これがわたしの愛するカンザス」。しかし九月には、こうした日々はめったになかった。

「彼を忘れかけているみたいで、不安でしかたがない。シャワーを浴びたあとで彼が体を拭いていた仕草を思い出せない。ばかばかしく聞こえるのはわかっている。でも、彼の一部をなくしてしまったら、彼にもう一度やってみせてと頼むことができない。ただ、消えてしまうのだ」。その一週間後に、こう書かれている。「何がいけなかったの？　なぜわたしたちが？　どうしてわたしが？」。今日は記念日の一日前で、ラリーの居場所がわからず、彼女は楓の木をどうしていいかわからないでいる。

アマンダは娘たちといっしょに近所を歩き回ることにする。このあたりは新興住宅地なので、まだ地図にも載っていない。偶然にここを見つける者はいない。通りはみな行き止まりだ。近所の人たちはみな手を振る。これほど安全な散歩コースはない。でもキャスリンとグレースが自分よりずっと先に行ってしまうので、アマンダは、ママが追い付くまで道の脇に寄って待ってなさい、と鋭い声で言う。

「いいわよ」追いつくとアマンダは言う。「行っていいわ」

「どこまで?」とキャスリンが訊く。

アマンダは人っ子ひとりいない道路を見る。「道がまっすぐになるところまでゆっくり進んでいって」と言う。二十メートルほど行き、緩いカーブを過ぎるとまっすぐな道になる。

ふたりの娘はそこまで行き、待つ。

「あのドライブウェイまで」アマンダは次の目印を選ぶ。

ふたりはドライブウェイまで行き、待つ。

「あの角まで……」

角に着き、ふたりは待つ。

「いいわよ、黒と白の郵便受けまで……」

「いいわよ、オレンジ色のバケツのところで一周して……」

ちょうど三年前の今日の今頃、三人でピザを食べていた。アマンダは思い出している。ガレージセールに行こうとしていたところだった。ジェームズから電話がかかってきた。「あとで話すよ。愛してるよ」と彼は電話を切る前に言った。「愛してる」と彼女は応じた。だからふたりの会話の最後の言葉を知っている。でも待って。本当に知ってる? ひょっとしたら「愛してる」と先に言ったのは彼女のほうで、それから彼が「あとで話すよ。愛してるよ」と言ったのか。それとも、もしかしたら彼は、「愛してるよ」と言ってから、「あとで話すよ」と言ったのか。最後の言葉は何だったの? どんな言葉だったの?

「マミー!」前からキャスリンの悲鳴が突然聞こえてきて、考えが途切れる。「車!」

アマンダは目を上げる。
「グレース!」アマンダが叫ぶ。「**止まって**」
グレースはその場に釘付けになる。キャスリンもだ。駆け出しても間に合わない。
車が来る。運転手は近所の人で、手を振っている。時速六キロくらいで走っている。

アマンダは自分がめちゃめちゃに壊れてしまったと思ってはいない。ある程度の根性があったからこそ、支離滅裂なしつけに耐えて大きくなれたのだ。自分はいろいろな面でかなり恵まれていると思っている。子供の前では決して取り乱したりしない。ボクシングのレッスンを受けはじめ、体にできた痣を誇りに思っている。

しかし、いまでこそ、ジェームズ以外に頼れる相手など必要ないと言っているが、これまでは頼れる男性を探してきた。その男たちには共通項がひとつだけあった。ジェームズとかかわりのある男たちだ。

最初のアダムは――サスキアも含め――彼女にとってもっとも苦痛を感じる相手だった。初めの頃アマンダは、夫がいちばん好きだった兵士の妻とできるだけ親しくなりたいと思っていた。だから陸軍が墓石と遺灰を容れた壺について説明をしにやってきたときに、アマンダのそばにサスキアがいた。だから、アマンダが棺を選ぶときも、生命保険の書類にサインするときも、サスキアはそばにいたのだ。わたしにはサスキアが**必要だった**、とアマンダは後に言っている。葬儀が終わって間もなく、アダムが帰郷するので家を修理したいからお金を貸してほしい、とサスキアから頼まれたとき、アマンダは少しも躊躇わなかった。遺族手当てから数千ドルを引き出して渡したが、三年経ってみれば、原因がはっきりとしないままに友情は掻き消え、シューマン家はお金を返すつもりも、スーパーボウルを一緒に観た日に彼女が豆のディップを作って持っていったガラスの皿を返すつもりもないことがわかった。

アダムとサスキアの次に現れたのは、小隊の指揮官だったアレックス・ボーランド中尉だった。アダムと同様に、イラクでおこなわれたジェームズの追悼式で追悼演説をおこない、その九カ月後に帰国すると、ジェームズのことが忘れられず、アマンダに電話をかけ、自己紹介し、お話ししたいと申し出た。ふたりはレストランで会い、アダムのときと同じように、アマンダはまたこう尋ねた。**何が起きたの？　夫は苦しんだ？　あなたはどこにいたの？**　それからふたりはレストランを出てアマンダの家のポーチに行き、午後の大半を過ごした。間もなく彼は夕食を食べるようになり、娘たちは彼のことをアレックスおじさんと呼んだ。アマンダは電子メールを送り、彼は必ずその返事を書いた。アマンダは彼に電話をし、彼はいつもできるだけそれに答えた。アマンダは彼のことを「わたしの理性の声」と考えるようになった。そのうちアレックスは次の任務に赴くためにカンザスを去り、キャスリンは再び悪夢を見るようになった。この頃にアマンダはもうひとりの小隊のメンバーだったマシュー・スターンと親しくなった。彼との付き合いは、これまでのどの人との関係より複雑なものになった。

「気の毒なマット。彼はジェームズを救おうとした人たちのひとりで、わたしの友だちよ」とアマンダはマットのことを言う。「彼とはもっとひどい関係になったかもしれないのよ。非難したり、罪悪感を感じたりするような」

「あの派兵から、俺たちみんな、変になっていった」とマットは言う。

マットは小隊の衛生兵で、ジェームズを救えなかったあの日、二十歳にすぎなかった。マットとジェームズは隊列を組んで移動するとき、たいてい同じハンヴィーに乗っていた。ジェームズが前部座席の右に、マットは後部座席の左に。しかしどういうわけか、その日の行軍はいろいろなことが違っていた。車は全部で七台で、百メートルほど続く隊列だった。ジェームズは二番目のハンヴィーに乗り、マットは六台目に乗っていた。彼らは、その日待機になったシューマンに行ってくるよと言い、カンザスの住宅地を手を振りながら走る車と同じような速度で進んでいくと、右側で爆発が起きた。轟音が止み、舞いあがった埃が静まった。無線でだれかが「**配置を維持**」と言っていた。マットは「何言ってやがる」と言ったのを覚えている。「俺は行く」。前に向かって走った。銃撃が始まった。地面に伏せた。何人かの兵士が撃ち返した。マットがジェームズの乗ったハンヴィーにたどり着き、ドアを開けた。人の気配があった。ジェームズの体を摑み、車から引き出した。「何が起きたのかそのときようやくわかったんだ。片脚がなくなっていた。骨盤の半分がなかった。もう片方の脚も四分の三しかなかった」。何年も経って、セラピストはマットに、ジェームズはあなたにとって父親のような存在だったんですね、と言った。そうかもしれないが、マットの頭を占めていたのは脚、左脚だった。それはちぎれた皮膚で何とか繫がっていた。マットはその脚を切り離すことはとてもできなかった。なにをしてもだめだったかもしれないが、なんとかしなければと思った。衛生兵なのだから。それで脚はそのままにして、ジェームズの残った体から流れ出す血を止めようとした。「彼の体に包帯を三十三ロール詰め込んだと思う」とマットは言う。そしてジェームズは死んで、だれもが戦争から帰国し、夜の恐怖と気鬱を防ぐ抗鬱剤を服用し、アダムがしたように、アレックス・ボーランドがしたように、マットもジェームズの未亡人に会いに行った。「本当に恐かった。ぼくを見て彼女がどんな反応をするかわからなかった。ぼくを非難するかもしれなかった。ぼくは『ミセス・ドスター、スターン特技官です。ご主人の衛生兵でした』と言った」

それで？

「彼女がぼくと握手をしたのを覚えている」

それで。

彼はマットおじさんになった。

いま、マットはアマンダの家をかなり頻繁に訪れるようになっている。そこに泊まるほうが、新しく入隊してきた若い兵士たちと兵舎で過ごすよりはるかに心地よい。新兵たちは、かつてマットもそうだったが、愚かなことをしたがる年齢で、危険な戦地に行きたくてうずうずしている。マットは、自分の話すべきことをすべてアマンダに話した。だから、彼女はマットといっしょにいると幸せなのだ。彼女にとって彼は最高の絆だ。死につつある夫の体に、内臓がなくなった体に三十三ロールの包帯を詰めてくれた唯一の人間なのだ。彼は彼女の家を頻繁に訪れ、遅くなれば泊まることもある。いまではマットの軍服が、クローゼットの中のジェームズの軍服があるべき場所に掛かっているのも当たり前のようになっている。恋愛関係は一切なく、なくてはならない友人同士なのだが、この繋がりは複雑すぎて理解されないように思えるときがある。

ある日、彼を空港に迎えにいったときのことをアマンダはよく覚えている。彼女は彼に向かって、彼は彼女に向かって走っていき、ふたりが抱き合ったときにまわりから拍手が起きた。

「新婚の夫婦みたい！」とアマンダは言った。

「ほんとだね！」とマットが言った。

異様なことだ。ふたりにはそれがわかっている。かまいはしない。ふたりでいると幸せなのだから。

いまではしょっちゅうではないが、ときどきマットは、彼女が自分を責めているのだろうか、と思う。そしてアマンダはときどき、彼が彼自身を責めるのをいつやめるのだろう、と思う。

「あなたが嫌い」。ある日アマンダは彼にメールを打つ。彼は、アマンダが何を言っているのかよくわかっている。

「それを忘れることはできないよ」と彼は言う。「それ」とは戦争のことだ。「ずっと抱えて生きていくしかない」


いまは夜だ。あと十三時間が経つとその時刻になる。

「マミー、テレビを見てもいい?」とグレースが訊く。

「リモコンを持ってきて」とアマンダ。

「マミー、リモコンはどこ?」とグレース。

「引出しの中」とアマンダ。

「マミー……」

キンコーン。

「サリーだわ！」キャスリンがドアのほうを見る。

新しい呼び鈴は前の呼び鈴と似ているが、音の質が違う。もっと柔らかく、少し高い。でもそれだけでもすべてが違ってくる。アマンダはもう身をすくめることはない。

サリーが入ってくる。「元気にしてた？」とみんなに声をかけ、持ってきたものをテーブルの上のカップケーキの横に置く。そのカップケーキはアマンダが五十五ドルを払って――ケーキに二十九ドル、配送費が二十六ドル――ワシントンＤＣから取り寄せたものだ。どうでもいいことだが。宝石箱もテーブルの上にある。中に入っているネックレスは、アマンダが記念日に自分が着けるために買ったものだ。サリーは箱を開ける。サファイヤがひとつ、ダイヤモンドがふたつ付いたネックレスだ。

「マミーは、明日それをつけるのよ」キャスリンはそう言って、グレースと共にテレビを見に行ってしまう。娘たちはいまではすっかりサリーに慣れている。サリーはここにたびたびやってくるので、バスルームに彼女専用の引出しがあるくらいだ。サリーは一年目の記念日も、二年目の記念日もこの一家と共に過ごした。ジェームズが死んだ日も、もしサリーが知っていたら共に過ごしていたことだろう。その日サリーと夫のブランドンは、子供の頃に住んでいた湖の反対側の小さな町に行っていた。その町で大きな催し物があった。年に一度の秋のお祭りで、パレードが町の広場のまわりや穀物サイロのそばを練り歩く。中でも見物《みもの》なのが、赤いスパンコールの服を着て、三本のバトンを同時にくるくると回しながら気取って歩く娘だ。その夜は結婚式もあった。サリーが忘れられないのは、片目を出したり入れたりしていた女性のことと、ジェームズの死を知らせる電話に出られなかったことだ。それでサリーはジェームズが亡くなった日にそばにいなかったわけだが、その後はずっとアマンダのそばにいて、いまではアマンダが全幅の信頼を寄せている人物だ。そしてサリーはアマンダが望む人生を送っている。その人生では夫が生きているからだけでない。アマンダが向日葵《ひまわり》とパイについて書いたメモは、サリーの家で書いたものだった。サリーとブランドンが送っている人生について。

すがすがしい朝。

黄金色の大豆。

もちろん、実際の光景ではなく想像で書いたものだ。サリーの家のポーチにあるのは菊かもしれないし、大きな木にいるのは鶫《つぐみ》かもしれないが、サリーの手にあるたくさんのかすり傷はカンザスの現実の一部だ。アマンダが見てから二週間も経っていないのに、大豆はすでに干からびて茶色になっている。サリーの人生では、五十五万五千ドルではなく九万五千ドルの家に住み、どこかが壊れると、通りの先にいるラリーがではなく、夫婦で修理をする。台所のアルミホイルの箱は、きちんと並んでいるというのとは程遠い状態だ。バスルームの紙おむつの山の上には、三人の子供のひとりが危うくトイレに流しそうになったクレジットカードが置いてある。いい家だがやかましくて雑然としている。とりわけ九月下旬の収穫が始まるこの時期は。ブランドンはこれから数週間仕事を休んで両親の農場に行き、何百エーカーもの大豆畑の収穫を手伝う。汚れ仕事だ。コンバインが途中で動かなくなれば、彼らは集まって、でこぼこの地面をこすっているうちにおかしな方向に曲がってしまった部分を覗き込み、これを修理している時間などないと思って不安に陥る。最初の霜が降りる頃だから、大豆を莢から取り出して、トラックに入れ、重さを測り、価格が一ブッシェル〔訳註　約二十七・二キログラム〕十ドルのうちに出荷しなければならない。アマンダが憧れる彼らの生活は、実は実践的な生活であり、メランコリーといった贅沢を味わう余地はない。アマンダが書いていたモロコシは？　ブランドンの両親の新しい家の裏に広がる畑に足を踏み入れて土を掘ってみれば、釘に出くわすだろう。さらに掘ればもっとたくさんの釘が現れる。こけら板や黒焦げになった材木も。かつてそこにブランドンの家が建っていた。老いた両親のために新しい家を建てるとき、大きな堀を掘って、何の儀式もなく古い家はその堀の中に押しこめられ、火をつけられた。それでいまやだれも悲しむことのない思い出の墓から、美しいモロコシが育っている。一家は新しいプレハブの家に集まり、家族の無事と実り多き一日を祈っている。彼らは結局はキリスト教徒、何事もやり遂げるキリスト教徒で、アマンダが彼らの生活に圧倒的な悲嘆を携えて入ってきたとき、聖書を丹念に読んでその対応を学んだ。「やもめが困っているときに世話をし、世の汚《けが》れに染まらないように自分を守ること、これこそ父である神の御前に清く汚れのない信心です」とヤコブの手紙には書かれている。「身寄りのないやもめを大事にしてあげなさい」とテモテへの手紙一にはある。思いがけない金で手に入れた五十五万五千ドルの家に暮らしている未亡人を例外扱いせよとは書かれていなかったので、彼らは答えを見出した。

「彼女に会って、彼女と共にこの経験を味わうためにわたしはこの日この場所にいたのだと思います。偶然などこの世にはないと思っています」サリーはある日そう説明する。そして彼女はこの先もずっと、ジェームズの死んだ日には、アマンダに頼まれなくても、アマンダの家に現れるだろう。

サリーは椅子に座る。夜もこの家で過ごす予定だ。アマンダがいささか常軌を逸したような状態でキッチンを掃除し、まだ拭きたりないとばかりにコンロを拭き取り、子供たちが一度食洗機にセットした食器をきちんと入れなおし、新しく買ったペーパータオルが古いホルダーに収まらないことに腹を立てているのを見ながら、サリーはジョージ・ジョーンズの歌をハミングする。

「マミーの寝室に行ってもいい?」しばらくしてグレースはそう言うと、アマンダの寝室に向かう。グレースはほとんど毎日のように母親の寝室で寝ている。グレースが自分でベッドに入ってくるからだが、グレースが入ってこないときにはアマンダが彼女を連れてきてしまうからでもある。

「つまり、グレースだけの問題じゃないってこと」とアマンダは言う。

あと十二時間だ。アマンダの携帯電話がメールの受信を知らせる。もうすっかり遅くなってしまったが、木のことで何かラリーが知らせてきたのだといいけど、と思うが、彼女の母親からのメッセージだ。

「明日の予定は?」

アマンダは自分の予定は分刻みで理解している。

新しい国旗を揚げる。サリーと娘たちと朝食を食べに出かけ、新しいネックレスを娘たちにプレゼントする。爪をきれいにしてもらい、カップケーキを食べる。娘たちを学校まで送り、その後はサリーと映画を観にいく。映画が終わる頃にはジェームズの死亡時刻は過ぎていて、そのことで彼女にできることは何もない。それからは気分が楽になっていくはずだ。

アマンダはしてはいけないこともよく理解している。母親と話してはいけない。父親ともだ。ジェームズの家族とも話さない。話したい相手はマットとアレックスと、もちろんサリーの三人だけだ。それ以外の人とは話したくない。

「明日って？　明日がそんなに大事なの？」とアマンダは母親に返す。数分後にまたメールが受信され、彼女はため息をつく。

「楓は、明日の朝には庭に植わっているよ」

ラリーからだ。

アマンダは突然泣きだす。人前で泣くのはいやだが、止めることができない。

サリーは彼女の体に腕を回し、前の家に初めて楓の木を植えた日のことを覚えているかと言う。ジェームズが亡くなって二カ月後の十一月の初旬だった。サリーのところにある人から電話があって、アマンダがとても辛い思いをしているので、すぐに彼女のところに行ってあげて、と言われた。サリーは受話器を置くと家を飛び出した。シャワーを浴びることもしなかった。パジャマを着たままだった。そんなことはどうでもよかった。未亡人《やもめ》は困っていて身寄りがないのだから。

「ブラもつけてなかったわね」アマンダがそのことを思い出し、いきなり心の底から笑いだす。サリーほど素晴らしい友はいない。

寝る時間になる。

サリーはベッドの右側に、アマンダは左側に横になる。サリーはたちまち寝入るがアマンダは眠れない。「こういうことなのね」アマンダはそう考えながら起きている。その九時間後に、彼女はこういう文章を書いている。「これが未亡人というものの姿なのよ」


それから数日後、サリーはいない、マットはいない、アレックスはいない。カップケーキはなくなり、やるべきことはあとひとつだけになる。アマンダは娘たちにジャケットを持ってきなさい、と言う。

「どのジャケット？」

「コロンビアの」

「あのライトブルーの？」

アマンダは買ってきた花束を持つ。間もなく三人は、ジェームズの死後にアマンダが手に入れたＳＵＶに乗って道路を走っている。ＳＵＶは恐ろしく燃費が悪いので、ときどき彼女はジェームズがこのことを知らなくてよかったと思う。「だから言っただろう？」とジェームズが言う声がときどき聞こえる。「もっと実際的になれって」

「マミー、カボチャの種を食べてみて」キャスリンが言う。

「いまとてもくねくねしている道を走っているから。州間道路に入ったら食べる」少しきつい口調になる。こういうときに何か言ったりすると、ろくなことにならない。そこで座席の隣にあるコンソールボックスに手を入れ、聖書を取り出す。「フィリピ人への手紙、第四章六節」アマンダはキャスリンに手渡し、そこを読むように言う。ジェームズが派兵されたときにだれかが彼女に贈ってくれた節だ。感謝を込めて祈れば何事も叶う、とそこに書かれている。何度そこを読んだことだろう。そして何度それで救われたことだろう。「何事も思い煩うな」。キャスリンが読むのを待っているが、キャスリンはしばらく経ってから、「マミー、これは何?」と言う。

表紙の裏に挟み込んであった折り畳まれた紙片を見つけたのだ。「完璧な男」というタイトル。アマンダの筆跡だ。

一　優しい人
二　思いやりのある人
三　辛抱強い人
四　わたしの子供を、負担ではなく財産だと考えてくれる人
五　ジェームズを永遠に愛することに変わりはないことを理解できる人

リストは三十七項目にわたって、紙の表と裏にびっしりと書かれている。三十七番目は、「**結婚が永遠であることをわかっている人**」だ。

アマンダは何も言わない。それを書いたのは、希望をもって文章を綴る練習をしていたある日のことで、それを聖書に入れておいたのは、どういうわけか、人はこういう隠し場所を選ぶものだろうと思ったからだ。彼女はキャスリンが聖書を読むのを待っている。キャスリンはリストを見つづけている。一キロ半が過ぎる。車の中は静まり返っている。ようやくキャスリンは聖書の一節を大きな声で読み、アマンダはその意味を説明する。「すべては神の御心のままなのよ」と不安げな口調で言う。それからラジオをつけ、キリスト教の放送局を選ぶ。キャスリンが文句を言うと、アマンダが「一ドル」と言う。キャスリンはなおも不平を述べる。「二ドル」

「でも……」

「三ドル」

「でも……」

「四ドル」

「四ドルなんて持ってない」キャスリンが言う。

「五」

「六」

「七」

キャスリンは泣きだす。アマンダは、自分の態度を不思議に思う。どうして気分がよくならないのか。記念日は過ぎたのに。ベッド・バス・アンド・ビヨンド〔訳註　雑貨のチェーン店〕の外に車を停めて、自分がどこにいくのか、何をするのかわからないまま、麻痺したような三十分間を過ごしたことを別にすれば、予定どおりに進んでいったのだ。その予定の中には気分が楽になることも入っていた。

さらに一キロ半が過ぎる。

「もうすぐ着く?」とキャスリンが訊く。

「ええ。向かっていればそのうち着くわ。文句を言ったら、また罰金だからね」とアマンダ。

わたしの何が**いけない**のだろう、とアマンダはずっと考えている。

ようやく二時間後に、三人はフォート・リーヴンワースの入り口を通り抜け、白い平らな墓石が無数に並ぶ墓地に着く。

「どうしてこんなにたくさんあるの?」キャスリンが窓の外を見ながら訊く。「どうやって土の中に入れたの?」さらに、「あ、パパだ!」

三人がたどり着いた狭い区画に掲げられた看板には、「この記念区画内の標識は、海に埋葬されたり、科学に献体されたり、火葬されて灰を巻かれたりして遺骸が戻らず、確認ができない兵士たちの栄誉を称えるものである」と書かれている。

あるいは、いまは銃保管庫の中にいる兵士。それは書かれていないが、大差はない。

これがやるべき最後のことだ。ジェームズの名前、生年月日、没年月日、参加した戦争が刻まれた墓石を、年に一回訪ねること。近づいてよく見ると、楢の木に止まった鳥たちが落とした糞で墓石が白くなっている。アマンダは車から持ってきたウェットティッシュで墓石をきれいに拭き取る。その脇でグレースが飛行機の翼のように両腕を大きく広げ、そばにある墓石のあいだを走りぬけていく。「グレース、それはここでやっちゃだめ」大声にならないように気をつけながらアマンダは言う。大声を出すことこそ、ここでやってはいけないことだ。墓地の静寂は空気圧のようだ。それは墓石のある場所としてアマンダが望んでいたことだった――娘たちと彼女が訪れる場所は、少し格式が高く恒久的に感じられるところでなくては、と。

憂鬱な日だ。鉄色の空が広がり、凍えるような強い風が吹いている。墓地のいたるところで、ドングリが落ちて弾んでいる。キャスリンはひとりでドングリを蹴っている。そのひとつがグレースの頭に当たったのだろう、急にグレースが涙ぐむ。アマンダがグレースのところに行くと、グレースはアマンダの脚をしっかり摑んで離さない。この場所に悲しみが満ちていることがわかったのだ。それでアマンダは、娘の気分を晴らすために、最初に目を引いたものを指差す。ジェームズの墓石のそばにたったいま落ちたドングリ。「ほら見て。ものすごく立派なドングリ」とアマンダは言う。グレースもそう思ったようで、アマンダから離れてそれを拾うと、ポケットに入れる。帰途の車の中で、グレースはドングリを何度もポケットから取り出してはしげしげと見ている。それにアマンダは気づき、いいことを思いつく。

帰宅し、アマンダはアルミホイルやビニール袋の入った引出しのところに行く。ネットのサイトで見つけた説明によれば、おがくずが必要だという。前の家から持ってきた物すべてについて考える。道具部屋に瓶があることを思い出す。ピーナッツバターの瓶で、ある日ジェームズがきれいに洗い、犬小屋を作ったときのおがくずを入れた。あるいは、薪を入れる棚を作ったときのものだったかもしれない。あるいは、コート掛けだったか。いずれにしても、大差はない。大事なのは、ジェームズが亡くなる前に、おがくずを取っておいてくれたその思いやりだ。アマンダはそのおがくずを少し掬《すく》ってビニール袋に入れ、水で湿らせ、そこにドングリを入れ、冷蔵庫に入れる。ようやく気持ちが楽になる。

「うまくいけば、春になったら楢の木を植えられるわよ」とアマンダは娘たちに期待を込めて言う。そして、この瞬間をもたらしてくれた死者を心から愛す。立派で優しく、思いやりがあり、辛抱強い彼女の死者を。彼を永遠に愛することに変わりはないことを理解し、結婚が永遠であることをわかっていた男を。

8章

雉狩りをしたらどうか、と助言したのはパティ・ウォーカーだ。彼女の助言はたいてい功を奏す。彼女の仕事はフォート・ライリーの負傷兵と元兵士の生活支援だ。担当の中にアダム・シューマンがいる。パティ・ウォーカーはアダムに砲兵科の仕事を世話し、それがアダムのためにはならないことがわかると、福祉センターの職を見つけてきた。アダムの車の修理代金を喜んで払ってくれる組織を見つけ、感謝祭には彼のために無料の七面鳥を手に入れ、面会を繰り返しては、彼のためにできることを探している。「狩りや魚釣りが好み。それが彼の治療」かつて彼女はノートにそう記した。それで彼女は、カンザス西部で傷痍軍人のために無料の雉狩りがおこなわれる話を聞いたとき、すぐにアダムのことを考えた。

「ヒーローを癒し、家族を癒す！」と、雉狩りのパンフレットに書いてある。「三泊二日で狩り三昧」「奥様にはダウンタウンの買い物旅行も」「お子様たちには楽しいことがいっぱい」

「雉狩りについて助言した」。パティは、アダムにそのことを話したあとでノートに書く。その一週間後、アダムとサスキア、ズーイ、ジャクソンは車に乗って西部を目指す。三百七十五キロの道のりだ。出発して三十分後、第二次世界大戦の英雄であり大統領にもなったアイゼンハウアーの生まれ故郷アビリーンを通りすぎたときにアダムがラジオをつける。サスキアは身を乗り出してラジオ局を変える。アダムはサスキアをじろりと見て元のラジオ局にする。サスキアは鋭い視線をアダムに送り、ラジオ局を変える。

それで充分だった。ふたりの喧嘩はたちまち激しいものになり、アダムはUターンをしてジャンクション・シティに戻り、サスキアと子供たちは車から降りる。サスキアはアダムに向かって、支援を受けるかわたしの人生から出ていくかして、と声の限りに叫ぶ。

アダムは車を出す。ほかに行くあてもないので、もう一度高速道路に入る。

四時間後、ホテルにチェックインし、人生を終わらせてしまいたいという思いが忍び寄ってくる中、アダムはほかの負傷兵やその家族たちと共に会議室に集められ、歓迎の挨拶を受け、その週末の最初のプレゼントを手にする。

ショットガン? アダムはその箱を見て思う。**マジで?**

部屋に戻り、ショットガンを箱から出し、それを組み立てる。これで翌朝狩りにいく準備が整い、ここから事態は次第に悪化していく。目覚ましをかける。起きられなかった場合のことを考え、起こしてくれと人に頼む。ところが目覚ましの音を聞きそびれる。だれも部屋をノックしてくれない。二時間遅れで狩場につくと、予想していたよりはるかに大勢の人がいる。誰だこいつら?

彼の気分はさらに暗くなる。ボランティアか。スポンサーか。車にステッカーをつければ何かが変わるとでも言いたげに、「われわれは軍隊を支援する」というステッカーをつけた車を運転する奴

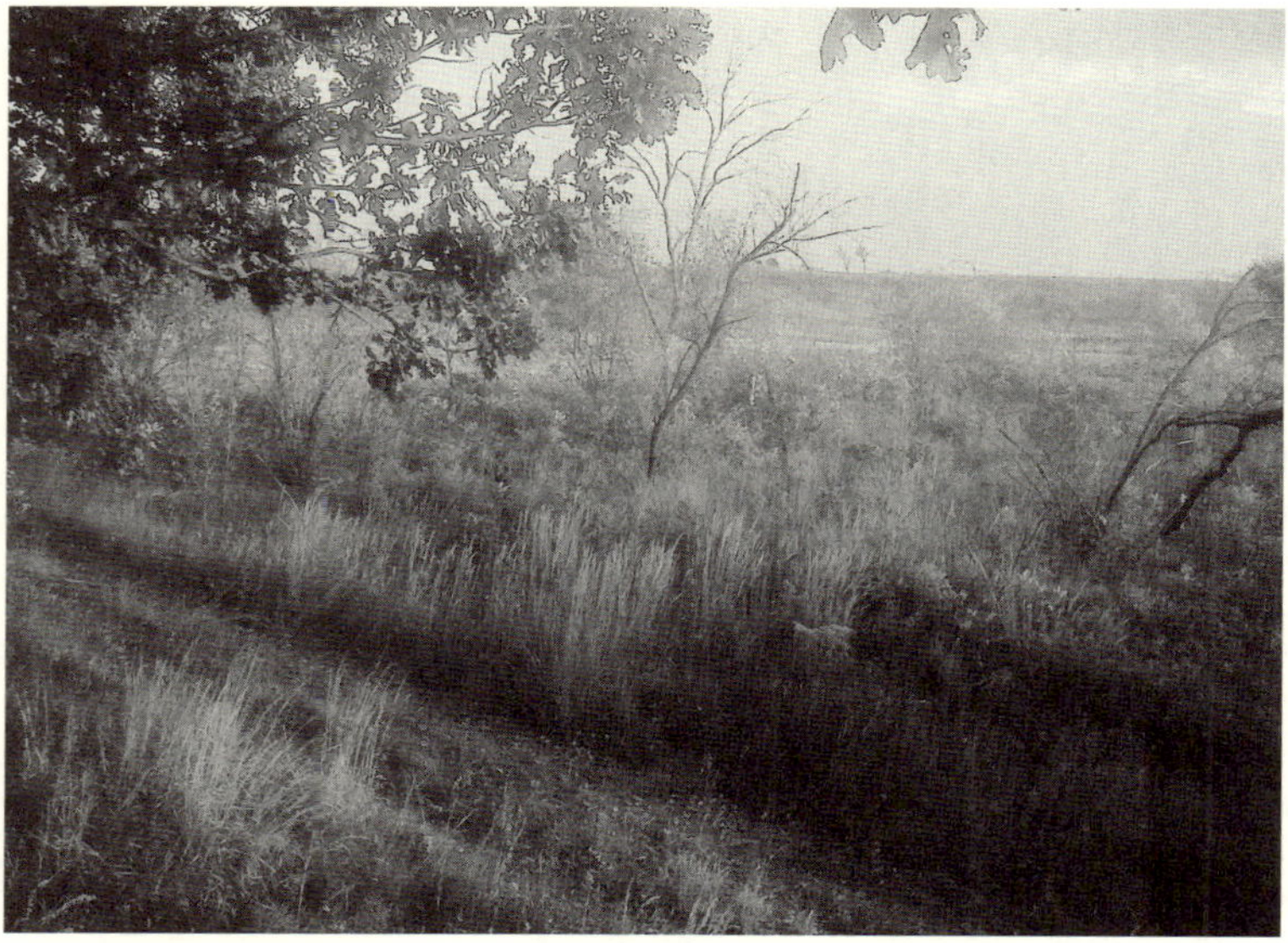

カンザスでの狩猟

らか？　戦争に行ったこともなく、これから行くこともなく、感傷的な目つきと歯科矯正医のような笑い方をして「ご奉仕に感謝します」と兵士に言う奴らなのか。明らかに狩人ではない。歩き方からして絶対に違う。しかも、目に見える怪我を負った兵士たちにこびへつらっている。銃痕のある兵士や、手脚のない兵士たちに。そしてアダムはこう考えないわけにはいかなくなる。ここにいる兵士たちは体に負傷した者だ。俺は違う。彼らは負傷した戦士で、俺は弱っちく、意気地のない、だめな男だ。アダムはひとりだけ離れて立っている。だれにも話しかけない。自分のそうした態度**こそが**負傷した兵士のそれだということに気づけなくなっている。数羽の雉が空高く飛び立ち、十以上の銃声が響き渡っているとき、アダムはもうたくさんだと思う。ホテルに戻り、怒りにまかせて荷物をまとめ、そこを出て、ジャンクション・シティに戻る。

　また家に戻る。

　再び、ショットガンが手にある。

「家賃が払えないんだ」

「薬がなくなった」

「給料が支払われていない」

　パティ・ウォーカーは朝一番に自分を待っているメッセージを読んでいる。ため息をつく。彼女はため息ばかりつく。ため息は、兵士たちに差し出す名刺に書かれた「軍人家族支援」という仕事にはつきものなのかもしれない。その支援は「終わるまでずっと続ける」ことになっている。

「彼は火傷した」パティは読みつづける。「夏用の衣類がいるわね」

「彼の妻はたしか英語が喋れない。どうすれば職に就かせられるのかしら」

彼女はお喋りでもあるし、人によく抱きつく。いつだったかサスキアがアマンダ・ドスターについて「彼女は**しょっちゅう**涙腺が緩んでいる」と言ったことがあるが、それが悲しみのせいだと説明できるアマンダとは違い、パティの場合は、一日に四十九人の負傷兵――四十九人のアダムがいるという考え方もできる――の問題を処理しなければならないストレスのせいだ。しかも、夜に自宅に帰れば五十人目の負傷兵がいる。夫のケヴィンだ。イラクで爆弾をくらい、片目を失い、脳を損傷し、聴覚を失い、嗅覚をほとんど失い、顔の造形が損なわれ、多くの病名がついた。その中にはPTSDとTBIも含まれる。体にはたくさんの手術痕があるが、中でも目立つのは後頭部にある傷跡で、ペニスにそっくり、とパティは愛情を込めて言っている。そのせいかどうか、夫は帽子を被りたがる。自宅には子供もふたりいる。幼い息子とティーンエイジャーの娘だ。息子が義眼を見てとても戸惑っているようだったので、父親はある時からそれを目にはめるのを止めた。娘はある日、髪を青色に染めたいと言い出した。「そんな必要ないでしょう」とパティは言った。「どうしてそうしたいの?」。すると娘は「そうすれば、ウォールマートに行ったとき、みんながパパじゃなくてわたしを見るようになるでしょ」と言った。パティの生活のいたるところに、彼女の返事を待っている傷ついた者たちがいる。この場合のパティの返事は、娘の髪の一部を娘の好きな青色に染めていいというものだ。ところがジャンクション・シティのウォールマートでは、青い色は見向きもされないことがわかったので、パティはピンク色に染めるよう娘に助言した。

だからパティは兵士とその家族について詳しいし、彼らが快復する様子にも快復しない様子にも詳しい。「みんな、本当に必死にがんばっていると思うのよ」とパティは言う。その声には畏敬の念が込められている。そして、彼らに手を貸すために、嫌っていた仕事に就くことにした。嫌っていたのは仕事の内容ではなく、その仕事が必要とされているという事実だった。「どうして私の仕事が存在しなくちゃいけないの？」とパティは言う。

この仕事はフォート・ライリーにだけではなく、国中に存在している。この日だけで八千人の兵士が、パティの携わっているプログラム――陸軍負傷戦士プログラム、またはＡＷ２――に参加している。戦争で重傷を負ったと診断された兵士たちだ。その半数が最初の診察でＰＴＳＤと診断される。つまり、この重傷というのは、四肢切断（彼らの十一パーセントにあたる）などの身体的な傷ではなく精神的な傷を意味する。そして彼らが市民生活へすんなりと移行するのを支援するために、パティのような支援者が百人以上必要となり、こうした支援者は、心の傷を担当している陸軍の仕事の一角を占めるに至っている。まったく問題がない兵士もいれば、ＷＴＢに行く者も（ここでならまだ快復は期待できる）、支援者のオフィスに行く者も（ここでもまだ快復は望める）、ペンタゴンのガードナー・ルームに行く者もいる（すべてが終わっている）。兵士が自殺するのではないかという恐怖を、パティは絶えず抱いている。そういった事態が起きないために彼女は雇用者に説明する。たとえば、そちらが雇った兵士は確かに頭痛がすることがありますが、それは戦闘中の爆発によって脳が激しく振動したことによるものです、その事実について、当時は国の大半の人が思いもしなかったことですし、いまも気にかけていません、彼の仕事の内容を心配するだけでなく、ときどき彼をカーテンの閉まった暗い部屋で、頭痛がおさまるまで休ませてあげることも考えていただけないでしょうか、と。

「**いかがです?**」念を押すために彼女はよくそう付け加える。

たびたびそう言うのは、フォート・ライリーで彼女ほど負傷兵のことを考えている者はいないからだ。あるいは、それを我が事のように考えているからだ。そしてときどき、兵士たちへの不公平な扱いに対して怒りを抑えきれなくなる。中でも、高い失業率、PTSDとTBIの高い罹病率、高い自殺率について。「この部署がとても活気のあることを喜んでいます。この部署が役立っていることを心から喜んでいます」。ある日彼女は、皮肉たっぷりに、涙をこぼしそうになりながら、そう言う。こういうことはよくあって、もっといろいろなことを言おうとするのだが、考えをまとめきれないうちに、ドアがノックされて来訪者が現れる。

彼女の四十九人の担当兵士のうちのひとり、偶然にもアダムの大隊にいたことのある兵士で、名前はブランドン。ブランドンは妻と共にやってきて、仕事が見つけられないとパティに訴える。パティが彼のために探してきた就職口はどれも実を結ばなかった。貯金が底をつきそうなので、アリゾナに引っ越すことにする、そこなら少なくとも頼りにできる身内がいるから、と。

「それはまいったわね」とパティはブランドンに言う。

「まいったのは**こっち**ですよ」ブランドンが言う。

彼は暗いまなざしの青年で、ほかの兵士と同じように、自分が何に巻き込まれたのか知らなかった。立派な兵士だったが、爆破されてふたりの兵士が死んだハンヴィーを回収する任務のために出かけていったとき、ロケット弾が二発、彼のそばに落ちて爆発した。帰郷し、精神が壊れた。記憶が混乱し、悪夢を見ている。カウンセリングをもっと受ける必要があることは彼にもわかってい て、もっと頻繁に受けることをパティに約束していたが、彼がいちばん求めているのは仕事だ。酒屋が彼を雇うことに興味をもったが、酒が近くにあるところにいるべきではないと彼は思ってい る。空港のシャトルバスの会社も彼を雇ってもいいと言ったが、人を満載したヴァンで道路を走りたくない。道端に爆弾が並んでいるような気がしてならないのだ。

「カンザスから出たいだけです」挫折した兵士ブランドンは言う。

「結婚生活はいかが?」パティは尋ねる。

「うまくいってます」と彼は言う。

「うまくいってます」と妻が言う。

ふたりが目と目を見交わす様子から、うまくいっていることがパティにはわかる。問題は別にあるのだ。ふたりはジャンクション・シティのかなり古い汚れたアパートメントに暮らしている。車のタイヤは擦り切れ、窓は割れている。ふたりは最後の預金の八百ドルを下ろし、タイヤを替え、窓を直し、ガソリンを満タンにして出ていくつもりだ。

パティがこれまでに学んだことがある。それは、こうなったら自分にできることは、彼らの幸運を祈り、連絡を取り合おうと伝えることしかない、ということだ。

「いつものことだけれど、あなたを誇りに思うわ」と彼女は言う。

ブランドンはパティに笑いかける。

「じゃあ、さようなら」ブランドンが言う。

次にパティに会いに来たのは、ある兵士の妻だ。その兵士はアダムとトーソロ・アイアティと同じ中隊にいた。そしてニック・デニーノと同じ小隊にいた。何度か派兵され、三人の友を失い、そのうちのひとりの死は自分のせいだと思い込み、首を撃たれた後に除隊した。それから何が起きたのかは、公判記録の妻の証言からわかる。

「家に帰ってくると、彼は別人になっていました」。彼女はそう証言した。「とても簡単なことでもすぐに忘れてしまうのです。洗濯機に衣類を入れても、そのことを忘れてしまう。オーヴンに点火しても、点火したことを忘れる。料理をオーヴンに入れたまま、それを忘れてしまったことが何度かあったので、わたしはオーヴンもコンロも彼に使わせないようにしました。

ある夜、わたしたちはベッドで寝ていました」。証言はさらに続く。

いつもわたしは、夫の腕に抱かれ、彼の胸に頭を載せて寝ています。その夜、夫が急に「助けてくれ」と叫びはじめました。きっと銃で撃たれた夢を見ているのだと思いました。（中略）彼はひどく汗をかいていて、それから眠ったまま、わたしの首を絞めはじめたのです。ようやく我に返ったのか、首を絞めていた手を離しました。必死で喘ぎながら泣いているわたしの声を聞いて、夫は目を覚ましました。夫は、どうしたんだ、と言い、明かりをつけました。わたしは、あなたに首を絞められた、と言いました。夫は何度も謝りましたが、そんなことをした覚えはないと言いました。でも、わたしの首にできた痣と、顔と首の色が変わっているのを見て（中略）。

ある日わたしたちはトピーカに行こうとしましたが、そこまでたどり着けませんでした。（中略）彼はびっしょりと汗をかいていました。車を路肩に寄せてくれ、息苦しい、ひどく頭が痛い、と彼は言いました。それでわたしはガソリンスタンドに車を入れました。体が燃えてるみたいだ、と彼は言いました。見ると、バケツの水をかぶったように汗まみれになっていました。でも、その体に触れると、とても冷たかった。（中略）わたしは、家に帰ろう、と言いました。州間道路に入ると、彼は震えはじめ、パニックに陥り、意識を失ってしまいました。


彼女の証言は五ページにわたっている。その中には、帰国後の夫の奇矯な振る舞いが二十八例入っている。さらに、何が起きたのかを理解しようとしたほかの人々の証言もある。

「彼ほど信頼に足る人はいません。彼ほど優れたリーダーはいません」銃で撃たれた彼を安全地帯まで引きずってきた兵士の発言だ。「いつも高徳を信条とし、私たち部下にもそれを求めました」

「私は彼の部下です。最後の派兵で彼と共に行動しました。彼ほど戦闘の準備を怠らない人には会ったことがありません」これは別の兵士の証言だ。「自分の家族を辱めるようなことをする人では絶対にありません。かつて彼は私に、あらゆるものを失っても、名誉を重んじる心だけは失うなと言いました。彼は心の底からそれを信じていました」

「彼は献身的な父親で、家族思いでした」と別の兵士。「息子さんが生まれたときは、何週間もずっと喜びで顔が輝いていました」

「彼が起訴されたような犯罪をするなんてあり得ません」別の兵士もそう証言している。「そんな人ではありませんし、それは彼が大切にしてきた軍規に反することです」

彼を診察し、精神障害、重度の鬱状態、認知力低下を伴うＰＴＳＤと診断した精神科医は、「彼は重篤な患者であり、道徳的観念を喪失し、現在はきわめて重い機能低下に陥っている」と証言した。

彼の弁護士は、実刑判決を下さないよう頼んでいる。「身体的傷害および精神的外傷によるこうした複合的な状況でなければ、彼を法廷に引き出すことになった行為に及ぶことはなかった」と。

そして最後に、この事件の被害者、彼の十三歳の娘の言葉が記載されている。「パパが正気ではないことはわかってます。だれかに乗っ取られているみたいです。そうじゃなかったらパパはこんなことするはずないからです」公判記録によれば、彼女は捜査官にそう述べた。「パパはこういうことからいつもわたしたちを守ってくれる人でした。イラクから傷を負って帰ってくると、別人になってしまっていました」

罪状は、未成年への性的関与に関するものだった。訴因一と二では「淫らな行為、あるいは愛撫」。訴因三では「性的交渉」となっていた。もしこの事件が裁判に持ち込まれていたら、被害者が捜査官にさらに語ったことが明らかにされただろう。彼女のベッドに入ってきた父親が、妻の名で彼女を呼んだことが。そして「茶色の毛布とスパイダーマンの毛布」――これは司法取引後に家族のもとに返された――が、子供への悪質な猥褻教唆罪の証拠として提出された。

司法取引の事項には、カウンセリング、五年の保護観察期間、娘のセラピストが許可するまで家族との接触の禁止、が含まれていた。司法取引後、この許可がきわめて迅速に出され、いま彼は家族全員と暮らしている。

そしてジャンクション・シティでもっとも心乱れている女性が、パティのオフィスに入ってきた。どうしてこんな事態になったかを語るために。

「さあ、どうぞ入って。抱き締めさせて！」パティはそう言い、夫のことを語る女性の言葉に耳を傾ける。「あの人の具合はいいです。自分がどこにいるのか、何者なのか、いつも理解しています」

「そうなったのはどうしてです？」とパティ。

「薬のおかげです」女性はそう言い、パティにここに至るまでの長い道のりについて話した。首を絞められたこと、信号無視をしたこと、自分がどこにいるのかわからず交差点の真ん中で止まったこと。「いまでも人付き合いを避けています。どんな店にも行きません。人ごみに出ていくことはありません。ひとりでいます」

「所属部隊はどこでしたっけ？」パティはメモを取りながら訊く。

「第十六連隊第二大隊」

「中隊は？」

「ああ、ずいぶん昔のことですから」女性は遠くを見るような目をする。しばらく考えるが思い出せないようで、銃で撃たれたにもかかわらず、夫が勲章も賞ももらえなかったことを話す。

「とても残念なことね」とパティ。

「ええ」

「とても残念だわ」

「かわいそうな人です」

「でも帰国した後にあんなことをしたにもかかわらず、彼は元どおりに暮らせるようになったでしょう」とパティ。

女性はパティのほうに身を乗り出す。彼女は大きく息を吸い込み、ため息をつく。「あんなことはなかったんです」と女性は言う。

パティは戸惑った顔つきで女性を見る。いま自分が聞いた言葉が本当に発せられたのかというように。

「睡眠中にあの人に殺されかけたと、警察に訴えました」彼女は言う。「警察は何もしてくれませんでした。あの人が子供たちに暴力をふるうと警察に訴えました。でも警察は何もしてくれないで――」

「じゃあ、彼は性的いたずらをしなかったの?」パティは割って入る。

「はい」

「彼がしたものだと思ってたけど」

「違うんです」

「じゃあ、あなたは――助けを求めるためにそんなことを言ったの?」

女性は泣きはじめる。大声ではなく。もっと悪いことに、声を押し殺して。「『法と秩序』からそのアイデアをもらったんです」しばらくしてからようやく彼女は話しだし、パティはかろうじて彼女の声を聞き取る。夫がひっきりなしに激しい偏頭痛に悩まされていた。ひどい頭痛なのに、医師はすぐに診察しようとはしてくれない。そのときテレビ番組でだれかが「少しも自分たちに注意を向けない人に、子供が性的いたずらを受けたという話をでっちあげたらすぐに関心を寄せてくれた」と言っていたことを思い出した。それで、彼女は医師に電話をかけ、夫が娘の体に触れているようだ、と話した。絶望しきっていてそんなことをしたんです、と彼女は言う。それで何もかもが突然、手に負えない事態になってしまった。

医師は、すぐに娘を病院に連れていくように彼女に言い、病院は綿棒で証拠を集め、警察は証言を取り、毛布が没収され、夫が逮捕された。

毛布には何の痕跡もなく、綿棒には何もついておらず、娘が後に、みんな嘘だった、と言ったが、何の役にも立たなかった。夫が、司法取引に応じなければ家族には二度と会えないと言われたからだ。

それで、夫は取引を受け入れたんです、と女性は言う。

パティは唖然として言葉もない。これが真実だとしても——こんなこと、信じられるだろうか——事態は変わらない。彼女の夫は有罪を認めたのだ。これは事実だ。彼が戦争に行き、別人のようになって帰ってきたことが事実であるのと同じように。そして、いまは十六歳になった彼の娘が、性的いたずらを受けたにしろ受けなかったにしろ、最近ひどい偏頭痛のせいで苦しんでいるのも事実であり、仕事中の妻が、一日に三十回も四十回も彼からのメールを受けているのも事実なのだ。

「今日は子供たちは学校があるのか?」と彼がメールを送る。すでに同じ文面を妻に送り、妻から「ないわ」という返事が返ってきているのに。

「ないわ」と彼女はまた返す。

彼は、子供のこと、天気のこと、食事のことでメールを書く。いまは薬の治療が効いているので、オーヴンの使用は認めているが、彼女があらゆる手順を指示しなければならない。冷蔵庫の中を見て、と彼女はメールを送る。「ストウファーズ」とある箱を取り出して。オーヴンの火をつけて四〇〇に合わせて。蓋を外して。それをオーヴンに入れて。

五十五分後にメールを書く。それをオーヴンから取り出して。オーヴンの火を消して。

しばらくしてまた書く。オーヴンの火を消した?

それが彼女の日常だ。

そして夜には、夫は彼女を抱いていないと眠れないので、彼女はまた首を絞められるのではないかと不安になる。夫の腕を自分の腰に巻きつけるようにし、自分の腕で顔を守るように覆って眠ることにしている。

彼女はその格好をやってみせる。

「あなたはカウンセリングを受けてますか?」とパティ。

「受けてました」

「いまは?」

「いいえ」

「どうして？」

「根掘り葉掘り訊かれるので」と女性が言う。「訊かれれば訊かれるほど、わたしの神経が参ってしまって。それに神経が参っている暇なんてないし」

ふたりはもう一時間以上も話をしていた。

「じゃあ、今日はこれで」パティは途方に暮れて言う。

女性は、話を聞いてくれたことに礼を述べる。

話し合いは終わった。


いま、パティの夫ケヴィンがオフィスに来ている。ケヴィンは電話をかけてよこしてから来た。電話で彼がひどく動揺していたので、パティは「大きく息を吸い込んで。動転してるわよ」と言った。そして電話を切り、夫に落ち着く時間を与えてから、折り返し電話をした。「まだ声が震えてる」パティは言った。「ひどく落ち込んでる声を聞くと、こっちの気持ちも沈んできちゃうわ」

ケヴィンはパティのオフィスに入ってくると、空いている椅子が二脚あるのに、窓のそばに立ってそわそわしている。彼は背が高く、がっしりした体格で、ハンサムだ。だが多少体が傾いている。きつく閉ざされた眼窩の中に、役に立たないレーズンのようになった目がある。しかし爆発からだいぶ時間が経ったので、この状態に適応してきている。「だれもが快復できる。みなその人次第だ」ケヴィンは好んでそう言う。その証拠を示すかのように自分の例をあげる。重傷を負って死にかけ、昏睡状態になり、外科手術を受け、快復しつつある、よくなっている、と。ときどき全身に震えが走る。だからそれとうまく付き合う。眠るためには薬を飲まなければならない。だから薬を飲む。理学療法検査のために以前は三キロ走っていた。だからいまはその距離を歩く。死んだふたりの部下に罪悪感を抱いている。罪悪感は抱いても、恥辱と感じない程度に。プリーザントンという町からやってきた二十二歳の兵士が撃たれて、倒れる前に二歩前方によろける幻覚をいまも見つづけている。いまでは二歩よろける場面を消すことができている。ときどき抑えられない怒りを感じる。そのときは大きく深呼吸をし、必要とあらば何度でも深呼吸して、怒りが去るのを待つ。

ケヴィンは陸軍が好んで話題にする立ち直りの早い兵士だ。ただし、いまはそうではない。

「ブチ切れそうだ」とケヴィンはパティに言う。「あいつにきみを噛ませるわけにはいかない。俺のために、俺の言うとおりにしてくれ」

「あいつ」というのは、ケヴィンの未決定の退職について何か書いた陸軍少佐のことだ。退職を決めていないのは、ケヴィンがもう一度戦争に参加したいと思っているからだ。

彼は退職を望んではいない。陸軍に二十三年間在籍していることが彼の唯一成し得たことだ。しかし陸軍ではもはやたいして役に立たないことは、彼自身もよくわかっている。だからこそ、最後のお勤めをして、退職の式典でなんらかの勲章を、彼が国に尽くしてきた公式の証を、授与されたいと思っている。そうなれば、不気味な目をして佇むただの体の傾いた男ではなくなる。そのためには、書類が提出されなければならない。しかも陸軍少佐が推薦する書類が。

勲章を受けるために、少佐はケヴィン・ウォーカーの偉大さを証明する推薦文を書いた。少佐はケヴィンのことを知らなかった。つい最近、ケヴィンが所属する部隊に配属されたからだ。しかしケヴィンの推薦文を書くよう割り当てられたのはその少佐だった。少佐がそれを準備しているのを知ったケヴィンとパティは、かつての指揮官のひとりに、代わりに書いてもらいたいと頼んだ。その指揮官はケヴィンのことをよく知っていた。ケヴィンが重傷を負ったときに所属していた戦車隊の責任者だったからだ。指揮官はケヴィンをとても高く買っていたので、戦車隊員としてはこれ以上望めないような評価、例えば「戦車隊最高の男」と書いてくれるだろう、と思った。実際に指揮官が書いた推薦文は、非常に心動かされる内容で、パティは涙を流した。しかし、すぐに彼女は思い知らされることになる。それが軍規第600－8－22条、第3－19項、r節に違反しているということを。彼女は推薦文が拒絶されて返ってくるまで軍規について聞いたことがなかった。「推薦文は、八と二分の一インチ掛ける十一インチのボンド紙に書かれなければならず、行間を一行あけて一枚に収まるように書かれなければならない」と軍規は述べていた。指揮官の推薦文は一枚半にわたっていた。パティは指揮官の文章を短くし、少佐の文章にそれを付け加えた。一行空きで、ボンド紙一枚に収めるようにタイプした。完璧だ。しかし少佐は、自分の同意なしにそうしたことがおこなわれていたことを知り、パティのオフィスに怒鳴り込んできたのだ。

そしていま、ケヴィンはパティのオフィスで、怒鳴るまいとしている。歯を食いしばり、顎に力を入れ、怒りを沸騰させている。彼は大きく深呼吸する。息を吸って吐く。吸って吐く。その間、パティの動揺は強まっていく。「もう本当に**いやになる**」と言っている。

息を吸って吐く。吸って吐く。

「これって、すごく**ばかばかしい**ことよ」とパティ。

ようやく気持ちを静めたケヴィンが、これから何をすべきかパティに伝える。パティが将校に怒られるようなことがあってはならない。パティの仕事の収入が途絶えてはならないのだ。ケヴィンは引退しても職がない。そして脳障害がこれから悪化してますます日常生活に支障を来すようになっていくかもしれない。だから少佐に、責められるべきはケヴィンだというメールを書くべきであり、それは謝罪文でなければならない。

彼の言うとおりだ。パティにはわかっている。それで最低の気分になる。しかしケヴィンは歩き回り、彼女はコンピューターの前に座ってタイプする。本当は自分の言いたいことを書きたいのだ。つまり――

イラクにいた夫は、行方不明の海兵隊員をハンヴィーに乗って探しながら、窓の外を見ていました。

そのとき爆弾が爆発し、その破片が一インチ一インチと、医師たちによれば、夫の顔に向かってまっすぐに飛んできて、鼻の脇を切り裂き、左目の後ろで角度を変え、脳の中に入っていったのです。

最初の数秒のあいだ、鼓膜が破裂して怒鳴り散らしている砲手に向かって「うるせえぞ!」と叫んでいたのを夫は覚えています。

意識がなくなる直前に、衛生兵が暗語で言うのを聞きました。これは重傷だ、こいつは衣類を脱がせなくちゃだめだ、と。こいつとは自分のことでした。

目が覚めたのはそれから数週間後のことです。医師は、どこにいるかわかるか、と訊きました。「工場」と夫は答えました。

初めて鏡で自分の顔を見たとき、夫は見えるほうの目をきつく閉じて、眠りに戻ろうとしました。

夫はかつて戦車隊最高の男でした。いまは負傷した最高の男で、父の眼窩を見られるようになった息子と、父のために髪を染めた娘と、このクソいまいましいメールを書くよりもっとましなことをしたいと思っている妻に、敬愛されています。

しかしもちろん、そんなことは書かなかった。

「どうか私に謝罪の機会をお与えください」とパティは書く。一文を打ち終えると、どうやって締めくくればいいかわからない。ケヴィンがさらに言う。

「夫から頼まれたことを」と彼が言う。

「夫から頼まれたことを」とパティがタイプする。

「やっただけです」と彼が言う。

「やっただけです」とパティがタイプする。

彼女はそれを読み返す。涙がこぼれてくる。彼女の電話が鳴りつづけ、担当の四十九人の仕事に戻らなければならない。

「ご奉仕に感謝いたします」そう言ってパティは送信キーを押す。「クソだわ」と言う。

いまパティに会いにきているのはアダムだ。

「今日、人生をすっかり変えるかもしれない電話がいくつか来た」アダムは椅子に座ると言う。

「どういうこと?」とパティ。

「仕事の誘いがふたつ」とアダム。

「あなたに?」

「まあね」

「どこから?」パティは驚いている。彼に電話をかけて、面会にいらっしゃいと伝えたとき、ふたりが話すことになるのはいつもの話題だと思っていた。仕事。結婚。子供。もしかしたら雉狩りのことかもしれない。彼がだれにも何も告げずに狩りから帰ってしまったときに、彼女のもとに届けられたきつい叱責の言葉を彼に伝えておいたが。まさかそんなことになるとは思いもよらなかった。

「ひとつは、イラクの仕事だ。建設会社の仕事」アダムは言う。そしてパティの表情を見て、急いで付け加える。「この仕事を引きうけるつもりはないんだ。心配しないで。そんなことできっこない」彼は息を吸い込んで、ふたつ目の仕事のことを言う。「第十六連隊第二大隊にいた男がいてね。中隊の衛生兵だった。いまはサンアントニオの会社に勤めてる。民間の警備会社だ。『アフリカの角《つの》』〔訳註　エチオピア、ジブチ、ソマリアなどを含む地域〕の海上交通路の船に乗って警備に当たる。行き来する船を守る。一日三百ドルの仕事」

「わお」とパティ。

「三十日間働いて、家に帰って、好きなだけ休む。そしてまた出かける」

「あなたはそれについてどう思ってるの？」

「とてもよさそうだ。というのも、俺と女房は、俺が軍隊にいたときのほうがうまくやれてた」

「**奥さんは**どう思っているの？」

「さあね。本当は、やってほしくないんだろうな。俺にその仕事をしてもらいたくないってことじゃなく、その仕事が合法的なものじゃないと思ってるから。その仕事に就いても、騙されて終わるんじゃないかって。でも、その会社はなかなか評判がいい。ウェブサイトを調べてみたんだけどさ」

「わたしだってあなたがひどい目に遭わされるのなんか見たくないわ」とパティ。「でも、それがあなたのしたいことなら――」

「懐かしいんだよ」アダムが言う。「銃を持って、男の集団といっしょにいることが。なんだかホモっぽく聞こえるかもしれないけど――」

「まさか、そんなことないわよ」

「そういう状況が懐かしいんだ」

「同志愛ね」

「ああ。チームになって、いっしょに働くことが」

「わたしの夫も、何度か同じことを言ってた」

「そうなんだ。まわりに男たちがいるだけで、ただ座ってマリファナや煙草を吸ったり、まずいビールを飲んでいるだけで――」

「満ち足りる」

「それを二年間やればいい。そうすればなにもかもうまくいく。そうなれば――」

「ちょっと落ち着いて」

「わかった」

「大丈夫？」

「でも、それについて考えるのは楽しいよ」とアダム。

「あなた、焦ってる？」

「焦ってる？」

「そう」

「いや、焦ってない」とアダム。

「いいえ。焦ってるわ」パティが言う。「あなたは焦ってる」

「焦ってないよ」

「やり残したことを取り戻そうとしているんじゃない？」

「やり残したこと？」

「だって、あなたは派兵の途中で戻されたから」

「いいや。違う。それはない。この仕事がその埋め合わせになるなんてことはない」とアダム。

「本当？」

「もしイラクに戻るってんだったらそうかもしれないけど。これは違う。取り戻せっこないんだ。タイムマシンがここに現れて、俺が決断をした十分前の時間に俺を戻してもしない限りは。あれを変えるようなことはできないんだ」

「わかった」

「タイムマシンででも**なければ**——」アダムが言う。

パティは大きな深いため息をつく。そのときアダムの携帯電話が鳴る。特別の呼び出し音。サスキアからの電話のためにダウンロードした着信音だ。

愛——それは最高《マザーファッカー》、と言っている。

愛——それは最高《マザーファッカー》、また言っている。

愛——

「もしもし」

パティはアダムが気が滅入っていくのを見つめる。彼女は軍人とその家族について詳しい。快復する者もいれば、快復しない者もいる。

アダムは電話を切ってパティに「悪いな」と言う。

「それで」とパティ。

「それについては考えなくちゃだな」とアダム。

「愛しているわ」彼女は立ちあがり、彼を抱き寄せる。

「ありがとう」

彼は快復していない。パティにはそれがわかる。アダムには支援が必要だ。プログラムだ。トピーカ。トピーカが満員なら、プエブロ。プエブロが満員なら、どこか別のところを探さなければ。

確かに、雉狩りはうまくいかなかったかもしれない。でもまだ、アダムに幸運を祈る、と別れの言葉を言うわけにはいかない。

9章

パティ・ウォーカーのオフィスから少し離れたところにあるドアが、ティム・ジャングのオフィスだ。ジャングはＷＴＢにやってくる新しい参加者の責任者だ。新しい参加者は、ジャングと初めて会うときには大きく見開いた目、神経質な目、閉ざされた目、死んだような目をしている。一方ジャングは、打ち解けた雰囲気を漂わせ、いつもガムを噛んでいる、見た目は少年のように若い一等軍曹だ。ある日彼はだれにも告げずにひとりでカンザスの田舎にドライブに行く。

ＷＴＢから二十五キロほど離れると、彼はビッグ・ブルー川のそばの未舗装の駐車場に車を乗り入れる。時刻は夕方で、あたりに人はたいしていないが、絶対に人に邪魔されたくないので対岸に行くことにする。土手を登り、長い鉄道の構脚橋を渡りはじめる。列車が来たらなす術はないが、いまはもうそれはたいした問題ではない。大量の睡眠剤を持っている。それから子供たち宛ての手紙を書くための紙も。ティムの計画はいたって簡単なものだ。手紙を書き、睡眠剤を飲み、川の中に入っていき、川の流れに逆らわず運ばれていく。どうしてこうなったのか、説明するのは難しい。もしかしたら、ＷＴＢで彼が見てきた大勢の兵士の場合と同じように、取り立てて言うほどの

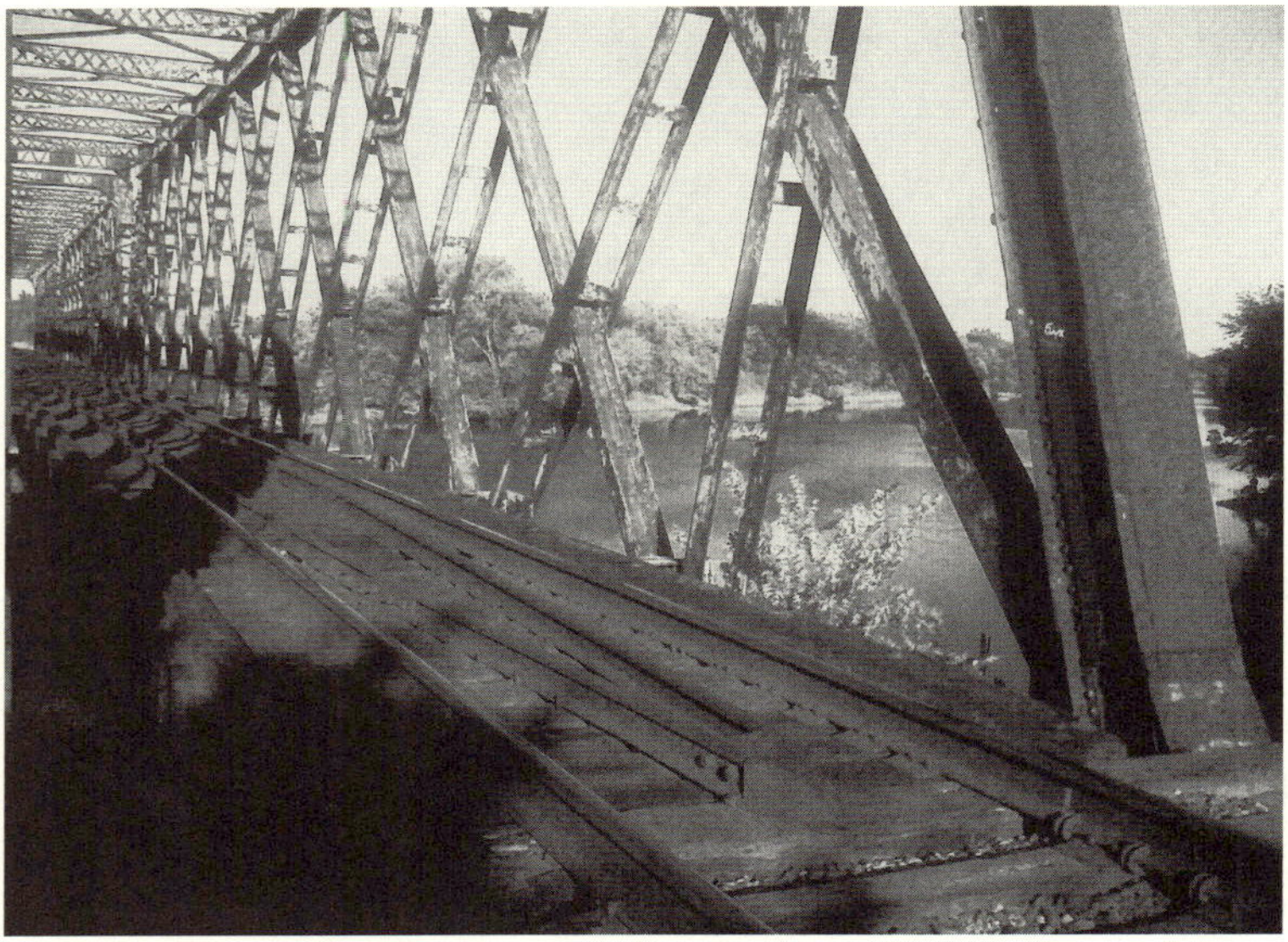

ビッグ・ブルー川に架かる鉄道の構脚橋

原因などなく、あらゆることが積み重なった結果なのかもしれない。

対岸にたどり着くと――列車は来なかったので、結局自分で手を下さなければならない――川の縁に沿って南に下り、ようやく腰を下ろす場所を見つける。大気は湿り気を帯び、土と腐った落ち葉から黴《かび》のような臭いがするが、気にならない。紙とペンを取り出し、この人生の最後の瞬間に何を書くべきか考える。軍人としての人生。失敗に終わった長い結婚生活。癌治療。どれひとつ取っても、それぞれについて手紙が必要なくらいだ。だが最後に言い残す言葉として彼が選んだのは、父親としての思いだ。子供たちを誇りに思っていること、子供たちはきっと立派に何かを成し遂げるだろうということ。川のいやな臭いのなかで、彼は手紙を書く。今後の人生で子供たちが、父親がこれからすることに関して耳に入ってくる雑音をかき消そうとして何度も読みなおすに足る内容だと思う。それから睡眠剤を取り出し、自分の選んだ場所をぐるりと見まわす。ここはいわば彼のファーネス室、ゴミ容器の隣の彼の駐車場、母親の家の裏にある彼のガレージ、その上に乗って蹴り飛ばす彼のテーブルなのだ。西を見ると、いまにも太陽が沈んでいく。それで川面が火に覆われたように見える。

美しい。そう感じることを自分に許した。川面を見つめながら、川の流れを追い、それもまた美しいことに胸を衝《つ》かれた。アメンボが水面をすいすいと滑り、水鳥が黄昏の水面に浮かんでいる。コオロギも草の葉に止まっている。ほんの数分前までは何も聞こえず、何も見えなかったのに、いまでは、錠剤を手に手紙を脇に置き、茫然と座っている。コオロギはまだ歌っている。川は流れている。太陽は沈んでいく。美しい。彼は考える。そしてそのほんのちょっと躊躇ったために、彼のいる。

中の何かが変わる、もしくは引っ込む、弾け飛ぶ。死にたくないと思う者に訪れる何かが起きる。ようやく立ちあがると、感謝しながら川辺から離れ、構脚橋を戻り、自宅に帰って机の引出しに手紙を隠し、ＷＴＢに引き返す。そこでは新しい兵士たちが次々にやって来ている。かつて川へ向かった者たちが。ある日、その中のひとり、トーソロ・アイアティがやって来る。

トーソロは、ティム・ジャングのオフィスの外にあるソファに腰かけている。畳まれたキルトの布を抱えている。数分前に、前を通りすぎた女性がトーソロに気づき、「キルト、いりますか」と訊いたのだ。

「もちろん」トーソロはそう答えて肩をすくめた。ＷＴＢに初めてやって来たこの日、朝からずっと指示に従っているような気がする。トーソロは早くやって来てオリエンテーションを受け、三十九のオフィスのリストを手渡された。そのオフィスを全部回って、そこに行った証のサインをもらって来ることになっていた。最初トーソロは人材部のオフィスに行ったが、ドアは閉まっていて鍵が掛かっていた。ドアに「営業中」とあったがノックをしても返答がなかった。それで郵便仕分け室に行くと、そこで働いている男性ががんがん流している音楽に負けない大声で言った。「あんたはファスト・トラッカー〔訳註　素早く仕事を処理する者〕?」「え?」「ファスト・トラッカーか」男は叫んだ。それから険悪な声で「もしそうならわかってるはずだな」と付け加えた。次に従軍牧師のところに行ったが、いなかった。次にＩＤバッジをもらうために警備のオフィスに行くと、指示書を渡した担当者から苛立たしげに、「これは三**十日**間用のだ。あんたは**九十日**間用のが必要だ。一等軍曹に会いにいかなくちゃだめだ」と言われた。彼の担当の一等軍曹に会いに行くと、一等軍曹はいなかった。それで陸軍のキャリア相談室に行った。そこの女性が「月曜日は**めちゃめちゃ**」と言って、パンフレットを渡し、「あなたには憧れとか夢とか野心とか、大学に行きたいとかいう希望がある？」「ええ、まあ」とトーソロは言った。それから軍人家族ライフ・コンサルタント（ＭＦＬＣ）に会いに行った。担当者はＭＦＬＣはＡＦＬＡＣ《アフラック》に似た言葉だが、問題行動の医療サービスをおこなっていて、ただし、「記録はいっさいとりません」と言った。「わかった」とトーソロ。「お会いできてよかったわ」と彼女は言い、トーソロは「そうですか」と答え、窓の外を見やった。ＷＴＢの正面入り口にいる兵士が見えた。兵士は携帯電話を耳に当て、興奮した様子で円を描くように歩いていた。従軍牧師のところに再び行くと、アシスタントがパンフレットをよこした。そして新しい指揮官となる人物ティム・ジャングに会いに来た。すると、ソファに座って待て、と言われた。ソファに座り、これまでに集めたサインを数えている最中に、女性がそばを通りかかり、キルトはいるかと尋ねたのだ。

「はい、どうぞ」女性はどこからか可愛らしいキルトを持って来てそう言った。負傷兵の役に立ちたいと思ったボランティアの手作りのキルトだ。

「どうも。ありがとう」と言ってトーソロは受け取り、いまそれを見つめている。「これはいったいなんだ？」静かに彼は言う。赤ん坊の掛け布団をもらったみたいな気がする。

ひとりの軍曹が通りかかり、トーソロを見、キルトを見、それから名前の札を見る。「アイアティ、調子はどうだ？」と彼が言う。

「いいですよ」とトーソロは答える。

「いいだって？」軍曹が言う。その答えに戸惑っている。「いいのか？」

トーソロはため息をつく。彼はサインを六個まで集めた。それまでにキルトをもらい、キャンディ、ペン、パンフレット二冊、七面鳥をもらえる証明書を手に入れた。

「きみの番だ！」という声がトーソロの耳に届く。

目を上げる。ティム・ジャングが、オフィスに入るよう合図している。トーソロはティム・ジャングのことを何も知らない。彼が新しい指揮官で、コンピューターの画面の申請書類を不思議そうに見ていること以外は。「どうもわからないなあ」トーソロが椅子に座るとティムが言う。「これを先週受け取ったんだが、きみが穏やかな人物だと書いてある。しかし……」ティムはさらに読みつづける。どれくらい自殺のリスクがあるかの査定だ。「陸軍はきみをハイリスクに指定したいらしい。そのこと、知っていたか？」

「いいえ」とトーソロ。

「知らない？」

「はい」

今度はティム・ジャングがため息をつく番だ。陸軍がそれについて査定するのがいかに困難なことか、彼もよく知っている。だが、人間には隠された一面があることも、よく知っている。だからトーソロがこれまで何をしてきたのか査定するために、質問リストにある質問をする。

悪い夢を見る？

「はい」とトーソロ。

繰り返し見る?

「はい」

いろいろなことを次々に考える?

「いいえ」

過去の出来事を追体験する?

「はい」

眠れない?

「はい」

「なるほど。ハイリスクは悪いことじゃない」とジャングは言う。「特別な注意を払われることになるからね」

ジャングはトーソロに書類を渡し、ここにサインして声に出して読んでくれ、と言う。「これが懲罰ではないことをきみが納得することが大事なんだ」とジャング。

「安全のための契約書」トーソロは声に出して読む。「私、アイアティ、トーソロは、自身が困難な状況にあることを理解し、自分や他者を傷つけないように努めます。私は自分や他者を故意に傷つけることはなく、もし自分や他者を傷つけそうになったら早急に指揮系統に連絡をします。この予防措置に同意し、身の安全を守ります。私の命と私のまわりにいる人々の命は永らえる価値があるからです」

彼はそれにサインをし、組み合わせた手をじっと見ながら、ジャングが説明するのを訊く。ハイリスクというのは、酒を飲んではいけない、銃やナイフを身のまわりに置いてはいけない、毎朝毎晩、分隊長に電話連絡をしなければならない、薬は一度に一週間分しか与えられない。

「きみが服用している薬を知りたいのだが」とジャングが言う。

「ゾロフト、トラゾドン、ルネスタ、アビリファイ、コンセルタ、イブプロフェンです」トーソロが言う。鬱病、不安、不眠、注意散漫、膝の痛みを治療する薬だ。「それだけだと思います」

「PTSDなのか?」とジャング。

「はい」

「鬱病?」

「はい」

「適応障害?」

「はい」

トーソロがときどき見せる表情が浮かぶ。イラクでハーレルソンが死んだときに顔に貼りついてしまった表情。今朝また、火だるまになったハーレルソンが「どうして助けてくれなかったんだ」と問いかける夢を見て、その表情が貼りついた。それでいまもその表情のままだ。

ジャングがそれを見る。書類を脇に置く。トーソロがこちらの目を見るまで待ち、トーソロが驚いてはっとするほどの強い口調で言う。「きみがそれをわかっていて、支援を求めたいと思っているのはいいことだ。われわれは支援することができる」

数分後トーソロは、キルトとこれから集める三十三個のサインのリストを手にして廊下に立っている。

ハイリスク。

「うげえ」彼は言い、がっくりとうなだれる。

こっちからあっちへ行けという指示を次々に受けるよりも、あの日、本当に何が起きたのかを考える時間のほうが多い。あの後、あの車隊にいたほかの兵士たちは、およそ五・四トンのハンヴィーがどれくらい高く吹っ飛んだかで意見が分かれた。十フィート。いや、そんなこたあねぇよ、十**ヤード**だ。ばか言え、三十フィートは吹っ飛んだ。ボケ、三十フィートは十**ヤード**だよ。とにかく、非常に高く吹き飛ばされ、地面に激突した。トーソロはドアを開けた。脚が折れていたが這い出た。それから折れた脚で引き返した。ハンヴィーからひとり引きずり出した。もうひとりが出るのに手を貸したとき、ハンヴィーは火を噴き上げ、猛烈な勢いで燃えはじめた。その後、その日そこにいた兵士たちは、トーソロは名誉章に値する働きをしたと言った。銀星章、少なくとも青銅星章は確実だ、と。申請書類に何らかの章を書き込まれたのだが、そのすぐあとで消された、と聞かされたが、どういうことかわからなかった。結局授与された勲章はパープルハート章で、役立たずの膝とPTSDとTBIに永久に付き合うことになったが、あの日から尾を引いていたのは罪悪感だった。深い罪悪感に苛まれたトーソロは、自分のアパートメントを破壊したあとトピーカに行き、震える手で仲間の兵士に手紙を書いた。ハンヴィーの射手だったドルー・エドワーズに。

「どんな生活をしてる?」とトーソロは書いた。「俺はトピーカの復員軍人病院でPTSDの治療を受けている。怒りを静めるのにえらく苦労してるが、ここでの治療のおかげでだいぶ助かってる。お前に訊きたいことがある。イラクでのIED〔訳註 即席爆発装置のこと〕の出来事を何か覚えているか? お前をトラックから引きずり出したことは覚えている。俺が訊きたいのは、お前は俺のように覚えているかということだ。俺がお前を引きずり出したこと、恨んでいるか? この質問でフラッシュバックが起こるのなら返事はいらない。またな、元気でな」

もちろん、砲塔にいたエドワーズは覚えていた。座席の間にある無線機の上に足をかけていた。かかとが粉々になり、足首が真っ二つに折れた。すべてのことを覚えていた。あのとき以来あの閃光は彼の人生の一部となり、爆弾の破片がいまも顔に、そして目の中に残っている。悪夢、怒りの噴出、記憶障害、鎮痛剤、睡眠剤。およそ二年間の必死のリハビリ。しかし、医師たちは匙を投げて彼の脚を切断する決意をした。そんなことはなにひとつトーソロへの返事には書かなかったし、学校に戻り、結婚し、子供が生まれ、生きているということに感謝している、ということにも触れなかった。ただ、感謝できないときもたびたびあって、そういうときは完全に孤立した場所で、だれにも会わず、何もしないで過ごさなければならない。「そんなことはない。お前たちのこと、尊敬している」とエドワーズは書いた。「正直に言えば、衝撃も受けなかったし、鮮明に覚えていることはないんだ。怒りが湧いてくるときは俺にもある。できるものなら、また再入隊して、戻っていきたいよ。俺はいまカンザス・シティに住んでいるが、もうすぐお前たち仲間に会いにライリーに戻る。会いたいよ。またな」

それがエドワーズが書いたすべてだった。「俺を恨んでいるか？」とトーソロは尋ねた。戦闘中に仲間のひとりを死なせたことだ。それに対する答えが、長いあいだ探しつづけていた赦しの言葉でなかったら、実行しなければならない。なぜなら、戦争における真実とは、隣にいる戦友を大事にすることに尽きるが、戦争の後における真実とは、人は自分ひとりで生きることだからだ。その日ハンヴィーに乗っていたのは五人だった。その中で、そのとき何が起きたのかを、自分なりのやり方で、自分なりのペースで、突き止めることが叶わなかった唯一の男が、ハーレルソンだ。ほかの四人にとって、それぞれの決算は続いていて、そのうちのひとりは、WTBに来て二日目に、テーブルに頭を載せて、目を閉じ、あと八時間でどれくらいのサインを集められるだろうと思っている。

奇しくもその日は陸軍の重要な日だった。フォート・ライリーではなく、ワシントンDCの話だ。トーソロがオフィスからオフィスへとサインを求めてさすらっているとき、ホワイトハウスではベトナム戦争後初めて、生存している兵士への名誉章授与式がおこなわれている。「わが国最高の軍事勲章、名誉章を、その英雄的行為に勝るとも劣らない謙虚さを持つ兵士、サルヴァトール・A・グインタ二等軍曹に授与することは光栄極まりないことです」オバマ大統領は、トーソロにどこか似ている神経質な目つきをした兵士に向けて言い、アフガニスタンでの出来事を語る。「サルと彼の小隊は数日間、コレンガル渓谷での任務に就きました。アフガニスタン北東部にあるもっとも危険な渓谷です。満月でした。月の光は、暗視ゴーグルを使わずとも見えるほど道を明るく照らしていました。兵士たちは重い装備を背負い、航空支援を受けながら、一列縦隊で、岩だらけの切り立った尾根を進んでいきました。滑り降りるほうが歩くよりもたやすいような険しい地帯でした。四百メートルも進まないうちに静けさが破られました。待ち伏せ攻撃が始まったのです。敵はすぐ近くにいて、無数の銃声と銃弾がヒュンヒュン飛んでくる音が一斉に聞こえました。一分間に何百という銃弾が――「空の星より多かった」とサルは後に言っていますが――尾根に絶え間なく当たりました。アパッチ・ガンシップ〔訳註 陸軍の二人乗り攻撃ヘリコプター〕はそのすべてを見ていましたが、敵が味方の兵士のすぐそばにいるので支援できませんでした。後方の小隊は銃声を聞いてはいましたが、遠く離れていたのですぐに戦闘に参加することができませんでした。先頭のふたりに敵弾が当たり、即座に倒れました。三人目はヘルメットを撃たれて地面に突っ伏しました。サルは銃弾の嵐の中をがむしゃらに突進し、身を隠せる場所に突っ込んでいったのです。その間、二発の弾を受けました。一発は防弾チョッキに食い込み、もう一発は背中に背負っていた武器を粉々にしました。小隊はその場から動けず、負傷したふたりのアメリカ兵が前方に横たわっているのです。サルとその仲間は態勢を立て直し、反撃に打って出ました。手榴弾を投げ、それが爆発する勢いに紛れて、木陰から弾を出しつづけている銃口に向かって発射しながら走りました。さらに銃を発射しました。さらに手榴弾を投げ、さらに進んでいったのです。ようやくひとりの仲間のところにたどり着きました。その兵士は脚に二発弾を受けていましたが、自分の銃が動かなくなるまで撃ちつづけていたのです。ひとりの兵士に負傷兵の世話を任せ、サルは前に飛び出していきました。一歩ごとに敵弾が足許に襲いかかりました。彼は支援のないままひとりで尾根を進みました。嵐のように降り注ぐ敵弾が地面に食い込むたびに土埃が舞いあがりました。そして彼は寒気がする光景を見ました。ふたりの敵兵が仲間の負傷したアメリカ兵を運んでいるところでした。しかもその兵士はサルの親友でした。サルは大またで歩かず、こっそりと忍び寄っていきました。銃で狙いを定めました。敵兵のひとりを殺し、もうひとりに重傷を負わせました。その敵兵は逃げていきました。親友は生きていましたが、重傷でした。サルは敵兵から友を救い出しましたが、いまや友の命も救い出さねばならない状況になっていました。そこらじゅうに着弾していたのですが、サルは友人の防弾チョッキを摑み、身を隠せる場所まで引きずっていきました。三十分近く経った頃、サルは友の血を止め、呼吸を楽にさせ、救急ヘリが来ると、戦友を乗せました。ヘリは尾根から遠ざかっていきました。アパッチがあたりの丘から敵を一掃し、戦闘が終わると、第一小隊は装備を身につけ、渓谷の行進を続けました。彼らは任務を全うするために……」

オバマ大統領はさらに、ある戦闘が繰り広げられた場所でのある一日について話を続けている。別の戦闘が繰り広げられた場所で、まさにその日の同じ時間に、トーソロは松葉杖を使って足を引きずりながらイラクを歩き回り、ハーレルソンが夢に出てくることをだれにも言えずにいたのだ。こんなことでは名誉章を受けるに値する人物だと認められるのにどれだけ時間がかかるかわかったものではない。

「（中略）わが国の兵士と女性兵士、ならびにその家族は、われわれが要請したすべてのことをやり遂げてくれました」オバマ大統領が話している。「彼らはわれわれが望んだとおりの資質をすべて備えています。サルはこう言いました。『私がヒーローであるなら、私のまわりにいるすべての兵士が、軍隊にいるすべての女性が、この国を守っているすべての人が、ヒーローなのです』と。

そのとおりなのです。この勲章は、彼の並外れた勇気を称えたものですが、彼を育てたご両親や地域の方々、彼を訓練した軍隊、そして彼のかたわらで兵役を務めたすべての男女を称えたものでもあります。そうした方々にわれわれは心からの感謝を捧げます。彼ら兵士がアメリカ国民に占める割合はわずかなものですが、彼らやその無事の帰国を待ちつづけていたご家族が味わった精神的苦痛は、われわれのそれとは比較にならないほど大きなものでした。彼らは地球の反対側で戦いましたが、彼らが戦ったのは、われわれの子供たちや孫たちが戦わずにいられる未来のためでした。彼らはわれわれの最良の人々です。われわれの友であり、家族であり、近隣の人であり、同級生であり、同僚なのです。われわれの国旗がいまもたなびき、われわれの建国の精神がいまも輝き、われわれの国、アメリカ合衆国が世界中に善を推進するための力としていまもあるのは、彼らのおかげなのです。ですからサルヴァトール・A・グインタ二等軍曹を盛大に迎えましょう」

もしトーソロがこの部分を聞いていたとしたら、兵士であることにもう少し自信を持てたかもしれない。しかし大統領がサル・グインタの首に名誉章を掛けている瞬間、調剤室に向かっているトーソロが自信を持っているのは、二十一個目のサインがもらえることにだった。

「わたしはスーというの。ここの薬剤師よ。何か質問はある？」

「いいえ」とトーソロ。

「そう。その中に入っているものをすべて出してもらえるかな」

トーソロは処方された薬をすべてウォールマートのバッグに入れて持ってきた。それをスーのデスクの上に並べる。

「ゾロフトね」彼女はまず最初にその薬を手に取る。「毎日これを服用しているの？　一日に一回？　効いているという感じがする？」

彼女は次の薬を手に取る。「クロノピン。毎日二回服用している？　これで不安を解消できる？」

三番目の薬。「アビリファイ。これは何のため？　効いている感じがする？」

トーソロは笑う。「わからない。たくさん飲んでいるから」

「トラゾドン」彼女はさらに続ける。「何の薬か知っている？」

「睡眠？」

「そう。あら、ルネスタも服用しているのね。睡眠剤をふたつも？」

トーソロは頷く。

「わたしが訊きたいのは、ふたつも必要なのかということ」

トーソロは頷く。

「それからイブプロフェン」彼女は次の薬を手にする。

「ああ。それは膝用の薬だ」

「それからルネスタの瓶がもうひとつある。トラゾドンももう一瓶」

彼女はすべての薬をノートに記入し、彼が来る前に渡されていたリストと照合していく。

「コンセルタは？」と彼女は言う。トーソロがティム・ジャングに注意散漫と物忘れのために服用していると話していた薬だ。「それは持ってきていないの？」

「ああ」トーソロは眠たげに答える。「持ってくるのを忘れた」

彼女は薬のキャビネットに手を伸ばして、プラスチックのピルボックスをふたつ取り出す。ひとつは緑色で、もうひとつは紫色。緑色には朝服用する薬を入れ、紫色には夜服用する薬を入れればいいの。それぞれに一週間分の薬が入るから。「このほうが簡単でしょ？」とスーが訊く。そしてペンを取る。

二十二個目のサインだ。

そしてトーソロがウォールマートのバッグを持って廊下を歩いていると、昨日会った軍曹とすれ違う。軍曹に調子はどうだと訊かれて、トーソロはそわそわした口調で「いいですよ」と答えたのだ。ひどく気まずい思いをしたが、いまその軍曹、マイケル・ルイスという軍曹は、ウォールマートの袋を突ついて、自分のデスクに来るように合図する。

「すごい量の薬を持ってるじゃないか」と軍曹は言う。トーソロはまたもや自分のことを何も知らない者の前に腰を下ろす。少なくともジャングのほうがフレンドリーに思える。この軍曹には、トーソロが口を開くのを躊躇わせる何かがある。そもそもこの軍曹はお喋りなほうではない。

「わお」ルイスは薬を取り出してそのラベルを見る。

別の薬を手にする。

「ひどいな」と言う。

ルイスは次の薬を取り出す。それを見ているトーソロが、自分がどう見られているかわかっていることにルイスは気づく。最悪。それがトーソロのいまの状態だ。ルイスはここに三年いる。そして最初は、いろいろな兵士と親しくなろうとした。部屋に入ってくる者はだれであれ。たとえビール瓶を投げつけるような者とも。そうした行為に我慢しただけでなく、理解を示した。戦争で三人の部下を失った。そのうえWTBに来て、四人目を失った。ハイリスクの兵士で、ジェシー・ロビンソンといった。ジェシーは金曜日の夜に、時間どおりに電話をよこし、家に帰って芝生を刈らなければならない、と言った。土曜の朝ジェシーからまた電話がかかってきて、家に着いたのでこれから芝刈りをする、と報告があった。土曜の夜にかけてきた電話では、いま家にいて、芝刈りが終わったばかりだと言った。日曜の朝、連絡がなかった。指定時刻の十五分後まで待ち、別の軍曹に電話をかけたが、そっちにもジェシーからの電話連絡はないということだった。ふたりはジェシーの家に向かった。芝生は刈られたばかりで、車は私道にあった。車の窓が下ろされ、キイはイグニションに入っていた。ふたりは玄関をノックした。返答はなかった。ふたりは家のまわりを歩いて中を見ようとした。どの窓も閉まっていて鍵が掛かっていた。もう一度玄関に戻ると、驚いたことに鍵は掛かっていなかった。「ジェシー?」と声をかけながら家の中に入った。「ジェシー?」。家の中は暗かった。ルイスは階段を上がっていった。「ジェシー?」。猫が一匹、どこからともなく飛び出してきて、階段を降りていった。「ジェシー?」。階段を上りきると呻き声が聞こえ、廊下の外れに光が一筋漏れているのが見えた。バスルームから漏れてきていた。ルイスが中を覗くと、床の上にジェシーがいた。そばに空になった薬の瓶がふたつあり、頭は血だまりの中だった。「そしてその血は黒かった」とルイスは思い出すことになる。「ジェシー、ジェシー。ルイスだ」と彼は言い、ジェシーを起きあがらせた。ジェシーは吐いた。体はぐにゃりとしていた。ルイスはジェシーを摑んで放さなかったが、後になって「もう何の音もしなかった」と言うことになる。トーソロが見ているのはそのときのルイスの顔だ。自分のことを「疑い深くなった。細心の注意を払うようになった」と述べる男の顔だ。「そうあらねばならない。何が起きるかわかりはしない」からだ。「自殺されたら俺がめちゃくちゃになる」からだ。

ルイスはそんなことをトーソロに一言もいわないし、それはトーソロも同じだ。ルイスは何も言わずにトーソロのウォールマートのバッグに薬を戻すと、自分のブリーフケースを開け、その中にある、いつも持ち歩いている薬容器をトーソロに見せ、静かな口調で言う。「私にも悪霊がついていてね」。そしてトーソロに、今日はもう帰っていい、と言う。

もしかしたら、トーソロがその言葉を聞いてすぐに立ちあがって出ていったら、次のようなことは起きなかったかもしれない。トーソロはしばらく躊躇ってから立ちあがると、ティム・ジャングと危うく衝突しかける。ジャングはたまたまそこを通りかかった。ジャングは「すごい袋だな」と言い、家に帰るのをやめ、トーソロの薬瓶をもう一度デスクの上に並べさせる。「クロノピン?」ジャングは、トーソロがクロノピンに言及しなかったことを覚えている。「コンセルタはどこにある?」ジャングは、トーソロがコンセルタに言及していたことを覚えている。

ジャングは受話器を取って薬剤師のスーを呼び出す。彼女に繫がるまで何度かかけなおす。そしてようやく彼女と話ができたときには、次のようなことになるはずだ。

ジャングはスーに、トーソロがハイリスクであることを思い出させ、こう言うだろう。「彼はちょっとした量のトラゾドンを持っている……それにしても、ハイリスクなのだからクロノピン六十錠は必要ないはずだ……トラゾドンも同じだ……アビリファイもだ……」

これによってトーソロが会いに行かされる薬剤師は、彼の薬剤のすべてを労を厭わず分類し、それぞれの薬の一週間分だけを取り出し、残りの薬を廃棄処分にする。そして彼がもらったふたつの薬容器のうち、夜に服用する薬はどちらの色の容器にするかと尋ねる。「どっちでもいい」とトーソロは答えるだろう。しかし相手は、これはとても大切なことよ、と言うだろう。確かにそれは大切なことだ。そして相手は、トーソロが緑色の容器を選ぶまで辛抱強く待つ。相手は不可解にもその容器に「朝用」と書くのだ。

薬剤師は残った薬剤を処分するためにだれかに電話をするだろう。その相手がルイス軍曹だとわかる。「すぐに帰れと彼に言ったんだ。それなのにこんなことになっていた」ルイスはトーソロを見ながらため息とともに言うだろう。そして錠剤を捨てると――ルイスがトーソロに帰れと伝えてから二時間も経っている――ルイスは首を横に振りながら言うのだ。「次は、早く帰れと私が言ったら、ジェットエンジンを脚につけるんだな」

「クソッ」トーソロはつぶやくだろう。「どうしてこんなひどいことになったんだ?」と。

これもみな、素早く立ちあがらなかったせいだ。あるいは彼がここにいるのは、国旗がいまもたなびき、建国の理念がいまも輝き、アメリカ合衆国がいまも世界中に善を推進する力としてあるからかもしれない。あるいは、ハンヴィーにかつて乗っていたから、だれかにこっちからあっちへと行けと言われたから、自分がハイリスクだからだ。

原因がなんであれ、これでまたハーレルソンが夢の中に現れるのは確実だ。しかしティム・ジャングは、電話をかけながら、トーソロがまたあの表情をしているのを見て、手を止める。ジャングはその表情を知っている。川岸にいる表情だ。自分もかつてはあの表情をしていた。あの日、川から戻らなかったら、彼の監督下にあるだれかが死んだかもしれない。部下をそんな目に遭わせてはならない、自分をそんな目に遭わせてはならない、非常に困難な状況にいることを申請書を読んで知ったトーソロ・アイアティを、そんな目に遭わせてはならない。

「お前は何も悪いことはしなかった」とジャングはトーソロに言う。

「わかってる」と応じられたらどんなにいいか、とトーソロは思うが、自分が悪いことをしたことがわかっている。

ここにいるのはそのせいではないか。

10章

ジェシー・ロビンソンがマイケル・ルイスの腕から引き剝がされ、病院に担ぎこまれ、アセタミノーフェンの過剰摂取で死亡を宣告されるや、ペンタゴンのガードナー・ルームへと至るジェシーの旅が始まる。

たちまち彼の所属する部隊長は、自殺とされる事件の報告書を完成させることに専念しはじめる。質問項目は三十一しかないが、37ライナーとして知られるものだ。やがてピーター・クアレリが見ることになる書類の土台となるその報告書には、次のような質問事項がある。ジェシー・ロビンソンの結婚生活の状態、経済状態、飲酒・薬物使用の有無、自殺防止訓練の有無、問題行動歴、「自殺とされる出来事の詳細、これにはその死をもたらしたと判断される方法も含まれる（例として、首吊り、溺死、薬物の過剰摂取など）」。

これと同時に、別の陸軍部隊である陸軍医療司令部は、独自の報告書に着手する。そこに記載されるのは、多くの事実とともに、死亡時においてジェシー・ロビンソンが妻クリスティと別居中で、「重度の鬱病の再発」と「非定型精神病」という診断がくだっていたことや、十二種類の処方

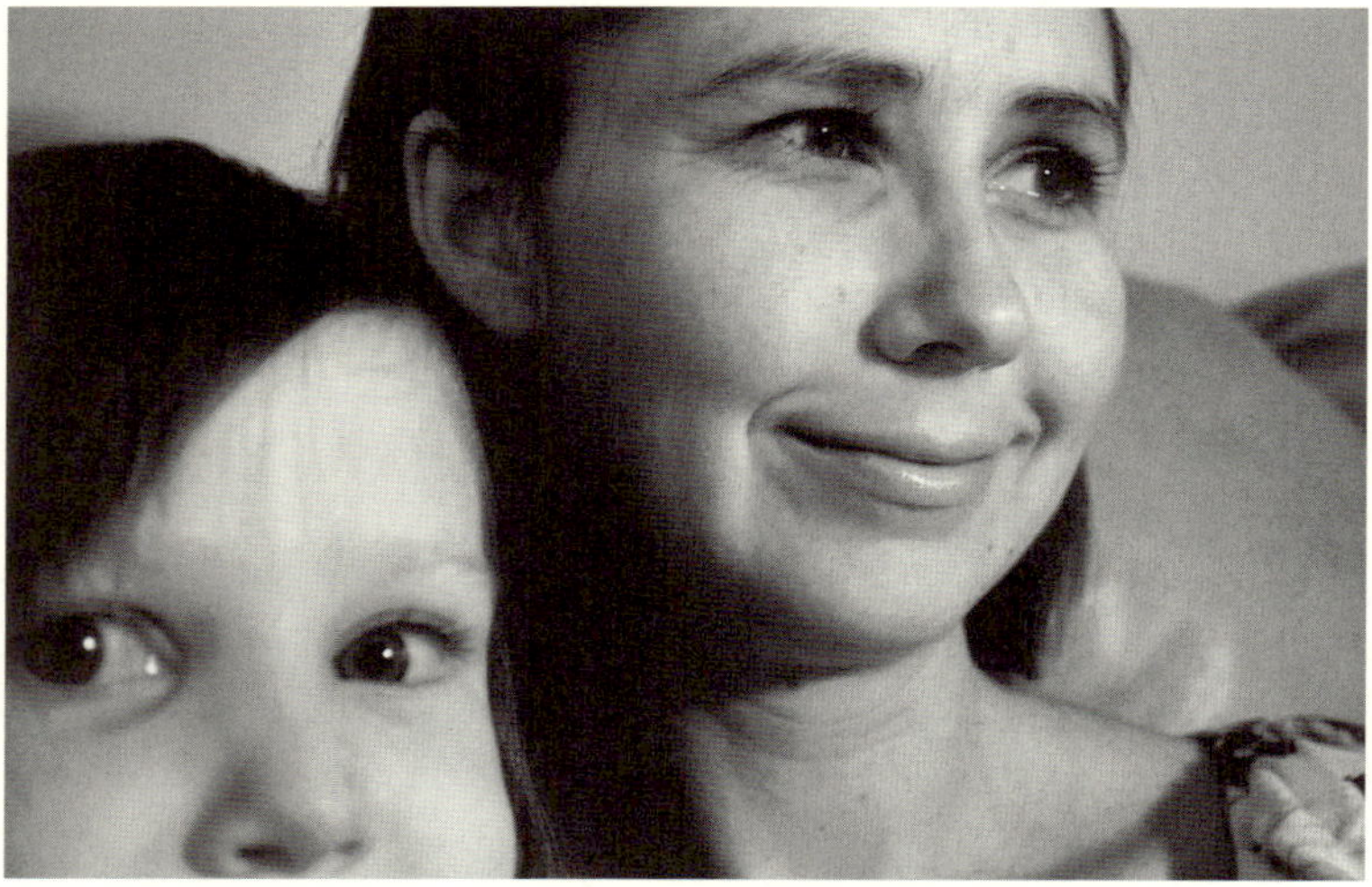

サマーとクリスティ・ロビンソン

薬を服用していたという事実だ。さらに次のようなことも記載されるはずだ。ロビンソンは、「彼を犯罪者として立証するに足る（中略）配偶者への二件の虐待をおこなった」、「不倫の告発、陰謀の妄想、コミュニケーションの問題、鬱病、不安、強迫神経症的傾向、信頼の問題などもあった。ロビンソン三等軍曹は、たびたびセラピーのセッションに参加していたが、協力して作業を続けたり、提出された問題について話したりするときに反抗的な態度をとったために、セッションが成功したか否かを見極めることはできない。死亡する前、ロビンソン一家は離婚係争中で、ミセス・ロビンソンは家を出ていた」

この報告書も、フォート・ライリーがおこなった単独の死亡評価委員会の結果と共にクアレリの元に送られるはずだ。これは、どのような自殺であれ二日以内にクアレリの元に届けられることになっている死亡の第一報と混同してはならない。

一方、陸軍広報部は、ロビンソンが死んだ月の自殺者数についてメディアと連邦議会に提出する文章を作成していた。報道用の文章には、クアレリもしくは高位の軍人の言葉を入れる必要がある。

これは簡単にすむこともあるが、うまくいかないこともある。自殺者がとりわけ多かった月のあと、広報部が発表の許可を得るためにクアレリのスタッフに送ったのは次のような文章だった。

偉大なる国家の勇敢な軍人諸氏にわれわれは心から感謝の意を表します。彼らが達成してきたことは目覚ましいものです。私は彼らとそのご家族を大変に誇りに思っております。兵士たちは消耗している、という意見もあります。この戦争における、高度で迅速な絶え間ない作戦、戦闘時に体験した恐ろしい出来事が、彼らに大きな打撃を与えていることは疑いようがありません。多くの兵士が、外傷性脳障害、外傷後のストレス、鬱病、不安など、戦争による「見えない傷」と取り組んでいるのです。

いい言葉だ。真摯な感じだ。心を打ちさえする。ただ――

「この文章はクアレリ大将の言葉としては的確だが、自殺者のもっとも多い月について述べる際に適切とは思われない」とある者は応じた。

「副参謀長はこのメッセージの推敲に直接関与したいと思っておられるのではないか」と別の者は返信した。

「私は無駄に会議を開くのは好まないが、しかしこの件に関しては……」とほかの人は書いた。

さらにたくさんのメールがやりとりされ、会議が開かれ、メールが嵐のように行き来して、ようやく副参謀長の新しい言葉ができあがり、発表の許可を得るためにクアレリの元へ送られた。「拝啓」という書き出しでそのメールは書かれた。

自殺は、リスクからハイリスクに至るまでのさまざまな状態の終着点である、というわれわれのメッセージは引き続き主張していくべきですが、七月の急激な人数の増加を案じる「心配性の人」の反応を和らげるために、以下のことを提案いたします。つまり、連邦議会の面々

および メディアに発表する文章は、自殺者の増加には落胆しているが（率直で誠実であるという大将の評判に倣って）、われわれは正しいことをしているしそれがプラスの効果を上げると自負している、というものになります。

「許可をいただきたい言葉」として、こう続く。

これまで幾度となく申し上げてきたように、自殺者は、それがだれであれ、国家と陸軍にとって悲劇的な喪失であります。七月の自殺者数の多さにわれわれは落胆しておりますが、個々人の回復力を増強し、軍隊全体におけるリスクとハイリスクの兵士による出来事を減少させることを目的としたわれわれの努力が、プラスの効果を上げていると自負しております。やるべき仕事がたくさんあることは重々承知しておりますので、今後も軍人たちを手厚く保護し、彼らに最良の快復プログラムとサービスを提供しつづけてまいります。

「これでいい」とクアレリは答えた。

「やった！」広報のひとりはそう書いた。

一方、ロビンソンの部隊は37ライナーを書き終え、事実にもとづいた状況説明《ブリーフィング》に着手している。それを経験したことのある大隊の司令官が「面倒な仕事」と表現している作業だ。というのも「『自殺』という恐ろしい言葉が使われる」と、耳目を惹かざるを得ないからだ。その司令官は、部下のひとりがある人物を殺害後に自殺したケースのブリーフィング体験を語っている。「だれもが自殺自覚訓練を受けてきたわけだから部隊は騒然とした。そしてもしこの兵士が訓練を受けていなかったら、われわれは面倒なことになる。まずは、万全の態勢を整え、必須訓練の参加者名簿に彼の名があるかどうか確認することだ。訓練に参加していなければ、だから自殺したのだ、ということになるからだ。人を殺したことは二の次だった。彼の名前がなければ、だから自殺したということになるんだ。われわれのケースで幸いだったのは、名簿に彼の名があったことだ。運がよかった。それから説明会をおこなう。事件から半年後には元の司令系統の大半が昇進していたし、事件は新鮮味が失せていた。ところが、副参謀長がブリーフィングに参加する、と伝えられた。本当か？　副参謀長が？　最初は信じられなかったが、ある経験者が、副参謀長が確かに参加することを確認した。それで、旅団の司令官はきりきり舞いだ。『これは真面目に取り組まなければならん！　スライドの書体をダブルチェックしろ！　情報が正しいことを確認しろ！』。旅団の司令官はスタッフに説明会のリハーサルをさせ――『あのおかしな書体をチェックしろ！』――司令系統に説明して指示を与え――『最後の行の文字がずれている！　直せ！』――われわれは副参謀長のスタッフと話を詰めた。『このタイプの自殺は説明したほうがいいですか』『はい！　そうしたほうがいいですね』（中略）。それに数週間かかった。ずっとそれにかかりきりだったわけではないが、うんざりするほどの時間だった」

説明会が近づくにつれて、世界中の駐屯地で同じような「面倒な仕事」が繰り広げられる。そして当日、予定の時間が来る。イラクでは深夜、アフガニスタンでは午前一時半、韓国では午前四時だが、そんなことはおかまいなしだ。さまざまな将官とそのスタッフがビデオ会議ができる施設に集まり、名札が配置され、「秘密」のサインが点いているガードナー・ルームに映像が送られる。

「みなさん、副参謀長です」

ジェシー・ロビンソンが自殺して八カ月後に、彼のブリーフィングがおこなわれる。いつものように、二時間では検討しきれないほどのケースがあり、クアレリは兵士の身に起きたことより、そこから何を学んだかを重視したがる。

ロビンソンのケースでは、学ぶべき教訓がたくさんある。

「自分で治療することの危険性や過剰服用のリスクについて、兵士に情報を提供する追加訓練の必要性」が第一の教訓。「戦士の中でも戦友の利用を勧めること」が第二の教訓。「自殺防止講座を増やすこと」が第三の教訓。「ハイリスクの兵士との連絡を一日二度に増やすこと」が第四の教訓。「指導者のコミュニケーション能力を向上させること」が第五の教訓。

そういうことだ。八カ月かけて五分の検討。そして次の自殺に移る。二度と検討されることはない。

カンザスでは、クリスティ・ロビンソンが夫と暮らした家の壁の修理に取りかかっていた。彼女はこの家でできるだけ長く夫のそばにいたが、とうとう恐ろしさに耐え切れず、赤ん坊を抱いて逃げ出した。いまクリスティは三十歳。夫の旅がようやくガードナー・ルームにたどり着いて終わったとしても、彼女はいまだにたどり着くことも理解することもできない場所にいる。そもそも、どこからこの旅が始まったのかわからない。戦争が始まる前、教会で開かれた夕食会に参加し、話しかけてくる男たちに退屈し切っていたときにジェシーが現れて自己紹介し、ひと目惚れした瞬間だろうか。その四年後に、訃報欄に書かれたように「礼儀正しく、まめで、よく働き、優しくて愛すべき記憶力のいい男」だったジェシーがイラクに行ったときだろうか。それとも、その一年後に彼が帰郷して、タオルを決まったやり方で畳むようになり、彼女のことを売女、娼婦、雌犬、クソ女と呼ぶようになり、消火栓に小便をかけたときだろうか。

彼女が学んだ教訓。それは陸軍のものとは違う。彼女にとっては、夫の身に起きたことが教訓なのだ。

「彼のベッドにはカバーが掛かっていた」とクリスティは言う。「彼のおばあさんが作ってくれたキルトのカバーだった。その上に横になって眠っていたの。キルトの上でね」

彼は芝生を刈った。バスルームの棚をきれいにした。ゴミを出した。

「エアコンも切ってた」

それが彼のしたこと。いま、その理由が彼女にはわかっている。

「電気代を節約したんだと思う」。ジェシーがエアコンの電源を切った理由についてクリスティは説明する。しかし自殺しようとする者がそんなことを考えるものだろうか。電気代の心配を。

「調査されることがわかっていたから、きまりの悪いものは取り除いておきたかったんじゃないかしら」。彼がバスルームの引出しを整理していたことについて、彼女はこう言う。

「自殺だとわかると保険金が支払われないと思って、事故にみせかけるようにしたんだと思う」。

これが、遺書が残されていなかったことについての彼女の意見だ。

「きちんとしていたかったのよ」――彼がキルトの上に寝ていたことの理由の説明がこれ。

「わたしは彼をとても愛していた」。そのことを彼は知っていたのか？

「彼はわたしを愛していたのかしら」

「わたしを憎んでいたのかしら」

いま彼女は戻ってきて、娘とその家で暮らしている。娘のサマーは、あの出来事があったとき、生後十カ月だった。キッチンの床にはいまも、彼が食器を入れるキャビネットを倒してできた瑕がある。廊下の行き止まりにあるドアにはいまも、彼が摑んで放り投げた家族写真の額縁でえぐられた瑕がある。壁には彼がひっくり返した家具でできたくぼみや擦り瑕がある。

その壁をペンキで塗ることから始めた。リビングルームはライトグリーン。寝室はダークグリーン。階段は茶色。

「ジェシーは色のあるものが嫌いだったの」とクリスティは言う。「壁は白くなくちゃいけないし、鏡と時計以外は何も掛けちゃいけなかった」

ペンキを塗る旅を進めていると、ひと刷けひと刷けが歩を進めることのように思える。ただ、その行きつく先がどこなのかはわからない。

陸軍には陸軍の報告書があり、クリスティにはクリスティの報告書がある。

「その二日前に、ジェシーはわたしを突き飛ばし、洗濯籠を蹴飛ばした。洗濯籠のそばにはサマーがいたのに」。彼女の報告書はこう始まる。陸軍の報告書は37ライナーの質問から成っている。彼女の報告書は、ジェシーが近くにいないときに携帯電話に打ち込んだ文章から成っている。その文章を、彼女は「タスク」というフォルダーの中の、「登録を忘れないこと」というサブフォルダーに隠した。ジェシーが帰国して四年が経ち、事態はますます悪化し、とうとう彼女は起きていることを記録しておきたくなった。ミススペルがところどころにあり、ジェシーがいまにも姿を現すのではないかといつも気にしながら急いで打った文章は、結局ジェシーの精神崩壊の記録となった。

十一月一日。「ジェシーがコーヒーテーブルをひっくり返した。わたしの携帯電話をもぎ取った。わたしが家を出ようとしたら、ジェシーに摑まれて家の中に押し戻された。そのあいだずっとわたしはサマーを抱いていた。ジェシーが、警察を呼んだら、警察にサマーを取り上げられてしまって二度と会えなくなるといった。わたしを玄関に近づかせないし、パティオの裏庭のドアにも近づかせない」

十一月十二日。「ジェシーがいった。俺が夫婦のベッドで寝るのは、そこがいちばん気持ちのいい場所だからなんだよ」

十二月十二日。「ジェシーが起きるとわたしにいった。死ぬまでお前をぶったたいてやりたくなる、お前は運がいい、俺はまだそこまで怒ってないからな、と。わたしにツバを吐いた」

十二月二十四日。「ジェシーが目を覚ますと、わたしに怒鳴った、わたしが目覚まし時計をセットするのを忘れた、と。丸めた鼻クソを投げつけた。お前みたいな化物に我慢してるのはサマーがいるからだ、と彼はいった。サマーがいるからお前がいても何とか我慢できるんだ、と」

十二月二十五日。「今朝、ジェシーは午前九時に家を出た。わたしがベッドから出ると、クリスマスツリーがデッキから裏庭に捨てられていた。彼は午後二時過ぎに帰ってきて、シャワーを浴びてベッドに入った」

一月十一日。「ジェシーが面と向かってわたしを怒鳴りつけた。わたしはサマーを抱いていた。サマーが泣きだした。そのくらい大きな怒鳴り声だった。彼がいった。お前にビンタを食らわしてやろうか、そうすれば虐待されてる女がどんな気持ちかわかるだろうよ、と。ベッドの支柱を放り投げた。お前のクソ頭を『ボコボコにしてやりたい』といった」

一月十六日。「ジェシーがわたしに、仕事を早退してすぐに帰って来いと命令した。彼は〈インスタント・メッセンジャー〉上でずっとわたしのふりをして、わたしが知り合いになんかなりたくないような人たちと連絡を取り合っていたといった。わたしが家に戻ると、彼は出かけていった。遅くなって、一リットルのウォッカとオレンジ・ジュースを持って帰ってきた」

一月十九日。「ジェシーが怒鳴った。わたしをフェミニストのクズ、売春婦と呼んだ。花瓶を空にするとそれを放り投げ、バルコニーのデッキから花瓶に小便をかけた。俺はもう虐待という犯罪者のレッテルを貼られているから、少しも意外じゃない。そのレッテルどおりに生きてやる。タイホされたい、といった。タイホされるようなことをしてやる、と」

一月二十日。「朝五時、ジェシーに起こされ、わめきちらされた。明日は騒ぎを起こしてやる、といわれた。サマーにお乳をやっているときに髪と耳を摑まれ、顔をベッドに押しつけられた」

二月二十七日。「今朝起きて、サマーと遊んでいた。サマーが落ち着いたので、お乳をあげた。ジェシーがわめきちらしはじめた。『てめえに話してんだよ！』俺は、お前の意識のすみずみまでめちゃくちゃにしてやりたい。俺がそうやったら、お前はきっと絞め殺されたほうがましだと思うだろうよ。お前はヨーヨーで、この一年半のあいだずっとお前を指で操っていた。そしてすっかり俺の罠にかかった。そう彼はいった。車が壊れないように祈るんだな、この二十年くらい気をつけて運転したほうがいいぞ、『事故』を起こすかもしれないからな。よく気をつけてろ。お前はいつ録音されているかわかりゃしないんだからな、といった」

二月二十八日。「ジェシーがいった。俺はスキャナーを持ってて、この家の中の音やお前の携帯の会話をすべて録音してる、と。わたしがサマーを寝室に連れていき、寝かしつけていると、ジェシーがわたしを怒鳴って、ドレッサーを押しやって別のたんすにぶつけた。その音でサマーが起きて泣きだした。キッチンでわたしがサマーをあやしていると、ジェシーが大声で怒鳴りまくり、足をどんどんと踏み鳴らすので、またサマーが泣きだした」

三月四日。「朝六時半にジェシーが起きて、クソ女、とわたしを怒鳴った。昔はお前に花束をやろうと考えてたが、いまはその汚ねえ鼻を殴りつけて血が流れるのを見ていたい、と」

三月十一日。「昨晩、ジェシーは一睡もしなかった。土曜日からまったく寝ていない。ずっと監視されてる、ずっと長いあいだそうだった、といいつづけている。土曜日に、臨時雇いの郵便配達人がグルになってる、といった。日曜の夜、タバコを買いにお店に出かけていった。ひどい頭痛がするといっていた。それで、月曜の昼まで帰ってこなかった。（中略）彼は月曜日の夜、ガレージで仕事をして過ごした。窓を閉め切り、板でふさいだ。夜中じゅうずっと、外の明かりを全部つけっぱなしにしていた。昨日、フェイス・タバナクル教会のミサに行った。とてもやかましかった。信徒たちは親切だったけれど、ミサから何も得られなかった。その後、ジェシーはなかなか家に戻ってこなかった。昨夜はベッドに一度もこなかった。今朝彼が、この家には盗聴器が仕掛けられているといった。電話のジャックと電話線がこの家につながってるからわかるんだ、といった。近所の奴らも騙されてる、数軒先に売りに出されている空き家がある、そこから俺たちを見張ってるんだ。ジェシーはゴミを外に出すのをやめて、リサイクルできるものを分類しだした。うちのゴミをあさって情報を集めてるからだ、という。四月分のゴミ料金を払ってるが、ゴミのサービスをキャンセルしたいという。奴らが銀行の取引とクレジットカードの報告書を調べてるから買い物はなるべく現金でするようにという。サマータイムの調整はインペイ工作だ。連邦請求裁判所は、天候を左右するテクノロジーを持っている。津波を起こしたのはトンデモナイ失敗だった。アメリカの失敗だった。だからアメリカは支援や救援物資をたくさん送ったんだ。ジャンクション・シティやフォート・ライリーには、新しいドップラー・レーダーのためにたくさんのケーブルがある。ドップラー・レーダーは隠れ蓑だ。ミルフォード湖の水を使える『バッテリー』を隠してるんだ。彼は、何もかもがひどいことになったら電気なしで生きていかなくちゃならない、ということばかり話している。過去に起きたことはわざとそうなるように仕向けた、自分の計画どおりだ、といいはじめた。わたしたちがうまくいっていないと人々が思うことはいいことだという」

三月十二日。「ジェシーが、昨晩、マイナスの原子爆発があった、という。はっきり感じた、と。

もうすぐ本当に何もかもがひどいことになる、盗聴器の線を切った、といった」

三月十八日。「いま夜中の三時四十分。ジェシーがまだベッドにこない。起きていくと、ジェシーがわたしのドレッサーの引出しと宝石箱を調べている音が聞こえた。わたしが起きているのを見て、わたしの鍵を出せといった。彼はジープのキイとキイホルダーを手にした。わたしの鍵を並べ替えた。ひとつのリングについている鍵があった。それは何の鍵だ、と彼がきいた。『玄関の鍵』とわたしは答えた。『どこの玄関だ?』と彼がいった。『うちの玄関』とわたしは答えた。俺のロッカーの鍵を持ってるか、見たことあるか、と訊いた。彼は下に行き、車のエンジンをかけた。ガレージのドアが三回上がったり下がったりした。五分くらいして彼は車で出ていった。いま三時四十九分」

三月二十二日。「この二カ月、ジェシーはずっと、すぐにでも出ていけるようにわたしとサマーの荷物をまとめてバッグに入れておけ、といっている。今夜、ジェシーは急いで出ていかなくちゃならないといった。彼はわたしの車に、わたしのバッグとブランケット、赤ちゃんのおもちゃ、クーラーボックス二個、『戦争と平和』の本の形をした箱に入ったわたしの薬、ベビーカー、冷凍の夕食とサンドイッチを積め込んだ。彼のジープには、物がいっぱいに詰まったダッフルバッグがいくつか、スーツケース、ダンボール箱、トートバック、ローラーブレード、コンピューター、のこぎりなどをぎっしり詰めた。犬も連れてきた。ジェシーは、俺を信じて車に乗り、俺のあとからついてこい、といった。わたしにウォーキートーキーを渡し、これで会話ができる、といった。ラジオやCDプレイヤーは完全に電源を切っておけ、携帯電話もだ、といいはった。何度か車をとめて、話すときに使うウォーキートーキーの周波数を変えた。トピーカに入ると、町の中の道をでたらめに走り、いくつもの駐車場を通り抜けて、つけてきている車がないかどうか確かめた。わたしの両親の家に向かって車を走らせたけれど、着いたのは夜遅くなってからだった。深夜を過ぎていたと思う。両親はとっくに寝ていたので、わたしたちは家の中に入り、わたしとサマーのためにベッドの用意をした。ジェシーは角のガソリンスタンドでタバコを買ってくるといった。夜の二時半頃、玄関のドアをノックする音がした。レイ・タウンの警察がわたしと話したいといった。警官がいうには、ジェシーが警官を呼んだという。わたしのところに立ち寄って、わたしが無事かどうか、何が起きているか確かめてくれといったと。警官はわたしに、ジェシーは精神病にかかっているか、と尋ねた。わたしは『その疑いがあるだけ』と答えた。どうしてカンザス・シティにいるのか、ときかれたので、夫が荷物をまとめて出ていくんだ、といいはったからだと答えた。質問をいくつかしてから警官は、ジェシーと話すために戻っていった（もうひとりの警官がジェシーといっしょにいたのだ）。その夜、警官が両親の家にジェシーを連れてきた」

三月二十四日。「ジェシーが自分からトピーカの復員軍人病院に入ったのがわかった。兄のランディといっしょにわたしとサマーは面会に行った。ジェシーは、なにも心配することはない、この病院にいるのは証人保護プログラムのためだ、といった」

四月六日。「ジェシーが復員軍人病院を出て帰宅した。ジェシーは眠れていない」

四月九日。「ジェシーが車に乗って仕事に行った。夕方まで平穏無事」

四月十日。「ジェシーが家庭内暴力でタイホされた」

これが最後の記録だ。その直後、クリスティはサマーを連れて家を出た。ジェシーが自殺をしたのは、それから三カ月と九日後のことである。

クリスティは繰り返し自問している。どうしてわたしはあんなに長くあの家にいたのか。どうして彼がよくなると信じていたのか。どうして彼はよくならなかったのか。イラクで何があったのか。

ジェシーは帰国後にイラクの話をしたことがあった。護衛されながら第一トラックに乗っていたときのことだ。道端の爆弾が彼の後ろのトラックで爆発した。負傷した軍曹の頭蓋骨がばらばらにならないように抱えていた。問題は、爆弾をだれが解除するかということだった。翌日軍隊を去っていく男か、彼の代わりとして部隊に到着したばかりの男か、どちらかだ。それを決めるのはジェシーだったが、決める前にひとりの兵士が自ら行動に移した。その兵士が吹き飛ばされてばらばらになったとき、まるで「ピンク色の霧」を見たような感じがした、とジェシーは彼女に語った。本当にそんなことが起きたのだろうか。そういったことが起きたのか。起きたに違いない。だからこそ、魅力的で愉快な夫が、帰国後にタオルの畳み方にこだわり、決まった畳み方をしていないと怒りだして家を出ようとしたのではないか。「わたしは必死になって彼に出ていかないでって言ったの」とクリスティは当時を思い出して言う。「直すためなら何だってするって」

彼女はイラクでのこの出来事を何度か聞かされた。夫たちが帰還するまえに、妻たちは「思いやりを持ってください」と忠告を受けた。「焦らないで」と。だからクリスティは焦らなかった。夫の怒りが増していき、結婚生活を続けたいならお前が変わらなくてはならない、と夫に言われたときも、「どう変わればいいの」と彼女は夫に尋ねた。その返事は「自分で考えろ」だった。そして、夫は皮肉に満ちた口調で、それがわかるくらい頭がよければいいがな、と言った。

夫が帰国してから二年が経っていた。しかし伍長だった彼（軍曹に昇格したのは死後のことだ）の師団本部での仕事は、死傷者の報告をまとめることだった。それが彼になんらかの影響を与えたのか。そんなことはない、と彼女は思った。その翌年、帰国してから三年目に、夫は物を投げつけはじめ、自殺する方法についてあれこれ言いはじめた。デッキで首を吊るつもりだ。ミルフォード湖ダムに車で突っ込んでいく。納屋で焼身自殺をする。ブレーキの配線を切って、丘を下っていく。家を出ていって、姿を消し、生きているのか死んでいるのか、どこにいるのか絶対に彼女にわからないようにする……。

いいわ、わかった、と彼女は思うようになった。

それから起きたことは自分に責任がなかったわけではない、彼女にはそれがわかっている。浮気をしたとジェシーに責められた。浮気はしていなかった。もう一度責められた。そのときは浮気をしていた。それで浮気を止め、二度としないから許してほしい、とまたもや涙ながらにジェシーに訴えた。しかし今回は、ジェシーに怒る原因を与えてしまった。ふたりは別居した。クリスティが家を出た。一度戻った。一夜を共にした。彼女は妊娠した。「何があろうとふたりで暮らし、問題を解決していこう」と約束した。家に戻った。留まった。

こうした経緯の中で、彼女は一度も助けを求めたり、事情をだれかに打ち明けたりすることはなかった。ジェシーは、折りに触れて治療を受けたが、たいした違いはなかったようだ。ある時期、カンザス・シティの復員軍人病院で三週間過ごした。クリスティは病院に面会に行ったことを覚えている。「彼はぐったりしてたわ。すべてが萎れたような感じだった。どんよりした目で、頰は垂れ下がっていて。それは薬のせいだったんです」

その後、彼はフォート・ライリーのWTBに収容された。アダム・シューマン、トーソロ・アイアティ、ニック・デニーノと同じように。ジェシーはケースマネージャー、牧師、薬剤師に会った。ケヴィン・ウォーカーと知り合った。ケヴィンは、ジェシーが入隊したときの小隊の軍曹だった。その後に、マイケル・ルイスともうひとりの軍曹と知り合った。このふたりの軍曹が、後にバスルームで死にかけていたジェシーを見つけることになる。このふたりに、ジェシーの状態が悪化すると、クリスティは支援を求めてたびたび電話をかけることになる。ジェシーはたまにカウンセリングを受け、十二種類の薬剤を処方された。その薬は自殺後の医療報告書に書かれている。ジェシーは自殺自覚訓練に参加し、自殺の行動の前兆をどうやって認識するかが書かれたラミネートのカードを渡された。それは死後、彼の財布から見つかった。

数カ月が過ぎた。ジェシーは昼間はWTBで、夜は自宅で過ごした。洗濯籠を蹴飛ばした。コーヒーテーブルをひっくり返した。クリスティはメモを取るようになった。

そして四月になった。彼は家庭内暴力の罪で逮捕され、刑務所に送られた。サマーの身の安全を案じたクリスティは、サマーを連れて両親の家に逃げた。

五月。ジェシーはトピーカの復員軍人病院の精神病棟で入院治療を受け、落ち着いていた。クリスティの目にはやつれきっているように見えた。「解決策を見つけようとしていたんです」

六月十二日、彼はクリスティにメールを矢継ぎ早に送っていた。午前七時四十五分、「起きたか?」。八時八分、「頼むから俺がお前を愛していることをわかってほしい」。八時九分、「サマーのことをよく面倒見てくれてありがとう」。九時十四分、「日が経つごとにお前を愛するようになっている」。九時四十一分、「頼むから電話をかけてくれないか?」。十時四分、「頼むから俺と話す時間を割いてくれないか」。十時十一分、「頼むから俺を見捨てないでくれ。お前の支えが必要なんだ。自分ではどうにもならない」。十時二十三分、「頼むから俺に手を貸してくれ」。十時二十七分、「俺のそばにいてほしいんだ」。十時三十八分、「頼むから俺と付き合う方法を見つけてくれ」。十時四十九分、「頼むから電話をかけてくれないか?」。十時五十五分、「頼むから俺のために時間を少し割いてくれ」。

七月八日。彼はその翌日退院することになっていた。クリスティは家に立ち寄って、一ガロンの牛乳と、十二個の卵と、パンと、ラッキー・チャーム〔訳註　シリアルのブランド名〕の箱を置いていった。彼が帰宅したとき、食料に困らないように。

七月十五日。「大丈夫なの?」とクリスティはメールを送った。

「いいや」

「具合はどう?　夕食は食べた?」

彼女は彼からの返事を待った。

「サマーが『こんにちは』って言ってる(本当はダダダだけど)」と送った。

返事はなかった。

「ママとシアーズに洗濯機を買いにいくつもり」

返事はなかった。

クリスティは、だれかに教えてもらった自殺防止ホットラインの電話番号を彼に携帯のメールで伝えた。「わたしに返事をしなくてもいいから、ここに電話して」

「電話したけど、使われていなかった」とジェシーから数分後にメールが帰ってきた。

「ごめんなさい。使われている番号をすぐに送る」

「わかった」

「これがいま使われている番号」彼女は別の電話番号を添えて送った。「わたしが電話して確かめた。あなたが苦しんでいるなら二十四時間年中無休で対応してくれる」

「わかった」

七月十七日。「わたしが送った電話番号にかけてみた?」とクリスティは送った。

「まだ」彼は返事を送った。

それからしばらくして、彼女は彼に電話をかけた。

「電話した?」

「ああ」

「助けになった?」

「別に」

七月十九日。だれかが彼女に電話をかけてよこした。「ロビンソン伍長から電話連絡がありません」とＷＴＢの軍曹のひとりが言った。「家の中に入ることを許可してもらえますか？」

その後、クリスティはジェシーの電子メールと携帯のメールすべてを集め、時間順に並べていく。自分の記憶が何かを歪めているのかもしれない。時系列に沿って何が起きたのかを考えることができれば、そしてトラウマの瞬間が明らかにされて何度もその瞬間に立ち戻れば、すべてを理解するのに役立つかもしれない。ひとつのアイデアだが、やってみるのも悪くはない。「少しずつ」というのが、彼女がジェシーの文章から読み取った彼の死の経緯についての表現だった。それは、彼女が生気を取り戻していった自分を言い表すのに使った言葉でもある。

クリスティは寝室の家具を処分した。恐れるようになったベッドの支柱も。それで気分が楽になった。

ジェシーの衣類を整理し、軍服だけを残し、あとのすべてをカリフォルニア州サクラメントに住む彼の最愛の家族に送った。ジェシーはその地で生まれ、そしてそこに埋葬された。

クリスティはケント・ラッセルという新しい男性と会うようになっている。ジェシーが亡くなって一年後に彼女が登録したコミュニティ・カレッジの数学教師だった。「ぼくは彼女にずっと話しかけていた。『すごい娘だ』って思ってた」とケントは、最初のふたりの会話を思い出して言う。ケントは自転車に乗るのが好きだった。クリスティも自転車が好きだった。ケントは芝居が好きだった。クリスティも芝居が好きだった。ケントは一度結婚したことがあった。クリスティも一度結婚したことがあった。ケントには息子がいた。クリスティには娘がいた。「ぼくは離婚したんだ」とケントは言った。「わたしの夫は死んだの」とクリスティは言った。「それはお気の毒に。戦争で?」とケントは訊いた。「いいえ。自殺よ」と彼女は答えた。**そうか。ずいぶん正直だな**、とケントは思った、悪い意味ではなく。数週間後、ケントは彼女の家に行き、ジェシーがかつてクリスマスツリーを放り投げ、首を吊ると脅かしたデッキでバーベキューをした。それから数カ月後、クリスティは携帯電話に隠しておいたメッセージをすべてケントに見せた。とうとうケントは彼女に指輪を贈り、プロポーズした。クリスティは結婚式の計画を立てはじめた。ジェシーとは駆落ちをしたのだ。今回はまったく違うものになる。クリスティは本物のウェディング・ドレスを着て、ケントはタキシードを着るつもりだった。ビュッフェ形式の食事にして、バターミルクのケーキを用意する。ところが彼女は婚約を取り消した。というのも、彼女はある日髪を切ろうとして、ケントが短い髪は好きではないので髪を切るのをやめようと思ったのだが、短い髪が好きではないのはジェシーだったことに気づき、ジェシーの反応を恐れることが決断の土台になっているうちは結婚などしてはいけないと思ったからだ。それでクリスティは婚約指輪を返した。ケントは、彼女が自分を信じてくれる心の準備が整ったらいつでも結婚する、と言った。クリスティが髪を短くすると、ケントはその髪型がとても気に入ったと言った。彼女はその言葉を信じた。

これは前進なのか? クリスティは前進していると思っている。彼女は家の壁を塗り替え、カウンセラーに会いにいくようになっている。カウンセラーは、クリスティが話す内容を聞いて、たびたび「なんてひどい」と応じる。クリスティの話は確かにそうした類の話だ。最初の面会の終わりに、カウンセラーはクリスティが鬱病にかかっていることを告げた。さらに面会を重ね、診断を鬱病からPTSDに変え、クリスティに「フィーリング・ワード・リスト」というものを、その使い方の説明書を添えて渡した。ひとつの単語を選び、それを「いま感じている」あるいは「感じていた」という文章と共に書く。そのとき心に浮かぶことも書いて文章を完成させる。そうすると、その瞬間に心の中を占めていた感情が明らかになる。

クリスティはシートに並べられた三百四十七の単語リストを見て、「怒り」を選んだ。「わたしは怒りを感じてる。ジェシーがいまでもわたしの人生に強い影響を与え、支配していることに」と彼女は書いた。

彼女は「誇りを傷つけられる」を選んだ。「わたしは誇りを傷つけられる感じがした。彼がわたしをフォート・ライリーまで引っ張っていき、すべてのオフィスを回るのに付き合わせ、笑顔を見せろ、そうすれば幸せな家族に見える、完璧な夫婦に見えるからとわたしに言ったことに」

彼女は「恐怖に立ちすくむ」を選んだ。「わたしは恐怖に立ちすくむ感じがした。彼が食器キャビネットをひっくり返したときに」

彼女は「名誉を傷つけられ」と「途方に暮れる」を選んだ。「わたしはとても名誉を傷つけられ、途方に暮れる感じがした。ジェシーがわたしを怒鳴りつけ、売春婦だとか尻軽だとかひどいことを言ったときに」

彼女は「激怒」を選んだ。「わたしは激怒を感じた。赤ん坊の毛布でわたしがジェシーを殴ったときに」

そしてもう少し肯定的な響きのある言葉について考え、彼女は「安心した」と「気が楽になった」を選んだ。

「ジェシーが死んだとき、わたしは安心し、気が楽になった」と彼女は書いた。そしてそれは本当のことよ、と彼女は言う。本当にほっとした。でも、時間が経てば経つほど、そうした事実が遠ざかっていく。ときどき彼女は、自分の夫の自殺から五つの教訓を得た陸軍を羨ましく思う。どうやってそんなにたくさんの教訓を学べたのだろう。彼女があの出来事を、ジェシーがＷＴＢに電話連絡をしなかったという軍曹からの電話で終わるまでを、自分で調べて得た教訓というのは、たったひとつしかなかった。

その電話が来たとき、彼女はカンザス・シティの教会にいた。最初彼女はそれほど心配していなかった。ジェシーはたぶん寝ているのだと思う、と電話をかけてきた軍曹に言った。ひょっとしたら、電話の電源を切ったままにして忘れているのかも、と。そして電話を切り、内陣に入っていった。一時間後に二度目の電話がかかってきた。家の中に入る許可を求めるものだった。そこで彼女は不安になった。電話を切ると教会から急いで外に出た。その頃、家に駆けつけたマイケル・ルイスともうひとりの軍曹は、私道に車があり、イグニションにキイがささっていて、芝生が刈られていることを確認していた。ふたりはドアを開け、二階に行き、廊下の突き当たりから明かりが漏れているのを見た。猫が現れた。ニャアと鳴いた。「ジェシー?」ふたりは声をかけた。「ジェシー?」そこで三度目の電話をクリスティにかけた。間もなく彼女は、ジェシーが運ばれたジャンクション・シティの病院へ向かった。彼女の父親が車を運転した。彼女はサマーと後部座席にいて、こう考えていた。「こんなことになるはずはないのに」と。それから訂正した。「わたしがこんなことになるなんて言ってはいけない」と。静まり返ったドライブだった。彼女はなるべく考えないようにした。その間、だれかが電話をかけてきて、医師たちが何とかジェシーを生き返らせることができた、と言った。それなら希望はある。しかし病院からはその後一時間も連絡がなかった。病院に着くとジェシーは死んでいて、彼の長い旅がガードナー・ルームの手に委ねられた。

彼女が得た教訓は、その六日後にやってきた。

サクラメントの葬儀場にいたのは、彼女とサマーとジェシーだけだった。ジェシーは部屋の前方の棺の中にいた。訪問者はしばらくしたらやってくるだろう。しかしいま、葬儀の前日には、三人だけだ。明日になれば、彼は土の中に埋められ、彼女の元に残るのはあの瑕だらけの家と隠しておいたメモだけになる。彼女は横たわるジェシーの前で、彼のことを考えながら二時間を過ごした。ガードナー・ルームではその二時間で全会議を終える。しかしここでは考えるべきはひとつのケース、ひとりの人間についてだけだ。

クリスティは棺のところへ行き、しばらく彼の手を握っていた。彼女は彼の髪をよく指で梳《す》いてあげた。最前列の席に座った。最前列は右端までずっと続いている。彼女の足許でサマーが這い這いをしていた。彼女は死ぬ前のジェシーがどういう人だったか考えていた。自分の血の中にひざまずく前の、「頼むから」という言葉で始まるメールをたくさん送ってくる前の、彼女の鼻を殴りつけて血が流れるのを見たいと考える前の、タオルの畳み方にこだわる前の、ピンク色の霧を見る前の、頭蓋骨を抱える前の、戦争に行く前の彼のことを。彼女は記憶をずっと遡ってそれが始まったときのことを考えた。教会の退屈な夕食会で、彼は彼女の前の席に座った。

「ご職業は？」と彼女は訊いた。

「事務仕事」と彼は答えた。

それだけだった。ひとつの型にはまった質問に、つまらない答え。そしてそのとき、彼女は境界線を越えて、恋に落ちた。あっという間に。説明なんてできるわけない。そうなっただけなのだ。そして彼女が得た教訓は、自分は素晴らしい男性と結婚していた、というものだった。

11章

アダム・シューマンはサクラメントの空港の道路脇にひとり佇んでいる。カンザスの気候に比べたらだいぶ暖かいが、大気中に震えたくなるようなものが潜んでいる。イラクでも、天気のよい日はあったが、こんなに気持ちが萎えることはなかった。

カンザス・シティからソルトレイク・シティまでのフライトのせいかもしれない。アダムは眠りたかったが、隣席の男がアダムの肩に寄りかかってきていびきをかいていて眠れなかった。サクラメントまでのフライトはさらにひどかった。今度は隣席の男は異様に酒臭く、シートベルトを延長しても締めることができないほど太っていた。しかしいまアダムに近づいてくる大男の老人こそがもっと大きな理由、そしておそらくこれが本当の理由かもしれなかった。その男はイヤリングをして、いかにもカリフォルニア人らしくこんがりと日焼けしている。

「フレッドだ」とその男は手を差し出しながら言う。

「アダムだ」警戒した声で言ったアダムは、フレッド・ガスマンの車に乗り込みながら、これからどうなるのだろうと思っている。

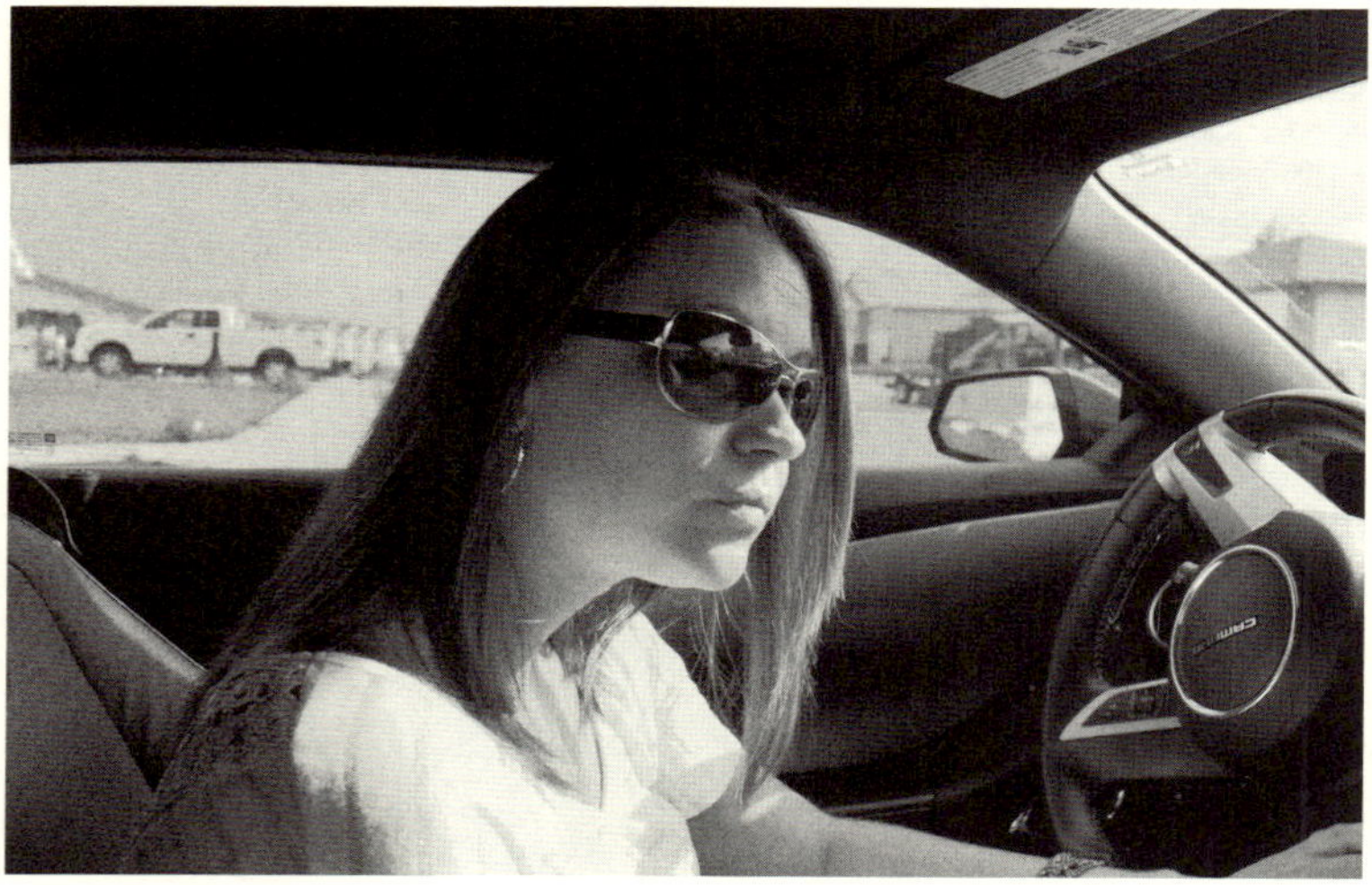

サスキア・シューマン

パティ・ウォーカーのせいだ。アダムがあの日彼女のオフィスに立ち寄って以来、パティはアダムに合ったプログラムを探していた。トピーカもプエブロも空きがなかったため、カリフォルニアのパスウェイ・ホームというところを見つけた。フレッド・ガスマンはそこの所長だ。そのプログラムはかなり新しいもので、それほど知られていなかったし、ほかの施設よりかなり不便だった。たとえばトピーカは復員軍人の組織に属していたし、プエブロは保険金に頼れた。パスウェイは、慈善事業家たちから寄付された五百万ドル——三年間の運営が保証される額——によって始められ、いまは募金と寄付で何とか運営されていた。プエブロは四週間、トピーカは七週間だが、パスウェイは最短でも四カ月で、たいていはもっと長期にわたった。しかしパティがアダムに電話をしてこの話をすると、アダムは即座に承諾した。彼はこの数週間で体重が七キロも減り、煙草が一日二箱に増えていた。パティは返事を聞いて大喜びした。

サスキアはそうではなかった。そんなに長くアダムが家を留守にすることと、それについて妻と話し合いをせずに決めたことにカッとなった。サスキアはアダムに治療を受けてもらいたかった。ファーネス室でそれを懇願したのは彼女だった。しかし**四カ月**も？　しかも、子供たちを連れて面会に行ける、百キロ離れたトピーカではなく、二千七百キロ離れたカリフォルニア？「つまり、パティは彼をカリフォルニアの施設に行かせたがっていて、彼もそこに行こうとしているわけ」サスキアは怒りに満ちた声で言った。「どうやらパティはわたしの代わりに人生を決められるらしいわ」。後に、サスキアはパティと話をしてから、さらに怒りを込めて言った。「もちろん、パティはわたしの大好きな言葉を吐いたわよ。『強いままでいるのよ。あなたは兵士の妻なんだから』って。

反吐が出そう」。しかし、これは好機だった。トーソロ・アイアティがトピーカに行き、ニック・デニーノがプエブロに行ったように、アダムはカリフォルニアに行った。ベッドサイド・テーブルに、花を一輪と「帰ってくるときには、ましな男になっていると約束する」というメモを残して。

いま車中のアダムは外を見ている。フレッドが空港から施設へ向かう車を運転しながら、フライトはどうだったと尋ねる。ふたりは一度だけ電話で話したことがあるが、それだけだ。ふたりは互いのことを何も知らない。

「ひどいもんだった」とアダムが言う。

「それで、奥さんは？」とフレッド。

「彼女は大丈夫。ちょっとナーバスになってるだけさ。俺のように」

「そうか。うちの施設を見たら、美しい場所だと思うかもしれないな」とフレッドは言う。「森があるんだ。草地も。緑がそこらじゅうにある」

こうした状況でフレッド・ガスマンの横に座ったのは、アダムが初めての人間ではない。フレッドが復員軍人病院の高い地位を去ってパスウェイを始めてから三年のあいだに、数百人の元戦闘員がこのプログラムを体験してきた。そのひとりひとりがみな、アダムのように神経を張り詰めていた。フレッドは自分の施設に来る兵士ひとりひとりの記録をつけている。そのうちの六十パーセントが自殺を試みていた。七十三パーセントが仕事を辞めたり、クビになったりしていた。八十パーセントが学校に入学しようとしていた。そのうちの八十三パーセントがドロップアウトした。この瞬間にはたいていの者が、いやほとんど全員が、こんなところに来なくてはならなくなった自分にうんざりしている。そしてフレッドは控えめな運転を心がける。

「きみのケース・マネージャーはこの場所についてなんて言ってた？」フレッドが訊く。

「たいしたことは。俺は何も知らないんだ」

フレッドは遠くの地平線にある建物を指差す。「あれがサクラメントだ。首都だよ。世界一大きな都市ってわけじゃない」

「俺が住んでたところよりはるかにでかいよ」

フレッドは今度は南西に向かう。首都から離れていく。間もなくカンザスを少しだけ彷彿とさせるような農場地帯を走る。「きみの住んでいる町の人口は？」

「ジャンクション・シティの？」アダムが言う。「三万人くらいかな」彼は両手で空になったソーダのボトルを持っている。それを何度も押しつぶす。

「何度派兵されたんだ？」

「三回」アダムは答えて、しばらくしてからまた言う。「三回目のときにこうなった」

「やりたいことをやるチャンスを摑むためには、ここで最後までやり抜くことだな」とフレッドが言う。「生活の質の向上だ。それが第一だ」フレッドは、このプログラムには三人の精神科医と三人のファミリー・セラピストが参加することを伝えた。さらに、ときどき立ち寄るマッサージ・セラピスト、ヨガの指導者もいる。男たちはフライ・フィッシングをしたり、ボーリングに行ったりする。施設には鍵の掛かるドアはない。評価表はつけない。金を稼ぐことも失うこともない。そういったことはない。「そのうち、わかってくるさ」フレッドは言う。「みんなに話すんだがね、何でも受け入れようとすることだ。とりわけ最初の一週間かそこらは。ぎこちない感じになるからね」

「この仕事をどれくらいやってきたんだい?」

フレッドは少し笑う。「はるか昔からだ」

「そうなのか?」

「ベトナム戦争の四年後からだ」

「ああ、じゃあ、**はるか昔からだな**」とアダムは言う。

車は進み、いまや両側には小高い丘が続いている。アダムは黙ったままその丘を見つめ、なんて奇妙な格好だろうと思う。なだらかで、まるでベルベットか何かで包まれているみたいだ。そのとき、突然大きな音がしてびっくりする。バイクが全速力で車の間を縫いながらどんどん近づいてくる。一瞬並列して走り、すぐに追い抜いていく。十年前だったら、シャツの裾をなびかせながらバイクにまたがっているその青年は、家に帰る途中の日向で、地下室の部屋に住む見知らぬ娘に出会ったアダムであったかもしれない。

「ちくしょう!」アダムは、前方へと消えていくバイクに向かって言う。爆音は次第に聞こえなくなる。

彼は深呼吸をする。

「だれにもいいときと悪いときがある」とフレッド。

「それは俺の人生だ」とアダム。

「それに」フレッドはプログラムについてもう一言付け加える。「ここでもいいときと悪いときがたくさんあるはずだ」

ふたりはそれから一時間以上車に乗っている。丘陵地帯を抜けると、ナパの町を通りすぎて北へ向かう。葡萄畑が続く。アダムが言う。「別の国に来たみたいだ」

「こんな木は見たことがない」しばらくしてまたアダムが言う。

「俺はえらくナーバスになってる」

フレッドがまた指差す。丘の中腹に白い建物が集まっている。その中のひとつにアダムの部屋がある。マットレス、クローゼット、流し台、窓があり、その窓の外に三十メートルほどの椰子の木がある。アダムはそのてっぺんにまでよじ登りたいという思いにとらわれるようになる。

たぶん飛び降りるために。

たぶんスワンダイブで〔訳註　両腕を真横に伸ばし、両足を閉じて飛びこむこと〕。

「あれがパスウェイ・ホームだ」正門に向かいながらフレッドが言う。そして数分後、アダムは中にいる。

一週間後、ナイトスタンドの花は萎れている。サスキアは遠くに行ってしまった夫にメールを送る。さらにもう一通。「電話して」とまた送る。もう一通送る。アダムに電話をし、留守電に伝言を残す。セラピーを受けていて電話に出られないのか、魚釣りに行っていて出られないのか、それともボーリングに行っているのか。レストランにいるのか、ナイフを手にしてステーキを切る真似をして、ステーキではなく自分の胸を狙っているのではないか。自分を刺しているのではないか。

そうなったら、子供たちになんと言えばいいのだろう。彼が死んだらわたしはどうすればいいのか。そして二十通メールを出しても返事が来ないので、胃がきりきりと痛み、神経が擦り切れる。「ぜんぜんよくない。わたしは混乱状態にいる。最低の状態。もしかしたら彼がいなくなってから三キロくらい痩せたかもしれない。まだ食事をしてない。アダムとひっきりなしに喧嘩してる。パティ・ウォーカーに会ったら、顔にパンチをお見舞いしてやる。一週間ずっとアダムと喧嘩してた。昨日の午後、何とかその場を収めたけど、五時半に電話してこう言った。『ズーイと話をして。あの子、言うことをきかないのよ』。それでアダムはズーイと話した。その後でわたしがズーイと代わると、いきなりわたしを怒鳴った。叫んでいた。何かを壊す音が聞こえた。何かが壊れる音がしたのよ」

サスキアはなおも言う。「もうこんなの耐えられない。どうすればいいかわからない。そもそもあの人は家を出ていっちゃいけなかったのよ。何が腹立つって、パティ・ウォーカーが彼の手先だってこと。パティはあるとき電話をかけてきて、庭仕事をしてもらう必要があるかと訊いてきた。わたしはクソいまいましい庭仕事ぐらい自分でできるわよ、と言ってやった。彼女に、アダムがどれだけひどかったか話した。すると彼女は、『だからね、我慢しなくちゃ』と言ったから、わたしは何を我慢するのよと言い返した。もし、また我慢しろだなんて言われたら、わたしのほうがいまいましい施設に入ることになるわ。彼女が手を貸そうとしてるのはわかってるけど、彼女はアダムを支配してるの。なにが『強いままでいなさい、あなたは兵士の妻なんだから』よ。銃があったら、あの日彼女をぶっ殺してたわ。アダムはもう兵士なんかじゃない。ノイローゼの患者よ」

彼女はなおも言う。「そもそも初めからこれはひどいアイデアだってわかってた。わたしが何かいやな予感がするときは、たいてい当たるの」

彼女は言う。「頭に来てる。腹が立つったらない。本当にめちゃくちゃむかついてる。とてもじゃないけど、乗り越えられない。あっちは魚釣りに行ってんのよ。週末には魚を釣ってんの。わたしはそんなことなにひとつできやしないのに。割食うのはいつもこっち。わたしはここで、あらゆることを自分で処理しなくちゃならない。こんなことするために結婚して子供を産んだんじゃない。自分ひとりで全部やらなくちゃならないなんて。やり直せるものならやり直したいわ。あんな男に会わなければよかった」

彼女は言う。「二週間くらい**わたしが**入院したいわよ。そしてゆっくり眠りたい。そうなったらどんなにいいか。**わたしを**治療してよ」

彼女は言う。「最低。赤ん坊を産んでからだれの助けも借りたことがないのよ。しかも彼は赤ん坊を**落としちゃって**」

彼女は言う。「心が爆発しそうな感じがする」

彼女は言う。「あいつが大嫌い」

彼女は言う。「いま言えるのは、わたしがあいつをどれだけ憎んでるかってこと。それなのに、一秒でも早く戻ってきてほしいのよ」

いつからこんなふうになってしまったのか。彼女がいまでも不思議に思っていることがある。十年前にアダムと出会った頃、人生について展望を抱いていた。それにはこんな怒りなど入っていなかった。当時暮らしていた地下の部屋は、最初の足がかりであり、そこに留まっているつもりはなかった。高校を卒業してすぐにそこに引っ越したのは、門限を守ることに疲れたからであり、そんなところしか住めなかったからだ。「すごく楽しかった。パーティに行って。お酒を飲んで。ものすごく大人の男の人たちとデートした。でも不良じゃなかった。バカなことはしなかった。酔っ払い運転なんかしなかった。いろんな相手と寝たりもしなかった」彼女はかつての自分について言う。見た目がいいから人目を引くことはわかっていたが、そんなことはどうでもよかった。将来の展望があったからだ。きちんとした仕事に就き、ちゃんとしたオフィスで働き、クローゼットにはスーツがたくさん掛かっているはずだった。独身で意志が強く、だれにも頼らずに生きていく。そういう人生を歩むつもりだった。地下室の部屋に住み、貯金し、学校に行き、目標を達成するつもりだった。あらゆるものに関心を持っていた。当時は輝いていた。自信もあり、思いやりもあった。いまは、身につけたいちばんの思いやりは、町じゅうを走り回って兵士の夫を持つ若い妻たちに会いに行くときに発揮される。**かわいそうな娘たち**、と彼女は思う。あなたたちは五年後にどうなっているかなにもわかってないのね。

アダムがいなくなって、彼が派兵されていたときのように、サスキアは自分で何もかもをしなければならなくなった。違っているのは、彼が派兵されていたときには何をするにも献身的なことをしているように思えたことだ。自負心のよりどころですらあった。それなのに今回は、アダムがどこに行っているのかだれにも話せない。家族は少しは知っているが、奇妙なことに、いちばん率直に語れる相手は、ウォールマートの折り畳み式のテーブルで、病院通いの兵士を応援するための募金を集めていた見知らぬ人だった。「わたしの夫もいま病院にいるの」。自分でも驚いたことに、その男性に彼女はそう打ち明け、本当ならわたしにお金をくれないかしらと訊きたいところなのに、十五ドルを渡していた。

実際、家には現金がないのだ。アダムがカリフォルニアで釣りをしたりボーリングをしたりいろいろなことをしている四カ月のあいだに、家と車を失うことを彼女は恐れている。アダムがやがて窓の外の木のことで頭が一杯になっていくように、彼女も間もなくダイニングルームのテーブルの上に溜まっていく支払い督促状のことで頭が一杯になっていくだろう。アダムがいないあいだは給料は入らない。そのあいだを埋めるために、パティ・ウォーカーが、負傷した元兵士「自発的休暇移動《ヴォランタリー・リーヴ・トランスファー》プログラム〈訳註　雇用者本人や家族が病気などで緊急に休暇をとらなければならなくなったときに、別の雇用者が自分の休暇をその人に贈るプログラム〉」受容者5CER630・904として承認されたミスター・アダム・シューマン」への寄付請願の電子メールを陸軍全体に向けて送った。しかし、同じような要請がたくさん出されているのはわかっているので、サスキアはだれかにそのメッセージを読まれることなど期待していないし、ましてや申し出があるとは思ってもいない。

自分でこの問題を解決するしかない。それで彼女の解決策というのは、働いて、日々の費用をまかなえるだけの金を稼ぎ、借金取りから遠ざかっていること。アダムがカリフォルニアに行く前から、彼女は働くことを考えていた。彼の助けを借りて、履歴書を書いた。彼女はアイオワにある通信教育の学校で刑事司法の学士号を取得していた。それで、ジャンクション・シティにあるあらゆる職場に履歴書を送った。地元の精神衛生事務所でのデータ処理の仕事にも。驚いたことに、面接をするという返事が来て、さらに驚いたことに、その事務所に雇用されたのだ。データ処理の担当ではなく、ケースマネージャーとして。

ケースマネージャー？　アダムの担当者みたいな？　このわたしが？

給料は低かったが、自分が求められていると思うと悪い気はしなかった。それである日どんな人を世話するのか確認しに行った。事務所の人によれば、クライエントはジャンクション・シティで最低に位置する貧困層で、悲惨極まりない人々だという。たとえばレイプされて虐待されたある女性は、それだけでは足りないとばかりに、飼い猫を目の前で焼き殺された。そういうことだ。サスキアは、その女性にどんなことができるのだろう、と考えようとした。「彼女は男性を死ぬほど怖がっているんです」事務所の人はそう言ってから、さらにサスキアにこう言った。「彼女が必要としているのはあなたかもしれない」

そうかもしれない。それでサスキアは決心した。これがわたしの思いやりを蘇らせる方法かもしれない。わたしの人生が、かつて考えていたようなものになるかもしれない。

彼女はその仕事を引きうけた。専門職に見えるような服を買い、ジャクソンの世話と放課後のズーイの世話をしてくれる人を見つけ、一週間研修を受け、一人目のクライエントに会った。話に出た女性だった。精神衛生事務所でふたりだけで会い、その女性がサスキアをケースマネージャーとして受け入れるかどうかを決めることになった。

「わたしが話したことは何でもボスに伝えるつもり？」と女性が言った。

「内容によりますね」とサスキアは答えた。

「自殺するつもりだって言ったら？」

「あなたが自殺――」

「冗談よ」と女性は言った。「わたしが自殺するつもりだって言ったら、それは冗談なの。わたしが黙りこんでいたら、気をつけなくちゃいけない」

わたしが足を踏み入れたところはいったいどういうところなんだろう、とサスキアは思った。

「この人にするわ」サスキアのボスが部屋に入ってくると、その女性はボスに言った。

二人目、三人目と引きうけていき、アダムがカリフォルニアに出発するときには、担当のクライエントは十二人になっていた。彼女の仕事はカウンセリングではなく――それは精神科医がする――クライエントと共に孤独な部屋に座って話したり、食料品店や薬局に連れていったり、日々の暮らしのサポートをすることだった。性的虐待を受けてきた人もいれば、多重人格の人もいた。なんらかのトラウマを抱え、重度の精神病や治りにくい精神病を患っていた。

そういった人々で彼女の毎日が手一杯だったときに、アダムがいなくなった。

サスキアは日が昇る前に起きる。次第にそれに慣れてきている。だれもいないオフィスで事務仕事をし、使わせてもらっているヴァンの鍵を掴み、人が来て会話に引きずり込まれないうちにオフィスから出ていく。そのヴァンには「わたしはどんな運転してる？」というステッカーがバンパーに貼ってある。この答えはいつも同じだ。ただし今日は、トピーカの復員軍人病院にアダムを連れていくために州間道路を走っているのではなく、町外れのストリップ・クラブのそばにあるトレイラー・パークに入っていくので、スピードを落としている。ジャンクション・シティに長く暮らしていても、サスキアはこの仕事に就くまでこんな小さな町にトレイラー・パークがどのくらいあるか知らなかった。

このパークはとても古く、最低のパークだといえる。あらゆるものに歪みや穴やへこみがある。いたるところに雑草が生え、水たまりができている。放棄されたままのトレイラーもある。運転台がひっくり返ったピックアップ・トラックは錆だらけで、クッションが詰まっている。杖に寄りかかって、険悪な目でこちらを見ている女性の前を通りすぎる。かろうじて通りといえる場所を左に曲がる。ぼろぼろのシャツが掛かっていて読めなくなっている道路標識がある。アメリカの国旗が掲げられ、窓に囀る鳥のマークがある、とりわけ荒れ果てたトレイラーにサスキアは近づいていく。歯が一本もない老女が、入り口のステップに腰を下ろし、ルイス・ラムーアの小説を読んでいる。老女は目を上げ、サスキアに手を振って合図した。サスキアも手を振り返す。

その女性がこの日の一人目のクライエントだ。彼女が外に出ているのを見て、サスキアはほっとする。トレイラーの中には座る場所がないからだ。がらくたと紙があらゆるところにうずたかく積み上げられている。ゴキブリもいる。床はところどころ腐食していて、腐臭もする。初めてトレイラーの中に入ってそうしたものを目にしたとき、サスキアは週に一度しか皿洗いをしない理由を尋ねた。すると彼女は、頻繁に洗ったほうがいいのはわかっているが、テレビを見ているほうが楽だから、と答えた。重い鬱病で、もうなんにもしたくない、と。それでも今日は、唯一の訪問者を迎えるためにいい身なりをしている。灰色の髪を梳かし、紫色のブラウスをジーンズの中にたくしこんでいる。

「素敵よ」とサスキアは彼女に言う。この女性と過ごす一時間を、皿洗いやゴキブリを殺すことより必要なことに充《あ》てる。女性が、二十五ドルあるので食料品を買いに行きたいと言う。それで彼女を連れて買い物に行く。女性は歩行器を使って歩き、サスキアはその後をカートを押していく。果てしない忍耐力で、サスキアは女性が支払いをするのを見ている。それから荷物をヴァンに入れる。女性が助手席に座るのに手を貸す。トレイラーに戻り、食料品と歩行器を中に入れる。時間が来る。女性は階段に座って本を開く。サスキアはヴァンに乗り込んで発進させようとするが、考えなおして女性のところに戻り、「金曜日にまた会いましょう」と言う。

そこから二人目のクライエントに会いに行く。四十歳の女性で、小さな木造家屋に大勢の身内と共に住み、リビングルームのソファで寝ている。彼女の家も煙草の煙の臭いがする。彼女は、ここにいる人たちから少しでも離れていたいからどこかに連れだしてほしいと言い、サスキアは喜んで従う。それで、ピクニックテーブルが点在している公園に行く。女性は肥満で精神的に不安定で、数歩進むと息を整えるために立ち止まる。ここでもサスキアは、アダムにも子供にも、州間道路を走るドライバーたちや彼女の生活の中で会うだれにも見せない辛抱強さを発揮する。女性の腕を支えて歩く。そしてようやく腰を下ろすと女性は、気持ちが塞ぎ込んで仕方がないこと、子供の頃に虐待されたこと、何度も自殺を図ったこと、死にたいと思っていることを話し、サスキアはその言葉ひとつひとつに耳を傾ける。

次のクライエントの住まいは、サスキアの家からそう遠くないところにある古い集合住宅だ。この女性がいちばん扱いにくいクライエントだ。最初に面会に訪れたとき、会ってから十五分後に自分のスカートをたくし上げ、下着を引き下ろし、「傷口を見たい？」と言った。少なくとも、それは本当に傷で、ヘルニアの手術痕だったが、それでも度肝を抜かれた。しかしそれでおさまらなかった。その日は予約を入れていた病院に連れていったが、彼女は、トイレにいっしょに入って、血尿があるかどうか見てくれ、とサスキアに頼んだ。サスキアはアダムにメールを打った。

「この女性はかんぜんにイカレてる」

「俺はかんぜんにイカレてる奴ら三十五人と同じ建物に押し込められてるぜ」という返事が来た。

「その中でもこの女性が優勝するかも」

「マジかよ」

「だって、病院で自分のおしっことあそこをわたしに見せようとするんだよ。しかも、トラウマの元になった出来事を全部話したんだから。ヤバい気違い」

「すげえ」

いままでは、その女性を理解し、女性もサスキアを信頼するようになり、サスキアは最初のときに彼女の反応を下卑た言葉で侮辱したことを後悔した。それどころかサスキアは、こうした女性たちに優しい気持ちを抱くようになっていた。女性たちの一風変わった行動の中に、尊敬に値するものがあるとわかってきたからだ。それに初めて気づいたのは、精神衛生施設で一同が集まって手芸をしていたときだ。ビーズでロザリオを作っている女性が、何かを伝えようと話しだしたが、ひどいどもりだった。サスキアはほかの女性たちにからかわれるだろうと思った。サスキアの育った地域の人々は、どもりにいつもそういう態度で接していたからだ。ところが、女性たちはそれぞれ手を動かしながら、彼女が言い終わるのにたいした時間などかからないとでもいうように、黙って耳を傾けた。ようやく彼女が言い終えてため息をつくと、女性のひとりが「よくやったね」と言い、ほかの女性たちは拍手をした。「すごいじゃん」と別のひとりが言うと、どもりの女性は顔を輝かせ、サスキアは思いがけず心動かされた。

ヤバい気違いであってもなくても、親切な人々なのだとサスキアはその日思った。それでどういうわけか、アダムに対していっそう腹が立つようになった。

さて、この日サスキアは、おしっこ女——サスキアが名づけた——と一時間過ごす。彼女は自分自身をいかに憎んでいるか、ということを話す。次に、初めて会うクライエントに会うためにその家に向かう。得た情報では、三人の子持ちの二十八歳の女性で、拘束型精神病院から退院してきたばかりだという。幻覚があったようだ。夫あるいは元夫に、暴力をふるわれていた。なぜか何週間も眠れず、結局精神が壊れてしまった。

一時間ほど過ごして、彼女のことをいくらかわかるようになった。

女性の夫は兵士で、派兵から戻ってきて激しい暴力をふるうようになり、ようやく裁判所の接近禁止命令のおかげで夫を家から追い出すことができた。しかしそれで終わらなかった。ある日彼女がシャワーを浴びていると、窓が割られる音がした。そして夫が家の中に、バスルームの中に入ってきて、俺は子供がほしいんだ、と叫んだ。

ぞっとした、と彼女は言った。これまで精神病になったことはなかった。いやな夢を見ることもめったになかった。セラピストにかかったこともなかった。それが突然、すっかり精神がおかしくなって、精神病院に収容されなければならなくなった。病院で二週間過ごし、いまようやく家に帰ってきたが、相変わらず眠れない、と。

サスキアがそばにいると、彼女はずっと喋りつづけた。

染みひとつない清潔な部屋。家具もたいしてない。古いテレビ。ペンキの塗られた食卓。かすかなほころびのあるソファ。三人の身なりのいい子供たちは、一晩中夫がドアをノックする音が聞こえていると訴える母親の言葉を、優しい態度で聞いていた。

彼女には夫の足音が聞こえる。

彼女には夫の声が聞こえる。

そのあとで、サスキアは気持ちが沈んだ。

「だって、わたしも夜になると同じようなものだから」サスキアは言う。

サスキアは事務所に戻り、書類を作る。子供を預け先から引き取り、ファストフードを夕食のテーブルに並べる。犬に餌をやり、ジャクソンのおしめを替え、ズーイに宿題をしなさいと三度注意する。皿を洗い、ゴミを出し、子供たちを寝かしつけ、アダムにメールを打つ。さらに打つ。さらに打つ。彼の返事を待っているあいだにパニックに襲われ、とうとう胃がきりきり痛みだす。彼から二十四時間も連絡がない。

アダムはベルベットのようななだらかな丘からメールを送った。「グループセラピーはよかった。薬を飲んで、落ち着いた。今夜ボーリングに行く前にちょっと昼寝をする」と。

あの人は何を**してるの？**　とサスキアは思う。**いったいどういうプログラムよ？**

もう二週間が経つ。その間彼女に連絡してきた人間は、アダムを別にすれば、セラピストだけだった。アダムと喧嘩をしたあとで電話をよこしたセラピストは、アダムのとっぴな行動はPTSDによるものだと言った。「何ばかなこと言ってんのよ」サスキアは電話を切ったあとで言った。「わたしだってそのくらいわかってるわよ」

サスキアはパスウェイのウェブサイトを見て、その目的と治療プロトコルの説明を読んだ。しかし彼女の目を引いたのは「施設の環境」という項目だった。「われわれが提供するのは、カリフォルニア州の『ワイン・カントリー』ナパ・ヴァレーの美しい静かな住環境です。カリフォルニア復員軍人ホーム──ヤントヴィル──の敷地内にあるので、さまざまな『自由時間』の過ごし方と娯楽活動（スイミング・プール、ボーリング場、ゴルフコース、フィットネス・センター、基地売店、礼拝堂、コーヒーショップなど）も提供できます」と書いてあった。

「でたらめ書いてんじゃねえよ」というのが最初の彼女の反応だった。

一日中何をしているの、とアダムに訊いても、アダムはそのことを話そうとしなかった。空港から施設に向かう車の中で、フレッド・ガスマンはアダムに、夫の進展ぶりを妻に知らせるのはとても大事だ、と言って例をあげた。「『怒り』をやり過ごす方法を学んでいる」と知らせたらいい。

「わかった」とアダムは言った。「だが、ゴルフコースがあることは知らせないほうがいい」フレッドは念を押すように言った。それを知らされた妻がどんな反応をするか、フレッドにはよくわかっていた。「奥さんに伝えるのはそれだけで充分だ」

ところがアダムは、すでにゴルフコースやボーリング場、釣り場があることもサスキアに知らせていた。だが、大半の時間をグループセラピーをして過ごしていることや、そのセラピーがあまり効果的ではないかもしれないと考えていることはあえて言わなかった。四カ月間の治療がどう進められるかを教えなかった。四カ月のあいだに、自分の人生の最初から始め、それからの出来事を思い出しながら、戦争に行くまでのことと、そして戦争でどう反応したかを考え、そこにすでに何らかのパターンがあったかどうかを探る、とフレッドが言ったことも伝えなかった。その代わり、「カッコいい釣具店」に行ったこと、どうしてもほしい釣り竿を見つけたことをメールで伝えた。「お前がそれを手に入れてもいいいって言ってくれる確率はどのくらいかな」と書いた。そしてアダムから電話がきて、妻のことを気にもかけていないことがわかると、サスキアは「**おしっこでもしてるわけ?**」と訊き、彼女の忍耐もそこで尽きる。「そのやかましい音を消しなさいよ」と鋭い口調で言う。

さらに悪いことに、電話やメールの返事がなかなか届かず、彼女は夜になっても返事を待つ羽目になる。これが派兵されているのであれば、もっと理解を示せただろう。しかし夫がいるのは交戦地帯ではなくカリフォルニアで、彼女はまたもや家で、携帯電話を肌身離さず持っている男から返事が来るのを待ちながら夜を過ごしている。彼女はジャクソンを膝に載せる。アダムがジャクソンをベッドから落としてから十六カ月が経つ。彼女はいつも、ジャクソンに変わりがないか確認している。この子はどうしてまだ喋らないのだろう。身体的な機能は、ちょっとした軽業師といってもいいくらいだ。昨夜もソファによじ登り、背もたれの上にうまく乗り、木のブラインドを叩いて、薄板を二枚壊した。しかし知的発達が遅れているのではないか、とサスキアは不安に思う。息子をブランケットにくるみ、眠りに就くまでその頰に何度もキスをする。そして息子を抱えてじっと見つめる。いま、この子はアダムにとてもよく似ている。口を開けて眠るところなどは特に。「男の子ってこんななの」と不思議に思う。息子の額をそっと叩く。「ここの働きが悪いみたい。口を大きく開けて。蝿みたいな音をたてて。おばかさんみたい」

この家から少し離れなければ、とサスキアは思う。一晩だけでも助かる。それで子供たちを通りの向かいに住むデイヴと妻のドナに預け、友人のクリスティナと外出する。クリスティナもたまたまこの夜外出したくなっている。というのも、夫が最近写真を熱心に撮るようになり、この日彼女は、トウモロコシ畑の写真を撮りたいと言う夫を乗せ、カンザス中を走り回っていたからだ。

金曜の夜。ドナが子供たちを引き取りに来る。今夜はウィスキー・レイクでレースがある。ドナがそこに子供たちを連れていく予定だ。サスキアは余分のミルク瓶とおしめをまとめる。出ていくときにドナがサスキアに、見た夢のことを話す。ドナが玄関ポーチで煙草を吸っていると、通りの向こうの空き地にアダムとズーイとジャクソンが立っていた。アダムの家がなくなっていた、サスキアもいなかった。「おかしな夢だった」とドナは言う。何かの前触れかしらね。

サスキアは肩をすくめる。そんな前触れを信じるようなタイプではない。とはいえ、玄関ポーチに出て、吊り下げた鉢植えに鳥が巣を作っているのを見ると、「何かいいことがあるかも」と呟いたりはする。サスキアはズーイを見て言う。「いい子にしてて」

「大丈夫」ドナが応じる。

サスキアは中に入って着替える。服装には気をつける。明るい感じのものがいい。アダムとコージー・インでデートをして以来、仕事の面接以外でドレスアップすることはない。数分後、家を出る際に身につけているのはTシャツにジーンズ。「人の目を引きたくないんだもの、ね、エディ?」サスキアはそう言いながら犬を撫でる。犬の足はもうすっかり治っている。「どこに行くの?」と尋ねるズーイをサスキアは抱き締める。

「モールよ」

「一晩中?」

ショッピングモールは車で三十分ほどのところにある。サスキアとクリスティナはカルロス・オケイリーのメキシカン・カフェで、まずはジャンボ・マルガリータを注文する。次にヴィクトリアズ・シークレットに行く。モーリスに行き、チルドレン・プレースに行き、カリ・ネイルズでフレンチ・マニキュアをしてもらい、ディラーズに入り、バッグ類を見ているときに彼女の携帯の呼び出し音が鳴る。

カリフォルニアの番号。

「もしもし?」

フレッド・ガスマンだ。彼は自己紹介し、アダムがひどい一日を過ごしていることを伝える。「本当に？」サスキアはアダムが釣りを楽しんでいるものとばかり思っていた。「すごく楽しい日を過ごしているみたいな言い方だったけど」

だれかがアダムの部屋に入っていき、持ち物を放り投げたんだ、とフレッドが説明した。ここで週末を過ごすのは辛いことだ、特に最初の頃は。アダムはサスキアと子供たちがいないことをずっと寂しがっていた。こちらに来ませんか、とフレッドが言う。もし来られるようなら費用はこちらで持ちます、と。

「どうしようかしら」サスキアは言う。ふたりはもう少し話し合う。フレッドが、また電話します、あなたも何か質問したいことがあれば、いつでも電話してください、と言う。サスキアは、そうします、と電話を切る。どうやったらカリフォルニアなんかに行けるの？ 仕事を休めるはずがないのに。だれが子供たちを見るのよ？

夜の八時。マルガリータの酔いはすっかり醒め、ふたりはモールを回り尽くした。クリスティナは家に帰り、サスキアは一日の終わりの薄暗い闇の中にひとり残される。彼女は姉に電話をかける。「いまわたし、何をすればいいと思う？」。それから母親に電話をかける。母親は、コージー・インに行って、バーに座り、会話を楽しみなさい、と助言する。

サスキアはウォールマートに行き、歯ブラシとジャクソンの寝室の棚を買う。

家に帰る。ひとりきりだ。

棚を組み立てるのに使うハンマーを探し回る。ファーネス室にあるかもしれないが、家にだれもいないときにそこに下りて行くことはない。だからリビングルームのソファに座る。疲れてはいるが、ひとりで眠るのはひとりで地下室に行くのと同じくらい怖い。ベッドに横たわって目を覚ましていると、考えるのはお金と請求書、子供たちとアダムのことばかりだ。いまは、クライエントの女性と身寄りのない女性のことを考える。自分がそうなったときの足音と声のことを。

電話が鳴る。

アダムだ。

彼女は急いで電話を摑む。

「もしもし？　……そう……その男はあなたの部屋で何をしたの？　……じゃあ、だれがそんなことを？　……どうして……うん、うん……うん……どういうこと？　……今夜はこれから何かするの？　……タコス？　……ほんと？　……わかった……当たり前よ……そういえば、ハンマーがどこにあるか知ってる？　……そう、じゃあ、買いにいく……だってガレージにもなかったし、地下にはとても行けないし……」

サスキアは爪を嚙みはじめる。マニキュアが剝がれる。

「それはいいじゃない……わかった……うん……わたしも、愛してる……そう……愛してる……あなたを……じゃあ……」

翌日の土曜日、彼女の気分はよくなっている。そのせいで、家の中が普通に感じられる。ズーイが本を読んでいる。ジャクソンがプラスチックのバケツを見つけ、頭に被ってよろよろ歩いている。ソファに座る彼女のそばに、犬が一匹まるまっている。「臭いなあ」彼女は犬を押しやる。それで裏庭の犬の糞を片付けなくてはならないことを思い出す。ジャクソンがバケツを頭から取り、玩具を部屋中にばらまいて大声でわめきはじめる。「ほら」サスキアはバケツを拾いあげて息子の頭に戻す。

電話をチェックする。アダムからの連絡はない。彼女はアダムにメールをする代わりに、デイヴとドナの末息子にメールする。その子は中学生で、アダムのことが大好きだ。アダムはその子をよく釣りに連れていった。ビデオ・ゲームでいっしょに遊んだ。アダムが出ていくとき、その子がアダムをぎゅっと抱き締めたのでサスキアは涙ぐんだ。「犬の糞を片付けない？」と彼女は書いて送る。

「いくら？」という返事。

「言ってくれるわね」サスキアは呟く。

「十ドル」と返事をする。

すぐにその子がやってくる。サスキアは彼にゴミ袋とシャベルを渡し、少年のあとをついて裏庭に行く。少年はいちばん大きな糞のところに行く。

「うげえ」近くに行くと彼が言う。「鳥の死骸だ」

彼は別の糞の塊まで移動する。

「この夏、わたしのために働かない？」とサスキア。

「どんな？　犬の糞掃除？」

「違う。ズーイを見ていてほしいの。一週間五十ドルでどう？　ひと月で二百ドルになる。ズーイが自殺しないように見守っていてほしいだけ」

彼は別の糞のところへ移動する。もう一羽の鳥の死骸。少年は、考えてみる、と言う。サスキアは彼を裏庭に残して家の中に入り、キッチンの棚を捜し、チョコレートケーキの素を見つけ出す。半年前にすぐ作ろうと壮大な計画を立てて買っておいたものだ。今日こそ作ろう、と彼女は思う。ケーキ作りにうってつけの日だ。

今日はいい日。

しかしその翌日――偶然にも母の日だった――彼女はアダムに心底腹を立て、電話を切るとテーブルの上に叩きつけるように置く。今朝、ズーイが朝食をベッドのところまで持ってきてくれたが、シリアルが甘すぎたので、ズーイが部屋を出るとすぐに捨ててしまった。それでもズーイの気持ちはありがたかった。午前中ずっと、サスキアはアダムの電話を待っていた。やっと電話がかかってきたのは午後二時だった。その前に彼はフェイスブックを更新していた。それはつまり、彼がとっくに起きていて、二時よりもずっと前に電話をかけられたという証拠にほかならない。彼女は受話器を取るとすぐに元に戻す。そして、じっと彼女を見つめているジャクソンに向かい、「あいつなんて、勝手にすればいい」と言う。

「もうこんなゲームを続けるつもりはない」数分後、アダムがメールをよこす。「俺がいったい何をした？　母の日を祝うために電話をしたんだ。お前に指輪やなんかを買った。どうやらまだそっちに届いてないみたいだな」

「わたしがゲームをしてるって？」彼女は返事を書く。「まわりにいる人たちはみんな、今日は一日中特別な思いで過ごしてるってのに、わたしにはカードも、あんたに注文してほしいって頼んだ指輪も届かない。しかもあんたは電話をくれる前にフェイスブックなんかやってる。いったい、どんな気持ちがするか想像してみてよ」

「俺は十一時に起きて、お前のフェイスブックにメッセージを送った。昼飯を食べて、お前に電話した。今日はまだ終わっちゃいないし、お前は、俺が何をしようとしてたかわかってるはずだ」

「五分間でもわたしの立場になってみなさいよ。どんな気持ちがするかわかるから」彼女は書く。

「最低の気分。ひとりぼっち」

「もう手に負えないぜ」

「電話に出られないわけ？」。彼女はアダムに電話をかけるが、彼が応じないのでメールを送る。

「いやだ。喧嘩するつもりはない。悪いな」返事が来る。

「それっておかしいじゃん。あんたと喧嘩するのに疲れてるのはこっちだって」と彼女は書いて返事を待つ。

数分後、もう一度彼に電話してみてからメールを送る。

「電話に出てよ」

五分後――

「もうこんなことはしない。びくつかないで電話に出て。そしたらもうやめるから」

八分後――

「誠意を見せてよ。電話で話せないんなら」

五分後——

「何なのよ、アダム。もうこんなことはまっぴら。電話に出てったら」

六分後——

「わたしのことを気にかけてくれるんなら、電話して。そしたらもうメールを送らないから。わからない。こんなことしてたら、わたしたちばらばらになっちゃうのに、あんたは何もしない」

五分後——

「もういい、わかった。もう終わり。別れよう。さよなら、いろいろ気をつけてね」

二十四分後——

「お願いだから電話して。あなたがわたしに何をしてほしいのか知らなくちゃならないの」

その二十四分後——

「お願いだから話をして。こんなひどい状況、どうすればいいかわからない。わたしのことなんかもうどうでもいいわけ？　わたし、謝りたいのに、あなたは状況をどんどん悪くしてくだけ」

一時間と十九分後——

「どうしてこんなことするの」

それでもアダムは電話をかけない。それでサスキアは彼と別れようとする。生まれ育った町に帰り、必要ならあの地下のアパートメントを借りる。彼は釣りから戻ってきて、抵当流れになる家に帰りつき、地下室に行き、ようやく銃の引き金を引くことができる。だめ。わたしにそんなことはできない、とサスキアは思う。彼は戦争に行ったのだ。治療が必要だ。彼がいるのはよい場所だ。フレッド・ガスマンに電話しよう。自分を抑えよう。それがいつもの目的。抑制。そして希望。希望と抑制。彼女は落ち着いてくる。すっきりする。ソファに座り、携帯のメールを確認する代わりにカレンダーを見て明日の予定を確かめる。

一人目のクライエント。おしっこ女だ。

「もう**うんざり**」と彼女は言う。

その数日後、勤務時間後にオフィスに行く。だれもいない。サスキアは車のキイと身分証明書のタグをボスのデスクの上に置く。あまりにも悲しい。もうとてもできない。退職届は残しておかないが、それでいい。ボスはこの意味がわかるはずだ。

助けを必要としているのはサスキアのほうだ。

12章

「こちら緊急派遣。シャーロン」

「シャーロン、フォート・ライリーのエレーンです」

「はい」

「家庭内暴力の通報よ」

「了解。ちょっと待って」

「準備できたら言って」

「了解。住所は?」

「グランドビュー・プラザ、八号アパートメント、キャノン・ビュー、1、1、1、9。被害者の名前はテレサ——」

「はい」

「姓はアイアティ。スペルを言うわ。アルファ、インディア、エコー、タンゴ、インディア」

「了解。姓のスペル確認します。A、i、e、t、i?」

「そのとおり」

「了解」

「夫の名は、えっと、トーサロア。トムのT、a、u、サムのs、a、l、o、a。姓は同じ。彼は家の中に彼女といる。Tシャツにジーンズ。武器なし。暴力はげんこつだけ」

「え？」

「げんこつ。彼女を殴ったのよ」

「了解。家庭内暴力ね」

「そう。彼女は奥の寝室に赤ん坊と共に監禁されている。彼は外に面した部屋にいる。彼女がそう言っている……。そう、彼女に電話が通じる……」


「もしもし？」

「もしもし。テレサさん？」

「はい」

「こちらは、ギアリー郡保安官事務所から派遣されたシャーロンです。フォート・ライリーから連絡が来ました。大丈夫ですか」

「ええ。わたし、わたしは、大丈夫」

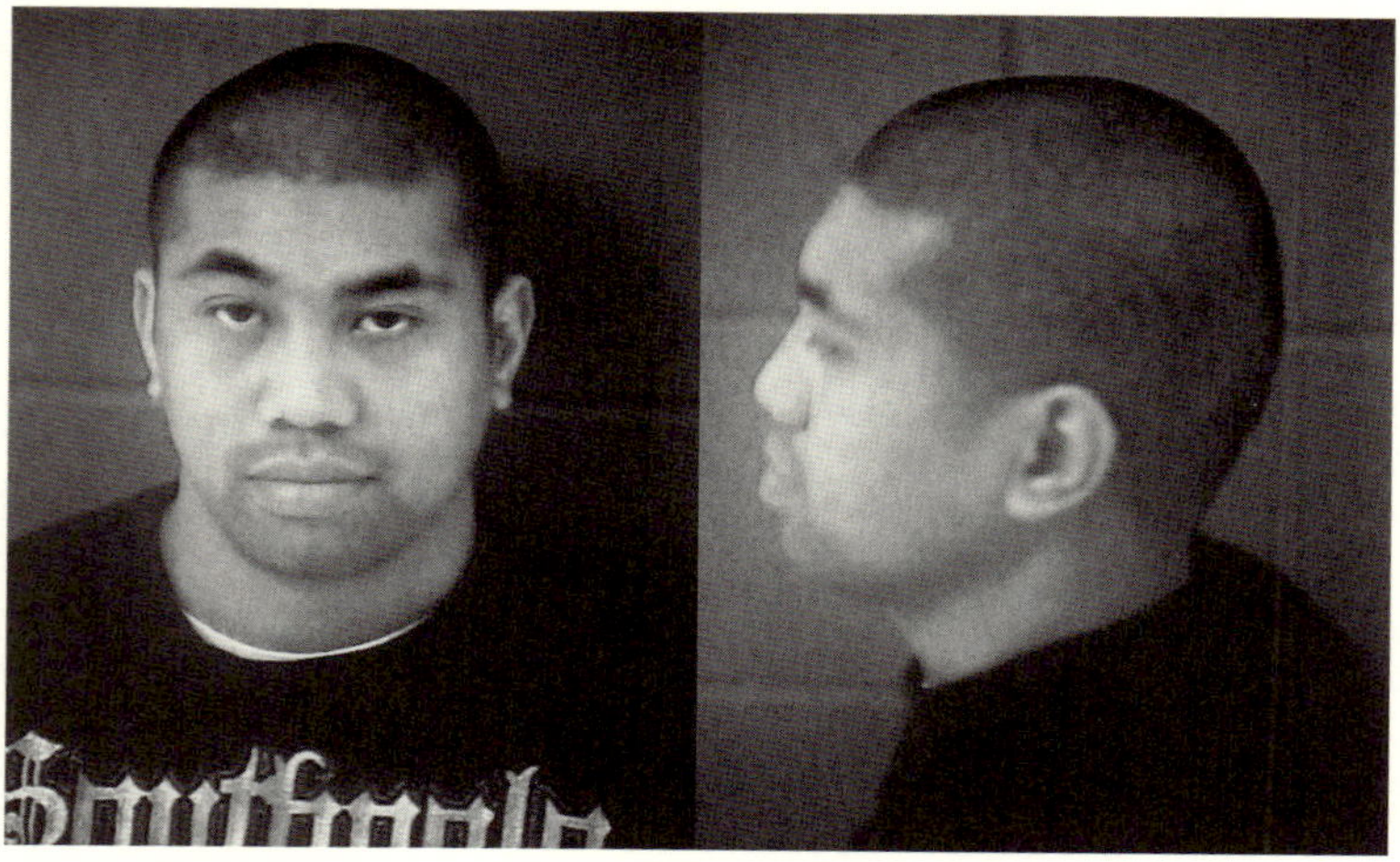

逮捕後のトーソロ・アイアティ（提供：ジャンクションシティ警察署）

「いまも奥の寝室に？」

「ええ。奥の寝室に」

「了解。ご主人はどこに？」

「リビングルームです」

「いまも玄関脇のリビングに？　ご主人は落ち着きましたか」

「わからない」

「了解。ご主人に何をされましたか」

「ぶたれました。何度も。両手で」

「救急車が必要ですか」

「いいえ」

「了解。お子さんに怪我はありませんか」

「ありません、わたし、わたしの、わたしの赤ちゃん、大丈夫です。あの人に、えっと、殴られてるとき、わたし、赤ちゃんを抱いてて」

「了解。警察がそちらに向かっていること、ご主人は知っていますか」

「わかりません。いま、部屋で電話をしているから」

「了解。わかりました。警察が来たらドアを開けるのはご主人だと思いますか」

「わたしが開けます」

「了解。警察が到着するまでこのまま通話にしておくことはできますか」

「あれは何だったの？」

「警察が到着するまでわたしと電話で話していたいですか」

「いいえ。大丈夫」

「大丈夫？」

「ええ」

「了解。では電話を切ります。もしご主人がドアをこじ開けようとしたら、すぐに電話してください。でも、警察は数分でそちらに到着します」

「わかりました。ありがとう」


ハーレルソンの夢は続いていて、その結末も同じなので、だからいまトーソロは、警察が玄関をノックするのを待つほかにすることがない。

トーソロはリビングルームのソファに腰を下ろしている。壁に空けられた古い穴は、新しく生まれた赤ん坊の写真で隠されている。

テレサは奥の寝室にいる。そこのドアに空けられた拳大の古い穴の上には、白いノートの紙がテープで丁寧に貼られている。

一方、グランドビュー・プラザの警察署長ブラッド・クラークは、サイレンを鳴らしながらギアリー・エステーツに猛スピードで向かっている。彼はもう、家庭内暴力に兵士がかかわっているという通報にびっくりしたりはしない。この職に就いたばかりの二〇〇四年当時は、戦争は始まったばかりで、警察に勤務する警官は彼ともうひとりだけだった。それからグランドビュー・プラザの人口が二倍以上になり、ギアリー・エステーツの住民の大半が軍関係者の家族になり、警察の人員はフルタイムの警官六人と、パートタイムの警官三人に増えた。携帯する武器も、セミオートマチックのライフル、ドアを破壊する道具、対暴徒用盾などが含まれる。痴話喧嘩、暴力で崩壊寸前の夫婦関係、ドラッグによる逮捕者の目覚ましい増加などを見てきた。興奮した兵士が泥山に登って、ライフルのように見えるもので狙いを定めようとしていたが、よくよく見ればそれがペイントボール〔訳注　サバイバルゲームで使われる、染料がつめられた弾を使う銃〕だとわかってほっとしたこともあった。夫が派兵されてからすっかり頭がおかしくなった女性が、アパートメントの部屋の壁を糞便で覆いつくしたので、子供を保護したこともあった。アメリカ人の夫が訓練演習で死亡したあと、何をしたらいいのかわからず途方に暮れていた韓国人女性のケースもあった。「電気代はどうやって払えばいいんですか」と女性は言った。「ウォールマートはどこですか」と。しかし最悪のケースは、ふたりの兵士の自殺だった。警察署長として現場に出向き、部屋を見、死体を見た。そのたびに、何年も前に初めて目撃した自殺者のことが脳裏をよぎった。警官の仕事に就いたばかりの頃。ガレージで、身なりのいい女性が首を吊っていた。その体は微動だにしなかった。その女性が再び目の前に現れた。クラークはこう思った。自分ですら幻覚を見るのなら、兵士たちにはいったいどんなものが見えているのだろう、と。

「ちょっと見に行こう」クラークは、兵士が問題を起こしているという通報を受けると部下にそう言う。「どんな様子か確認するだけだ」。彼と部下二人がトーソロとテレサの家のドアをノックしたとき、クラークはそんなふうに思っている。しかし寝室に入り、テレサの頬や首の痣を見て、彼には選択の余地がなくなる。テレサへの暴行でトーソロを逮捕すると、トーソロは何もしていない、と主張し、抵抗する。クラークは「座ってろ。でたらめを言うな」と言う。

それがクラークが記憶していることだ。トーソロの記憶はそれとは違う。クラークが「俺が話しているときは俺の顔を見ろ」と激しい口調で言ったことになっている。そしてトーソロは言うとおりにしたため、自分の主張をクラークに伝えることができなかったという。つまりテレサを殴ってなどいない、煙草があるのを見つけたから激しく非難しただけだ、ニコチン入りの母乳を赤ん坊に与えてほしくなかったからだ、俺が怒鳴りつづけるのなら赤ん坊を連れてサモアに帰ると彼女は言った、テレサが怖がったのは、以前俺がひどく乱暴になったことがあって、またそうなるんじゃないかと思ったからだ。しかしトーソロはそう説明することなく、手錠をかけられるあいだも黙っていた。物事はこんなふうに進む。トーソロにはそのことが何よりもよくわかっている。人生とは命令に従うことだ。三十九個のサインを集めろ、と言われれば、三十九個のサインを集める。「キルトがいります?」と訊かれれば、キルトがいる。「ジェットエンジンを脚につけろ」と言われれば、ジェットエンジンを脚につける。ハンヴィーに乗れと命じられれば、ハンヴィーに乗る。「俺が話しているときは俺の顔を見ろ」と言われれば、相手の顔を見る。そしてパトカーに乗せられ、何も喋らない。

だからブラッド・クラークが沈黙を破って質問すると、トーソロはびっくりする。クラークは後に、そのときに思ったことを思い出す。「この男に弁解の機会を与えてやればよかった。この男は間抜けではない。この男には何か問題があるように見える。助けが必要なんじゃないか」と。

「なあ、何か問題を抱えているんじゃないか？」とクラークは訊く。

何の反応もない。しかしようやくトーソロは、ＰＴＳＤと度重なる派兵について、聞き取りにくい声で呟く。

だったらそのことを判事にちゃんと言うんだ、とクラークは助言する。考慮される点だから、と。

留置所に着く。トーソロは起訴され、黄色いジャンプスーツを着せられ、監房に入れられる。ほかに四人の収容者もいる。空いているのは真ん中の寝台だけだ。神経過敏になり、心臓が激しく鼓動する。ゾロフト、ルネスタ、トラゾドン、アビリファイ、コンセルタ、クロノピンを服《の》んでいない。三日たて続けにハーレルソンの夢を見ている。薬を服用しているときは、一週間に一度ですんだ。ここでは目を閉じるたびに見る。

週末が過ぎ、ようやく釈放される。裁判所に行き、治安紊乱行為で有罪を認め、数百ドルの罰金を払い、結婚カウンセリングを受けることを約束する。

帰宅し、テレサに謝り、テレサも彼に謝る。

そしてこうした出来事が起きる前にいた場所、つまりＷＴＢに戻り、何が起きたのかを説明するために、気が進まないままケースマネージャーを探しに行く。

気が進まないのは、彼女が新任だからだ。数カ月のあいだに三人目のケースマネージャー。こうしたことがＷＴＢではよくある。小隊や分隊の軍曹がここに来ては、しばしば不安定な結果をもたらして去り、新任の軍曹が施設の特異性に適応していく。これは新しく着任した指揮官にもあてはまる。物事が支障なく進んでいるときに、新任の指揮官は、その初日に閲兵式をし、兵士を整列させる。曇りのどんよりとした日で、兵士たちは両手を後ろに組んで湿った草の上に並んでいるが、数人の兵士が震えて地面に倒れるに及んでようやく、祝砲を撃つのはそれほどいいアイデアではなかったことを悟るのだ。

しかし人事異動の中でも、ケースマネージャーの異動ほど不安定な結果をもたらすものはない。ケースマネージャーは、ＷＴＢの兵士の毎日の治療を調整するものとされている。そしてトーソロが新任のケースマネージャーと初めて会ったとき——逮捕される前のことだった——彼女をどう判断していいかわからなかった。

「さあ、どうぞいらっしゃい」トーソロが彼女のオフィスに入っていくと彼女はそう言った。「わたしがあなたの新しいケースマネージャーよ」

彼女は椅子に座るように手で指示した。トーソロは座った。**前のケースマネージャーはどうなったんだろう**、と思った。

「さてと。わたしの役割だけど、あなたの生活におけるわたしの役割は何かしら」彼女は言った。「これがあなたの生活におけるわたしの役割。あなたのお母さんのようなもの」

彼女はにっこりし、ウィンクした。

ウィンク女だ、とトーソロは思った。

「では、いますぐにリスク査定をするわね」そう言うと、彼女はコンピューター上に質問表を出した。「さて、ゼロから三まで段階があるの。三は、『心がひどく苦しい』。ゼロは、『冷静で、なにかも申し分ない』。あなたはどの段階？」

「えっと、二」。これまでにもたくさんやってきたのに、どうしてまたリスク査定をするんだろう、とトーソロは不思議に思う。

「二ね」彼女は、その答えを表に打ち込み、トピーカでの治療のことに注意を向ける。「これは助けになったかしら？　とても助けになった？　支援の最初の段階だったのね？　わたしが言っているのはＰＴＳＤプログラムのこと。プログラムを受けたあと、どうだった？」

「よかった」とトーソロ。

「そう。よかった、というのは『快復に向かっている、快復の途中』という意味？　それとも『ＰＴＳＤというものの範囲が理解できたが、自分の症状に関してはまだたくさん問題がある』ということ？」

「それはええと」

「わかった」彼女は、彼の「**それはええと**」をひとつの答えに解釈した。「家庭内暴力やネグレクトをしたことは？」

「ありません」

「では、自殺したい、人を殺したいと思ったことは？」

「いいえ」

「いいえ、と」そしてこう言った。「最後にそう思ったのは？」

「一度もないですよ」

「一度もない？」

「ええ」

「そう。ＰＴＳＤの症状。ゼロは、『いったい何のことを話しているのかわからない』。六は、『不安のレベルが計り知れない、私に話しかけようとしたら、ちらとでも私を見たらぶん殴ってやる、眠れない、悪夢を見つづける、その全部』。あなたはどの段階？　六は凄まじい、ゼロは何もない」

「二」

「二？　そう」

トーソロは彼女がまたウィンクをするのを待った。

「さて、わたしたち、うまくやれるんじゃないかしら」こうした質問をしばらく続けてから彼女は言った。「必要なものや訊きたいことがあれば、そしてそれがわたしの知らない、専門的な問題であっても、わたしがなんとかする。あなたのために何でもする。それがわたしのチゴト、いいですね？」

いま、「チゴト」と言わなかったか？　とトーソロは思った。

「わたしは遠いサモアのママよ」と彼女は言った。「だから、わたしはサモア・ママね」

彼女はサモア・ママだ。そして二回目に彼女に会いに行ったときに、逮捕されて拘置所に入れられたことを話す。トーソロは、前のケースマネージャーだったらいいのに、あるいはその前のケースマネージャーだったらいいのに、とずっと思っている。

しかし今回彼女は、話したりウィンクをひっきりなしにすることなく、じっと耳を傾け、トーソロが話し終わると、財布に手を伸ばし、十五ドルを取り出してトーソロに渡し、これでテレサに薔薇の花を買ってあげて、と言う。

大勢の人が自分を応援してくれているように思えた。ケースマネージャー。警察署長。

「ありがとう」とトーソロは言う。

オフィスを出る。これまでに薔薇の花を買ったことはない。どこにいけば薔薇が買えるのかわからない。彼は帰宅する。

「どこに行けば薔薇が買える?」とテレサに訊く。

「どうして?」とテレサは言う。

彼には非常に説明しにくいことだ。

それでテレサに十五ドルを渡す。


爆発に巻き込まれる前ならば、そんなことはすぐにわかっただろう。薔薇の花を買うのが難しい? フォート・ライリーには花屋がある。その花屋はウォールマートに花を卸している。しかしこうなったのは、ハンヴィーに乗っていたせいだ。そのハンヴィーが、百三十ミリの三個の砲弾の上を走って、そいつがどんぴしゃで爆発した。彼は車ごと持ち上げられ、下に叩きつけられた。爆風が音速より早く彼の体を貫いたとき、彼の脳はぐらぐら揺れた。そしてこうなった。記憶、ぶっ壊れた。注意力、ぶっ壊れた。バランス、聴力、衝動抑制、認知力、夢。すべてがぶっ壊れた。軍隊は外傷性脳損傷のことを、「戦争による特徴的な損傷」と表現している。確かにそれはそういうものだが、トーソロがある日メグ・ヴァーノンという女性と交わした会話から、それがどのようなものか具体的にわかる。この女性はフォート・ライリーTBIクリニックの臨床医だ。

「一度、車で門から入ったとき、車を登録し忘れたので、車をいったん停止した。そうしたら門番がそのまま進んでもいいと言った——それでそのまま進んだら、どこに行こうとしていたのかわからなくなった」トーソロは戸惑いながら、自分がいかに物忘れが激しくなったかを話す。

トーソロが会いに来たので、メグは彼の物忘れを改善することができる。少なくとも忘れないためのコツを教えることができる。もうひとり、トーソロを応援する人が現れた。メグ・ヴァーノンだ。彼女は若い女性の写真を持って治療を始める。

「この人の名前はキャサリン・テイラー」メグはトーソロに向かって言う。「いまわたしの言った名前を繰り返してください。そうすれば正しく聞き取れているかどうかわかりますから」

「キャサリン・テイラー」トーソロは言う。

「この名前を覚えるにはどうすればいいでしょう」メグが訊く。「どうすればいいのか教えてください。記憶に入れる努力をしないと思い出す手がかりはつかめないでしょう。覚えるにはどうします？」

「わからない」とトーソロは言う。「関連づけるなんてできない……」

「この写真が知っているだれかに似ていないからかしら」メグが言う。

「ええ」

「キャサリンという名の知り合いもいない？　あるいはテイラーという人」

「ええ」

「わかりました。複合的な方法を使いましょう。何度も声に出して言うのもひとつの方法です。また、ＣＴと覚えるのもいいでしょう。たとえば、わたしはＣＴを見るとＣＴスキャンを思い出します。でも、何でもいいんですよ、使えるものはどんなものでも」

トーソロは写真をじっと見つめている。

「記憶にしまい込まれたと思いますか」しばらくしてメグが言う。「もう少し見ていたいですか」

トーソロは肩をすくめる。

彼女はその写真を下ろし、次の写真を取り出す。今度は男性だ。

「彼の名はヘンリー・フィッシャー」

「ヘンリー・フィッシャー」トーソロが繰り返して言う。

「ヘンリー・フィッシャー。この名前を覚えるにはどうしたらいいでしょう」

「フィッシャー……」トーソロの声が小さくなる。

「釣りはしますか。釣り好き《フィッシャーマン》ではありませんか。釣り好きな知り合いはいますか」

「ええ、釣り好きな男を知ってます」

「そう」彼女はそのアイデアを定着させ、名に移る。「ヘンリーは」彼女はヘンリーの顔の特徴をいくつか示す。「ちょっと毛深《ヘアリー》いですね」

「ええ」

「ヘンリー」メグが言う。「ヘアリー」トーソロが頷く。

「ヘアリー・フィッシャー」

「あなたの記憶にしまわれたと思いますか」

「はい」

「では、彼の名前は？」

「ヘンリー・フィッシャー」

「最初の女性の名前は？」

「えっと……キャサリン。テイラー」

「キャサリン・テイラー。そしてこれがヘンリー・フィッシャー。そして三人目です」彼女は三枚目の写真を手にする。「アンドリュー・ハリス」

「アンドリュー・ハリス」

「アンドリューという名前の知り合いは？」

「います」

「ハリスという人は？　この写真とハリスを結び付けられますか？　毛のない《ヘアレス》、ハリス、どんなものでもいいです」

「ああ、わかりました」

「では彼の名前は？」

「アンドリュー・ハリス」

「そうですね。では、最初の女性は？」メグは最初の写真を手に取る。

「ええと、キャサリン……テイラー？」

「そうそう」彼女は二枚目の写真を手に取る。

「んん……ヘンリー……フィッシャー？」

「そうです」そして三枚目の写真。

「アンドリュー……何か、ヘアレスしか思い出せない」

「それを思い出すきっかけになったのは……」

「ハリスだ」しばらく集中して考えたあとでようやく言う。

「ハリス。そうです」

「ハリス」

トーソロはにっこりする。三つの名が続けざまに出てきた。

メグは治療を続ける。時計を取り出し、目覚ましをセットする。「この目覚ましが鳴ったら、わたしにふたつの質問をしてください。いいですか？　ふたつの質問とは、『今度いつあなたに会わなければなりませんか』と『いつこの治療は終わりますか』。そしてこの目覚ましが鳴ったら、何をしていようと、何かの途中であっても、それを中断してこのふたつの質問をしてください」

「ええと、そのふたつの質問とはなんでしたっけ」

メグはふたつの質問をもう一度繰り返す。

「うわあ。たくさんあるなあ」

彼女は続ける。「これからわたしがある話を読みます。その後で、覚えている限りのことをできるだけ細かく思い出して、わたしに話してください。特に記憶に残っていることなどを。あらすじでも。最大の努力をしてみてください。では始めますね」

彼女は話を読む。「ミスター・ブライアン・ケリーは、セキュリティ・エクスプレスの従業員です。月曜日にブライトンの銀行に強盗が入ったために銃で撃たれて亡くなりました。四人の強盗は全員マスクをし、ひとりは先端を切り詰めたショットガンを持っていました。警察官たちは昨夜の目撃情報を詳しく調べました。警察の広報は、『彼はとても勇敢な人でした。武装した強盗に立ち向かい、凄まじい戦いをしたのです』と発表しました」彼女はそこで止める。「この話で覚えていることをわたしに話してください」

「お手上げだよ」とトーソロ。「話をよく聞こうとしていたんだけど、頭では別のことばかり考えてしまって」

「もう一度読んでほしいですか」

「はい」

メグはもう一度読む。

「わかった」トーソロは言う。「だれかが撃たれたんだ。それで、ええと、彼らが、んん、だれかが、彼は勇敢な男だったと言った。彼は四人の強盗のあとに……それだけだ」

「ほかに思い出せることは？」

「ないなあ」

目覚ましの音がする。

「ええと、んん。いつこの検査は終わるんですか」トーソロが言う。

「そのとおりです！　素晴らしいわ！」

「それから、ええと。今度はいつあなたに会いにくるんでしょう？」

「完璧よ！　すごいわ！　やったじゃない！」メグが言う。「じゃあ、さっきの話に戻りますが、どんな話でした？」

「ええと、ひとりの男が死んで、調査がおこなわれたんだ。それで、ええと、だれかが彼は勇敢な男だと言って、彼が勇敢な男なのは、四人の、四人の……」

「はい、いいですよ」メグは治療が始まってすぐに見せた写真を手に取り、もう一度彼に見せる。

「ああ、ちくしょう！　キャサリン……キャサリン……それしか思い出せない」

「もう少し考えてみて。わたしたちがこれについて話し合ったことがあったでしょう」

「キャサリン……キャサリン」

「イニシャルは覚えている？」

「いや」

「そう。姓のイニシャルはT」

「トレヴァー？」

「テイラー」

「テイラー」トーソロはもう一度言う。メグは二枚目の写真を取り出す。

「うう……ヘンリー……フィッシャー」

「よくできたわね！　そして最後は？」

「アンドリュー」彼は必死になって神経を集中した。「ヘアレスは思い出せるけど……」

「それに近い名前」

「ヘアリー？」

「ハリスよ」

メグはトーソロを見る。トーソロは次の言葉を待っている。「全体的にみてよくできました」ようやく彼女は言う。「覚えなくちゃならないことが**山ほど**あったから」

それはトーソロもよくわかっている。彼はメグを見て、首を横に振る。

時間がきた。

「受付で来週のスケジュールを立ててもらってください」とメグは言う。

彼は身のまわりのものを集め、受付まで行く。受付係が「あなたの担当医はどなた？」と尋ねる。

トーソロはしばらく考える。「彼女の名前が思い出せない」なおも考える。困り果てて笑いだす。

「彼女の名前はなんといった？」

トーソロはWTBに戻り、整列する。毎朝必ず、雨の日も気温が零下になった日も整列する。普通は午前六時半におこなわれ、参加は義務だ。結局ここは陸軍であるのだから、全員が集合し、隊列を組み、名前が――「アイアティ！」――呼ばれるのを待つ。それで兵士たちが――「はい！」――もう一晩無事に過ごせたことを確認する。全員がここにいる。毎朝毎朝、全員の生存を確認する。そしてある日、そのうちのひとりがいなくなる。

彼が故郷を離れて戦争に行ったのは二十一歳のときだった。そして兵舎の一室で真夜中に自殺した。死亡記録によれば、彼はボーイスカウトに属していて、教会のセレブレート・ライフ・サイエンス・クイズチームのメンバーで、愛犬「サラ」を大切にしていた。アイアティはその兵士をよく知らなかったが、整列のときにはすぐ近くにいたし、体育館でいっしょになることもあった。それだけだった。またひとり兵士がガードナー・ルームへと送られていき、ほかの兵士たちは礼拝堂の葬儀に向かう。礼拝堂の入り口には電光サインのメッセージが点滅している。いわく――

「仲間の兵士を助けることがきみたちの責任である」

「戦友をひとりで戦わせてはならない。喜んで手を貸すべし」

礼拝堂の七列の席を占めている頭を垂れた兵士たちが、最前列に座る悲しみにかきくれた遺族を見つめる。最前列から手が届きそうなところにイーゼルがあり、その上には打ちひしがれたような表情の青年の写真が掛かっている。「次は何だ？」と言いたそうな表情。そして遺族もそう言いたそうだ。イーゼルの横には彼のブーツ、ヘルメット、ライフルがあり、そのそばに演壇がある。そこで追悼の言葉を述べる人が、「ご奉仕に感謝しますと言う以外、どのような言葉を添えたらいいのでしょう」と戸惑いに満ちた声で言う。

トーソロは聞いてはいない。そういった言葉すべてを避けている。ラッパ吹きが「タップス」を演奏し、礼砲を鳴らし、何人かの兵士はびくっとし、青年の父親は目を拭って咳をし、ひとりでやってきて数列後ろで涙を流している女性は、その手に『一年　希望の書』を持っている。彼女がだれであれ、トーソロが絶対に聞きたくないのは、彼女の泣き声だ。ほかのだれの泣き声も聞きたくない。トーソロはこうした葬儀に幾度も参列してきた。どれもハーレルソンの葬儀のやり直しにすぎない。あるいはドスターの。そして同じ大隊で死んだ十二人の兵士たちの。こうした葬儀が彼の心によくない思い出を呼び起こす。それだけは思い出したくない。キャサリン・テイラーやヘンリー・フィッシャーやアンドリュー・ハリスを思い出すのが大事だ。しかし後ろへ行ってはだめだ。拘置所に戻ってはだめだ。トピーカに戻ってはだめだ。持ち上げられ、下に叩きつけられ、別の夢に入りこんではだめだ。後ろ、上、下——これは悪い方向だ。快復したいのなら、前に行かなければならない。ひたすら前へ。それで彼は礼拝堂からなるべく遠ざかっているが、葬儀の翌日、快復するために次にすべきことに向かっているとき、たまたま礼拝堂のそばを通りすぎる。

トーソロはフォート・ライリーが用意しているカレッジの授業に出席するために車を運転しているところだ。「医師たちが学校へ行けと言ったんだ」とトーソロは言う。「だから学校に行くんだよ」。礼拝堂のそばを通りすぎるとき、電光サインは相変わらず点滅している——「助けを求める勇気を持て」と読める——が、それを無視する。サモアにいた頃、数学の成績がよかった。いままでも頭のその部分は変わっていないだろうか。わからない。予想では、だめかもしれない。しかし、代数学の授業に登録し、それを突き止めようとしている。

古い建物のそばに車を停め、階段を上って二階の教室に入る。後ろの空いている席に恥ずかしげに座り、ペンをとる。先生が立って自己紹介しているあいだ、そのペンで自分の腕をずっと突いている。

「さて、みなさん。大半の人はぼくのことを知らないでしょう」と先生は言う。「ぼくはミスター・ラッセルです」

ケント・ラッセルだ。クリスティ・ロビンソンのボーイフレンドの。彼がトーソロの次なる応援者だ。

ケントは、負傷した兵士とその傷が与える影響についていくらか知っている。クリスティから婚約指輪を返されたとき、「ぼくは決して諦めない。そのときが来たら、来るときがあれば、結婚したい」と言い、クリスティは「ありがとう」と言った。その指輪を家に持ち帰り、引出しの中にしまった。いまは先に進もうとして、新しい生徒に注意を向けた。後ろの席で自分の腕にペンを突き立てている生徒にも。

ケントは生徒たちに背中を見せて、ボードに名前を書く。

「ラッセル先生」とトーソロはノートに書く。四十五分後、気分爽快になって外に出る。まるでようやくどこかにたどり着いたような感じだ。「ではまた明日会いましょう」と言ってラッセル先生は授業を締めくくった。トーソロは「**はい、明日**」と思った。トーソロはケント・ラッセルが好きになる。

実を言えば、メグ・ヴァーノンも好きだ。ジャング軍曹とルイス軍曹も好きだ。あのウィンク女だって好きだ。

どうしてWTBにいたかったのだろうと思う日がある。だが、自分が進歩しているとわかる日もある。そういうある日、本館の建物に向かい、旅行申請の許可をもらいに新任の軍曹に会いに行く。軍曹は書式にざっと目を通し、「人材部の女性に会いに行け」と言う。

それでトーソロは彼女に会いに行く。「休暇？　緊急な用事？　何の用で？」と言われ、もう一度軍曹のところに行って聞いてきて、と言われる。

「**彼女に**訊け」と軍曹に言われる。

「軍曹はあなたに訊けと言ったんですよ」トーソロは、どうして戻ってきたんだと彼女に言われ、そう説明する。

彼女は申請用紙にサインをし、これを軍曹のところに持っていきなさいという。

それでオフィスに戻るが、軍曹はいま忙しい。だれかと熱心に議論している。ワタバーガーとイネナウトバーガーのどちらの店がいいか、ということを。議論はもうしばらく続きそうなので、トーソロは椅子に座り、軍曹の仕切りのまわりを見る。見るべきものはたいしてない。WTBに着任したばかりなのだ。ただ、壁に留められた未記入の申し込み用紙は世界中のどの陸軍でも同じものに見える。

「心の傷の報告」というタイトル。

その下に「嘆いている者の名」とある。

その下に「傷つける言葉はどちらの耳で聞きましたか」という言葉。「一生消えない心の傷がありますか」「涙を拭く『ティッシュ』がいりますか」「これは外傷性脳損傷の結果ですか」

その下に「この報告書を提出する理由」とある。「あてはまるものに印をつけなさい」

「私が弱虫だから」

「私が泣き虫だから」

「ママがほしいから」

「お前はヒーローじゃないと言われたから」

その下に「経験談」とあり、「心を傷つけられるような女々しい言葉を教えてください」

そして、申し込み用紙のいちばん最後にこうある。

陸軍は、心の傷を重要視しています。あなたを抱き締めて気分を楽にしてくれる人がいないのであれば教えてください。ただちに「抱擁人」を派遣します。「抱擁人」が見つからない場合、消防署に知らせ、あなたの住居に消防署員を派遣する手配をします。追加支援が必要なら、希望するものを書いてください。われわれは無理のない範囲で、「お気に入りの毛布」、「おしゃぶり」（お望みならミルク瓶つき）をお届けします。

冗談だろ、とトーソロは思う。軍曹が議論を終えるのを待っている。どっと疲れた気がする。昨夜の夢は妙に生々しく、眠りに戻れなかった。持ち上げられた。叩きつけられた。「どうして俺を救ってくれなかった?」とハーレルソンが尋ねた。
思い出せないことがある。忘れられないことがある。

13章

フレッド・ガスマンの父親は、第二次世界大戦から戻ってきてから、フレッドをベルトで打ち据えるようになった。

フレッドは幼かったのでその理由がわからなかった。わかっていたのは、あらゆることが打たれるきっかけになる、ということだった。あるとき、母親が彼の皿に山盛りにしたスパニッシュライスがきっかけとなった。においを嗅ぐと吐き気をもよおした。食え、と父親が言った。いやだ、とフレッドは言った。**食え**、父親はもう一度言って、ベルトをテーブルの上に置いた。フォークでライスを突つき回すと、米粒がひとつフォークにくっついた。それを口の中に入れた。やめろ、と父親が言った。吐きそうだと思いながら、もう一粒口に入れたとたん、父親がベルトを摑んで狙いを定めた。

打たれそうになると、クローゼットに隠れることもあった。だが、何の役にも立たなかった。すぐに、勢いよく扉が開けられた。

いまでもフレッドは、父親が何に苦しんでいたのかわからない。もちろん、それは戦争の後遺症

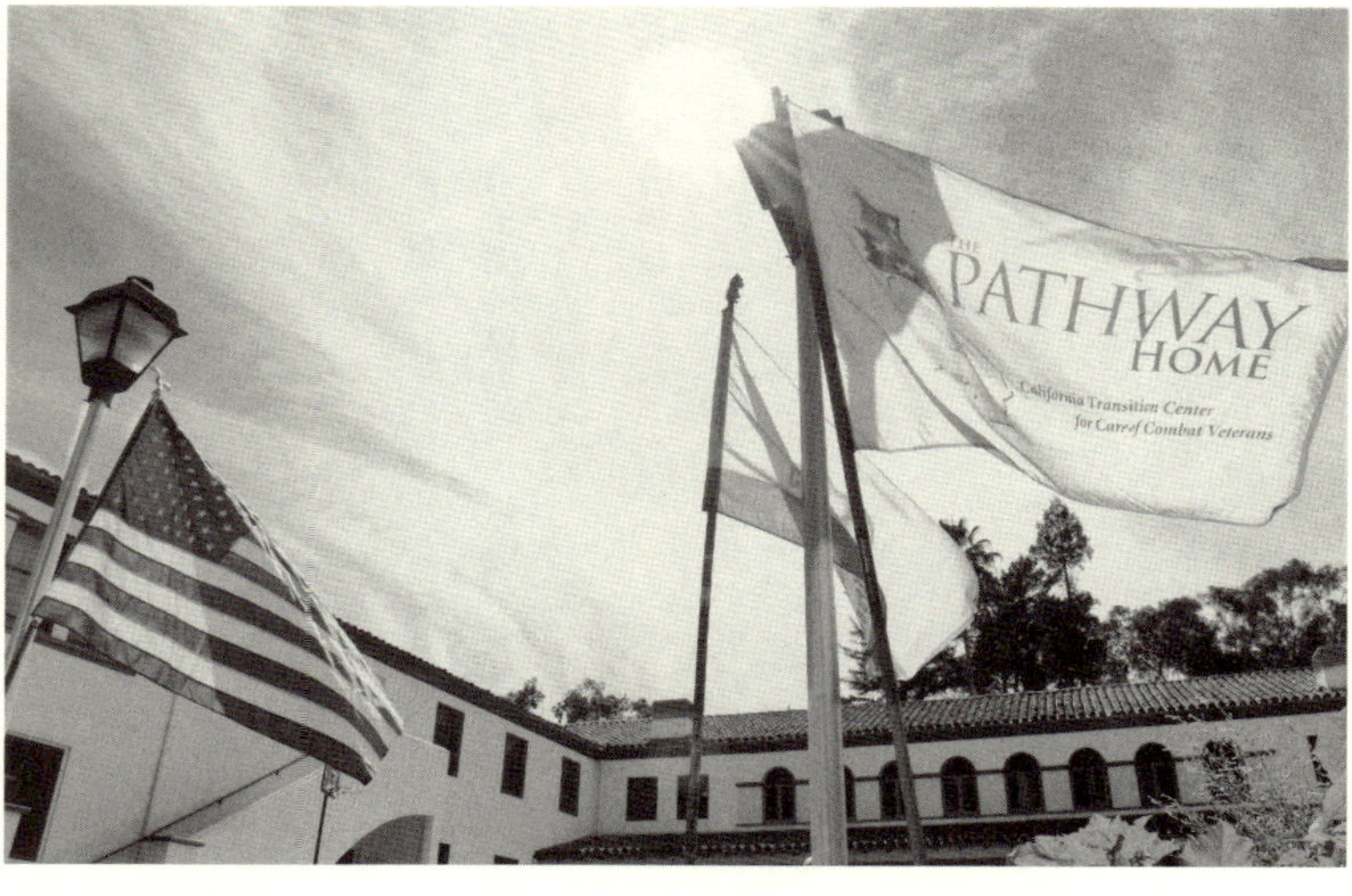
THE
PATHWAY
HOME
California Transition Center
for Care of Combat Veterans

パスウェイ・ホーム

だったのだが――「あれがPTSDでなかったら、親父のおかしな行動の**説明がつかない**」とフレッドは言う――どんな苦痛を味わったのか。あれほどの怒りを抱え込んでいたのはなぜか。その答えがわかっていたかもしれない人物は、隣家のやはり復員軍人の男だった。その男はある日フレッドの父親にボートを作るのを手伝ってくれ、と言い、ふたりは隣家の庭で何時間も共に過ごし、手を動かしながらあれこれ話をしていた。父親の心から何かを解き放ってくれたその友情は、ある日突然終わりを迎えた。父親が隣家に行くと、男がガレージで首を吊って死んでいるのを発見したのだ。父親は男の綱を切った。ベルトの打擲はなおも続いた。とうとう母親がフレッドを連れて逃げ、祖母の家で暮らすようになった。祖母はいつも教会に通い、救済を信じていた。だれの中にも神はおられる、と祖母は孫に何度も言い含めた。悪夢とおねしょに苦しむ八歳の少年にとっては、新しい観念だった。悪人にも必ず善は備わっている。祖母はそう請け合った。人の中に善を探せば、必ず見つけられる、と。

それから六十年。

フレッドはその後、カリフォルニアのセントラル・ヴァレーで少年時代を過ごし、中学時代は用務員助手として、高校時代は野菜畑で摘み取り人として働いた。軍隊で数年間過ごし、大学の学費を貯めた。学部時代は児童発達学を専攻し、ソーシャルワークで大学院の学位を取り、復員軍人病院に職を得た。ぼろぼろになってベトナムから帰ってきた兵士たちを徹底的に調べ、セラピーをほどこした。アメリカ初の復員軍人向け居住型療養プログラムを作り、何千人もの兵士を治療したあと、治療するためには兵士の病気が人生の中でどういう意味があるのかを兵士たちが理解する充分な時間が必要だと確信するようになった。トラウマとなった出来事のあとでどんな人間になったかということだけでなく、出来事の前にどんな人間であったかということも大事だ、と確信するようになった。時間の制限を設けずに、深く掘り下げていき、誕生のところまで遡り、魂の奥を探る――これがフレッドのアプローチの仕方だった。そのやり方は数十年にわたって成果を収めたが、復員軍人やほかの人々が滞在期限つきの治療モデルにシフトしていったときに懸念を抱くようになった。七週間。四週間。一週間の期限延長。次第に落胆が大きくなり、退職を考えるまでになった。そんなとき、パスウェイに来ないかという誘いを受けた。パスウェイは寄付金ですべて成り立っているということだった。保険会社の対応はなし。復員軍人局とも無関係。ヤントヴィルにあるカリフォルニア復員軍人ホームの広大な敷地内に自分の建物を与えられ、プログラムはフレッド自身が計画し監督する。なぜそんなところに行くのかと尋ねる人々に、彼は「最後のお勤めだ」と説明した。そしていま、金曜の午後、戦争で負傷した元軍人たちの新しいグループによる苦しい治療、「トラウマ・グループ」という治療が始まって三日が経っている。フレッドは、見るからに落ち込んでいるアダム・シューマンに近づく。

「月曜日を楽しみにしているよ」フレッドは言う。

アダムが落ち込んでいるのは、サスキアからメールが届いたばかりだからだ。

メールを開く前にすでに動揺していた。電話の呼び出し音が聞こえるだけで心が乱れた。どうして放っておいてくれないのか。このまま放っておいてくれたら、すっかり治ったあかつきに彼女の元に帰れるのに。それが、彼女は仕事を辞めてからというもの、ひっきりなしにメールを送ってきて、日に五十通来ることもある。あらゆることを書いてくる。まるでアダムがジャンクション・シティにいるかのように。マクドナルドで何をもらったと思う？　そういうメールだ。ジャクソンにベッドに行きなさいと言ったら、あの子唸り声をあげたのよ。そういうメールだ。今度は何なんだ？

「月曜の夜に家に帰れない？　医者は火曜の朝にチューブを入れるって。左耳が完全に聞こえなくなっていて、右は難聴だって」

それはジャクソンのことだ。ジャクソンは十八カ月になるのにまだ言葉を話さない。その文を読んだ瞬間に、あの夜のことをまた考えた。アダムが眠ってしまい、ジャクソンがベッドから落ちた夜のことを。

「なんてことだ」アダムは言った。

だから家に戻らなければならない。そこにいなければならない。しかし月曜日はトラウマ・グループが始まる。参加せずにすませられるだろうか。

彼は外に出る。同じプログラムの男たちが何人か、二階の踊り場のところにたむろしている。遠くから見ると、彼らに悪いところなどどこにもないように見える。煙草を口にくわえたり、筋肉をほぐしたりしていて、普通の若者と少しも変わらない。だが近寄ってみれば、彼らの目に宿る不安がはっきり見える。そして、精神病棟で会った娘としたすごいセックスのことを話している男には、生々しい傷が三箇所ある。左手首のまわり。右手首のまわり。そして左前腕全体に。

空港からナパ・ヴァレーに向かう車の中でフレッドが言ったことは正しかった。ここではいいことも悪いこともたくさんある。二カ月が経ったいま、彼らといるとくつろいだ気持ちになる。自分がよくなっているかどうかわからないが、ひどく不安定だった最初の二週間が過ぎたいま、一時的にせよカンザスに戻ることを考えると、手に入れられるかもしれない最高のチャンスをドブに捨ててしまうような気になる。カウンセリング治療、怒りを抑える授業、月曜日の夜にロータリークラブ会員たちとするボーリング、瞑想の訓練。どれも気に入っている。そしてアダムは、トラウマ・グループをずっと楽しみにしてきた。たとえそれを体験した人から「大きな衝撃だ」と聞いていたにせよ。これは進歩だろうか。進歩なのだ、とアダムは思う。

男たちの話題は、戦争中に新兵にした悪ふざけのことに移っている。ひとりの男が、M&Mにタバスコ・ソースをふりかけて渡したものさ、と話す。別の男が、みんなでドル紙幣を新兵たちに投げ与え、これから始まる奪い合いで勝つのはだれかを賭けたものだ、と言う。だれかが煙草の吸いかけを弾き飛ばし、それがくるくると回りながら地面に落ちて火花を散らすのをみんなで眺める。

アダムは煙草を吸い終えて部屋に戻り、ルームメイトのウィルが出ていくのを見送る。ウィルは一年近くこのプログラムに参加していた。フレッドは車の中でこうも言った。ここに来たときに抱いていた絶望感を克服するには、数カ月はかかる、と。ウィルはそのケース・スタディだ。長いあいだ、ウィルはだれとも喋ろうとしなかったし、部屋から出ようともしなかったが、いま彼は、自分をここに送り込んだ悪意に満ちた世界に戻る心構えができた、と断言している。

「荷物をまとめるのを手伝おうか」とアダムは言う。

ウィルは首を横に振る。もうすんでいる。唯一残っているのは、テレビを処分すること。大型テレビなので持っていかれない。アダムはウィルの車を借りてＡＴＭまで飛ばし、二百ドルを引き出してすぐに戻る。「わかった。そうしよう」とウィルは独りごちる。それからアダムのほうに向き直り、手を差し出す。アダムがここに来て以来ずっとルームメイトだった。一日目の夜、ウィルはアダムのダッフルバッグを開け、武器や薬の有無を調べ、隠しておいたサスキアからのメモを見つけた。それには、「とっても愛しているんだから」と書かれていた。アダムは、エモリーとドスターのことをウィルだけに話した。「じゃあまたな、カンザス」と彼は言う。

「このゴミはどうするよ?」アダムは部屋から出ていくウィルに言う。

ドアが閉まる。

ドアが開く。ウィルが笑っている。ウィルはゴミ袋を摑む。

「ドジもいいとこだぜ」アダムは怒鳴る。

「またな、ウィル」アダムは言い、ウィルは永遠に出ていく。残されたアダムは、俺も一年くらいかかるのか、と思う。

その後すぐに、携帯電話がメールの受信を知らせる。今度は何を言いたいんだ?

「どうして銀行からあんな大金を下ろしたの?」

アダムはため息をつく。ＡＴＭに行ってから二十分しか経っていない。「なんだか、いまいましい人工衛星で監視されてる気分だ」アダムはそう言い、返事を書かず、電源を切って外に行く。ほかの男たちがどこかに行ったので、アダムは煙草に火をつける。それからもう一本。何をしようか、と考える。初日からそうだったが、この場所にいると無気力になり、どうでもいい、という気持ちになる。何百エーカーもの広大な土地、ワイナリーから運ばれてくる葡萄の香りが含まれる大気、あらゆる種類の木々がいたるところにある。背が高くておかしな形の葉をつけた椰子の木。この木はアダムの部屋の窓の外にも立っている。風が吹くと葉音がどうしても耳に入ってくる。カンザスの風の音とはまったく違う。カンザスでは風がポプラの木々を抜けてくると、アダムは木立の中に身を隠す。軋むような音が混じっていて、寒気がしてくる。とりわけ、何もかもが張り詰める秋には。ここの風は瑞々しく、寒気も種類が違う。シミー〔訳註 ベリーダンスの一種〕を踊れば簡単に撃退できそうだし、跳びはねれば、魂は浄化できなくても、安心を得られそうに思える。そういう種類の寒気だ。それにこの素晴らしい土地の葉音は、誘うような感じがする。

いまアダムは、ここで長年暮らしてる老人のひとりを見つめている。こちらに向かって歩道を歩いてくる。ここのさまざまな建物には千百人が滞在していると言われている。大半は老人で、男だ。身体障害者もわずかながらいるが、全員が人生のどこかで兵役についていた人々だ。被っている帽子で判断すれば、大半がベトナム戦争従事者だが、いまこちらにゆっくりとやって来る老人は、おそらく第二次世界大戦の元兵士だ。歩行器を使っている。一歩進んでは休み、一歩進んでは休んでいる。近づいてきた老人はアダムのそばまで来ると立ち止まり、まるで突進しようとするかのように向き直り、じっとアダムを見つめる。アダムも見つめ返す。老人はサングラスを外してなおもアダムを見る。アダムは煙草を吸い終わる。ようやく老人は向きを変え、歩み去る。

「なんだよ」アダムはかすかに怖気づく。

大勢の人々が次々にやってくる。ダイニングホールを目指している。自分で歩いてくる者や歩行器を使っている者もいるが、多くは国旗を飾り付けたスクーターを運転している。アダムはその光景を、同じプログラムに参加しているロブと共に眺めている。ロブはやはり煙草を吸いに出てきていた。スクーターのひとりが、ほかの者たちは歩道をまっすぐに進んでいるのに、道を逸《そ》れていく。

「酔っ払ってやがんな」アダムが言う。

「いいや。酔ってるんじゃない。歩道から離れようとしてるんだ」とロブが言う。そのスクーターが歩道から離れていく。「おっと、危ない」とロブが言う。しかし、その老人がそういう運転をしたのは、マグノリアの木の下で煙草を吸いたかったからだ。煙草を吸うと、咳の発作に襲われて体を二つ折りにし、それからダイニングホールに向かっていく。

別の老兵士がやってくる。こっちは**本当に**酔っ払っているようだ。パスウェイの建物の裏にあるピクニックテーブルで、毎日ビールを飲んでいる猛者《もさ》のひとりだ。パスウェイの一階には軽食屋がある。彼らは決して挨拶をしない。手を振ることもない。ただそこに座ってひたすら飲んでいる。

「いつもしこたま飲んでるな」彼らのことをロブはそう言う。

「寂しそうだ」とアダムが言う。「打ちひしがれているみたいだ」

「朝の六時に、もうビール缶のピラミッドができてるもんな」とロブ。

「三十年後の俺だよ」とアダム。「ここのプログラムが効かなかったら、俺はああなるんだ」

実は、ビール缶のピラミッドができるのは朝の十時頃だ。

朝の六時にレイモンド・シャーマンが姿を現す。彼が一番乗りだ。たいてい一番にやってくる。彼はかなり昔、軍隊にいたときガイアナに選抜部隊として送られた。そこの宗教施設で九百人の信者が毒を自らあおって死んだ。数年後、その九百人が夢に出てくるようになった。そしていま、彼はひんやりした朝にひとりで座り、両手でコーヒーカップを包み、ビールの販売が始まるのを待っている。九時五十九分に軽食店に入る。「キーストーン・ライトを三缶、ナチュラル・ライトを三缶」とレジ係に言い、一分後にピラミッドの基礎ができる。

ポール・アレクサンダー――第二次世界大戦の元兵士――が次に到着する。彼はカウボーイ・ハットを被り、バスケットにビールを二缶入れたスクーターでやってくる。次に来るのがジム・ジョージ――ベトナム戦争の元海兵――で、ビールもなければ両脚もない。電動車椅子に乗ってバランスをとりながらやってくる。間もなく七人になる。みな、軽食店のそばのこの場に引き寄せられる。長年ここが、無人の二階建ての建物の中で唯一機能している場所だった。ところがある日、ペンキ職人が現れて一同はびっくりした。次に家具運搬業者が、ベッドやたんすを二階に運び込んだ。それから最近の二度の戦争で苦しんだ兵士の第一陣がやってきた。そしていま、二階の開いた窓から声が聞こえてくる。

「起きろ、この野郎」

アダムを起こしているロブの声だ。アダムは週末はずっと寝ていたいと思っている。

「起きるんだよ、ねえちゃん」しばらくしてまたロブの声。笑い声。一方、ピクニックテーブルではジム・ジョージが三回撃たれた日のことを話している。「一九七一年九月二十一日だ」ジム・ジョージが話している。「いつもその日のことを思い出す」。その日はラオスにいた。偵察チームの五人のひとりだったが、伏兵の攻撃を受けた。ほかの四人は殺され、彼だけ茂みの陰に長いあいだ隠れていた。腹に開いた三つの穴から血が滲み出ていった。その穴から何が入りこんできたかはだれにもわからない。その地帯には枯葉剤が撒かれていた。数日後に救援隊が到着したときには、彼は幻覚を見るようになっていた。月日が流れた。彼の免疫機能はどんどん低下していった。三十三年経ったある日のこと、足爪が巻き爪になり、病原菌に冒された。まったく治らず、医師は右足のかかとを残して切断した。感染部分は広がっていき、足首の下全体を切断した。次に切断したのは膝から下だった。次に膝上から下。太腿から下。腰から下。右脚がすべてなくなった。ところが、感染は左足にも移っていたんだ、と彼は言う。さらに六回の切断手術をおこない、両脚ともに失った。「入隊したせいだ」ジム・ジョージは、こうなったそもそもの始まりについて言う。「世界を呪ったよ。海兵になりたかったんだ。堂々とした、タフな男にな。いいこともたくさんあった。入隊したときは百八十六センチあった身長が、三十三年後には九十三センチだ」

ジム・ジョージは笑う。ほかのだれも笑わない。

「つまり、どんな戦争もみんな同じだ」ジム・ジョージが言う。

「景色が違うだけだな」とだれかが言う。

ビールのピラミッドがだんだん高くなっていく。ひとりがトランプのひとり遊びをする。ほかの者はそれを見ている。そのうちパスウェイの建物からひとりの男が犬を連れて出てくる。介護犬の訓練をしているのだ。さらにふたり出てきて駐車場に向かう。若い兵士は挨拶をしない。老いた兵士は、いい犬だね、と言わない。だれもが他人を目に留めない。

「あいつらは俺たちと話をしようとしないな」レイモンド・シャーマンが言う。

「こっちを見ようともしない」ジム・ジョージが言う。「俺たちを犯罪者だとでも思ってやがるんだ」

「俺たちが見えてないみたいなそぶりだ。だがよ、そのうち俺たちの家にやってくるさ——ここは俺たちの**家だ**が、あいつらにとっちゃただの短期滞在場所だ。だからあいつらは犬を外に出して糞をさせても、拾いもしないのさ」レイモンド・シャーマンが言う。座りながら、膝を合わせたり、開いたり、合わせたりし、体を前後に揺する。

中でもレイモンドは見るからに神経質な様子だ。しかし全員がそれぞれの症状と自分なりに折り合いをつけている。彼らは酒を飲む。顔がそれを証明している。何人かは、夜に墓地にスクーターで出かけていき、五千人の兵士の墓のあいだでマリファナをふかす。ジム・ジョージは、十五年間ずっとメタアンフェタミンを飲んでハイになっているんだ、と言う。ポール・アレクサンダーは、めったに口を利かない。マーク・フィッシャーが正午が近づいてくると何度も何度も腕時計を確認するのは、正午にはホイッスルが鳴り響くからだ。ベトナム戦争から四十五年経っても、いまだに大きな音に慣れないでいる。

いま、二階の開いた窓から聞こえてくるのは、ロブがアダムに言う声だ。「銃で撃たれた仲間を見るためにグリーンゾーンに急いで行ったんだ。そこらじゅうから砲撃されて、ちくしょう、と思ってた。こんなことで死ぬのはごめんだと、それにその兵士を好きじゃなかったし……」

老兵たちはときどき、あそこで何をやっているのだろう、と思う。しかし老兵たちにわかるはずもない。戦争から帰ってきたとき、だれの助けも受けなかった。彼らのために何の用意もされていなかった。自分で何とかするしかなかった。

「俺はよ、なるたけ女房のそばにいて、なるたけ強くしがみついてたな。そうでもしないとあの夢が現れるってわかってたから。眠るのが怖くてしょうがなかったよ」とレイモンド・シャーマンはガイアナのあとで起きたことを話す。それで、自分の体を妻に押し付けるようになり、結婚生活は終わった。

「俺がよく見た夢は、マシンガンから岩が飛び出してくるやつだ」とマーク・フィッシャーは自分の助けになったことを語る。「俺は、バーでこのことをそこにいた奴に話したんだ。そうしたらそいつは、毎晩ベッドに横になったら、とにかく強く念じて、『神様、私はもうベトナムの夢は見たくありません』と言えばいいって言うんだ。それからこう言った。『一カ月、毎晩そう言うだけでいい。俺が保証するぜ。絶対に夢を見なくなる』。一九九〇年代の中頃だったな。そしてなんと、それが効いた。いまも夢は見ない」

ホイッスルがいきなり鳴り響く。それへの心構えはできている。大丈夫だ。

ピラミッドが高くなる。

七人の中で専門家の助けを借りた唯一の男はジム・ジョージだ。彼はベトナムで銃で撃たれてから十二年後に自殺を図った。「俺がテーブルで45口径の拳銃をぶっ放そうとしているとき、親父に見つかったんだ」。そのために、ベトナム帰りの若者向け滞在型プログラムに入れられることになった。彼はそこに一年滞在した。それで彼が理解したことは。「戦争に行って最悪なのは、人を殺すことだ」とジム・ジョージは言う。「俺にとって最悪なのは、殺人が気に入っちまったってことなんだ。それをするのが得意になった。そういうことが得意で、好きになった自分を俺はずっと憎んでたんだよ」

後にわかることだが、そのプログラムは、フレッド・ガスマンが作ったものだった。

「命を救われたよ」とジムは言う。

命を救われたおかげで、彼は結婚と離婚を四回し、復員軍人ホームに来ることになった。ここで両脚を失い、車椅子になり、ピクニックテーブルに座っていた。ある日、フレッド・ガスマンが空っぽの建物に入っていくのが見えた。ジムは彼に話しかけようとした。しかし、がっかりしたことにフレッドは彼のことを覚えていないようだった。

もしかしたら、その外見のせいかもしれなかった。フレッドは百八十六センチのジムしか知らなかったからだ。

しかし別の理由かもしれなかった。「何千人もの兵士を見てきたんだろうからな、いちいち覚えていられるもんじゃねえよ」

ジムは話題を変え、復員軍人ホームの生活の良さについて話す。彼は病院に個室を持っている。看護師による二十四時間の看護を受けている。看護師たちは、彼が狂暴な夢を見ているときには近づいてはいけないことがよくわかっている。見舞い客はほとんど来ない。そしてクリスマスに感謝している。その日は滞在者全員にプレゼントが配られるからだ。しかし、二年連続してプレゼントは靴下だった。

「どうすりゃいいってんだよ。ちんぽこにつけろってか？」とジムは言う。

今度はみんなが笑う。

ビールのピラミッドが高くなる。土曜日が過ぎていく。

日曜日になる。新しいピラミッドができる。ピラミッドが高くなる。

ようやく週末が終わる。アダムがここに来てから二カ月が経ち、トラウマ・グループがようやく始まる。男たちがテーブルに集められる。フレッドが何か言おうとする。さあ、衝撃的なことが告げられるぞ。そのとき、突然大きな笑い声が下のピクニックテーブルから湧きあがる。

「下では楽しくやってるな」とフレッド。


アダムは、これに参加するはずではなかった。

彼はすぐに家に飛行機で飛び、数日過ごしてから、車があれば車で戻ってくるつもりでいた。せいぜい五日、とアダムはフレッドに約束した。

「戻ってくるのを忘れるんじゃないぞ」とフレッドは言った。戻ってくるとは思えなかった。

アダムも確信がなかった。アダムは家のことを「いまいましいブラックホールみたいなんだ。俺を呑みこんじまう」と言った。

六日後に彼は戻ってきた。手術は成功した。しかしもし、ジャクソンの耳が急に聞こえるようになったなら、真っ先に耳に飛び込んできたのは、アダムの大音量の叫び声と、サスキアに結婚指輪を投げつける音だっただろう。サスキアは怒鳴った。こんなこと、ひとりでできっこないでしょ、わたしたちは破産しちゃう、カンザスでだって支援してもらえる、あんたのせいでわたしはセラピストにかかってるんだよ、あんたのせいで抗不安剤を飲んでる、あんたは家にいなくちゃだめ、夫なんだから、父親なんだから。「根性出しなさいよ、しっかりしてよ」彼女は怒鳴った。結局彼女は謝り、彼はカリフォルニアに去った。そしてトラウマ・グループは続き、アダムの話す順番の日が近づいてくる。フレッドはそれを、「自分のすべてを探りだす」と表現した。「それが消えたわけじゃないんだから」と。サスキアの懇願が度重なっていく。メールで。電話で。手紙で。

「本当にごめん。自分がどうなってるのかわからない。でも、助けになるようなことはなにひとつできそうにない。自分がみじめでゆっくりと溶けていってる」ある夜、サスキアはこれまででいちばん長い、いちばん悲しいメッセージを書く。「地下に行って、あのくだらない魚を見ると、あんたがそこに震えながら座っているのが見えるんだよ。銃を頭に突きつけて、必死でそれをやり遂げようとしているのが。わたしがそれで傷つくかもしれないなんてこれっぽっちも考えないで。上では息子が泣いているのに。娘はいまにも地下にやってきて、地下室中に飛び散った父親の脳みそを見つけるかもしれないのに。あの瞬間に、わたしはすっかり変わった……」

自分がやろうとしていることで気分が悪くなってくるが、だからといって書くのを止めはしない。

ようやくパスウェイのファミリー・カウンセラーのひとりがサスキアに電話をかけてきて、アダムがいま取り組んでいることを説明する。もし早めに家に帰るようなことがあったら、アダムはおそらく確実に自殺するだろう、と。しかしサスキアにも言いたいことがある。

「自分ひとりでやるのに疲れ果てたの」サスキアはカウンセラーに訴える。彼女はリビングルームにいて、ジャクソンは昼寝をし、ズーイは裏庭に設置した子供用プールで水と戯れている。ふたりがまだ良好な関係のときに買ってやった設置型プールだ。「娘は毎日泣いていて……あの人の休暇はずっとずっと先のことだし……ごめんなさい。失礼なことを言うつもりはないんだけど……」

彼女の声がうわずり、ズーイがプールから出てきて、何かよくないことが起きたのかと部屋の中に入ってくる。それでサスキアは玄関ポーチに出ていく。話しながら煙草に火をつける——彼女の新しい習慣だ。

「もううんざり。ほんとにもううんざり。子供を産むんじゃなかった、結婚するんじゃなかった。ひとりでいればよかった……それは関係ないか。もし、この家を失ったら、車を失ったら……本当にむかついているのはそのこと……**わかってる**……」。犬がリビングルームにやってきて、ズーイがその犬のところにいく。

「そのせいで家族がばらばらになってる……わかっているのはそれだけ」

サスキアの声は震えだす。目を拭う。「エディ、伏せ」ズーイが言う。

「わたしには**何の**助けもない。だれからも……。問題はそれじゃない。あの人がそっちで楽しくやってるのに、わたしが二十四時間ずっとこんなことしてるなんておかしいでしょ……もうとても**……とても**……我慢できない」

「伏せ」とズーイが言う。

「**ほんっと腹が立つ。だって、あの人はやるべきことをぜんぜんやってないじゃない**。もう、**へとへと**。ほんとに、**へとへと**。もう、うんざり。もう**いや**。後ろめたく感じることにも疲れた。かわいそうなアダム。いつも、いつも、かわいそうなアダムって……」

エディがズーイの首を舐めるので、ズーイはくすくす笑いだす。「わかったって。もっとキスして」そう言うと、犬は舐めるのをやめる。

「もうできない。もう無理……。こんなのって、フェアじゃないでしょ？　……あの人、二カ月半も留守にしているのに、わたしは週末だって休みはとれない……」

「目玉を舐めちゃだめ！」

「だって、わたしはいつも心配していなくちゃなんない。あの子が、わたしの息子の耳が聞こえてるのかいないのかって……。一度赤ん坊を落としたら、信頼なんてなくなるものでしょ……」

サスキアは立ちあがり、リビングルームに戻る。煙草くさい。目のメイクが剝げ落ちている。

「はいはい……そうね……さよなら」

ズーイは、犬に舐められて笑いながら母親を見る。

「ああ、なんてことよまったく。あいつ、ぶっ殺してやる」

ズーイがずっと見ている。

「向こうに行って！　遊んでな！」と怒鳴られ、ズーイは出ていく。サスキアはソファに座り、何が起きたのか理解しようとする。「あの人が帰ってきたら、自殺するだって。あの人が向こうにいつづけたら、わたしたちはおしまいよ。

わたしはどうすればいいの？」

携帯電話がメールの受信を知らせる。

アダムからだ。

「荷造りがすんだ。一時間以内にここを出る」

さっきの会話を聞いていたに違いない。

「あんたはそっちにいるべきだって彼女は思ってる」サスキアは返事を送る。

「放っておけばいい。数日したらそっちに着く」

「どうして放っとけるのよ？　愚痴は言うな、あんたはそっちにいるべきだって。じゃないとあんたが自殺するって、そう脅かされたのよ」

「俺は大丈夫だ。何をすべきかわかってる」

「だめ。そこにいて」

「残念だな」五分後に返事が来る。「もう施設を出た」

「Uターンして」

「いや。お前は無理してる」

彼はどこ、とサスキアは思う。本当に出発したの？

「やっとお前は望みのものが手に入る」次のアダムのメール。

どういうこと？　サスキアは彼に電話をかける。出ない。もう一度かける。出ない。

「そこから出ちゃだめ」サスキアは言う。「出たら大変なことになる」

しかしアダムは出た。

部屋をすっかり片付けた。車の中にあらゆる物を詰め込んだ。だれにも別れの挨拶をしなかった。ただ立ち去った。いま東に向かっている。パスウェイから離れ、精神的ショックを負った妻と、愛情に飢えている娘と、自分が落としてしまった息子の元へ。その息子が大丈夫なのかどうかわからない。再び、アダムは手のつけられない男になっている。震えつづけ、泣きつづけ、死にたいと思っている。サスキアから電話がかかってくるが、彼は出ない。もう一度電話がかかってくるが再び無視する。そしてフレッドから電話がかかり、彼は涙をこらえてそれに出る。「出ていったのか？」「ああ」。アダムは説明しようとするが、帰るよ、とだけ言う。フレッドは、自分のしたいようにすればいい、と言う。「くれぐれも自分を大切にしてくれ」そう言ってフレッドは電話を切る。アダムはイラクにいたときのような孤独感に襲われる。隊を離れ、列に並んでヘリコプターが来るのを待っていた。ひとりの兵士が「お前のは次に来る」と叫んだ。

それから四年。アダムはいまも待っている。

どうすればいいかわからない。

カンザスでは、サスキアもどうすればいいかわからないでいる。

アダムは運転を続ける。サスキアはアダムからの電話を待っている。ふたりとも、何かが終わったことがわかっている。これは耐えられない。アダムはようやく決断する。

車をUターンさせて西に戻る。サスキアから離れてフレッドのところに戻る。フレッドになにもかも話そう。ドスターに対する罪を。エモリーに対する罪を。ジャクソンに対する罪を。ズーイに対する罪を。サスキアに対する罪を。育ち方に対する罪を。すべてに対する罪を。その始まりにまで戻らなければ。それが彼の決断だ。死ぬことを本当に止めること。そしてむしろ、俺のように失敗ばかりしてきた人物の扱いに慣れている人物にこの身を委ねてみよう。

フレッドのオフィスのどこかに、この彼の土地で初めて開設したときの彼のビデオがある。かつて、彼の施設に精神的な傷を負った七千人の兵士たちがいた。一九八一年のある日、ジム・ジョージは銃で自分を撃とうとし、アダムはこの世に生を享《う》けようとしていた。フレッドは当時髭を生やしていた。髪は長かった。声は少し高かった。

それ以外は、景色が変わっただけだ。

「ここには奇跡なんかない。いいな?」フレッドはその日、ベトナムから帰ってきた若い九十人の兵士に言った。そのうちの三十四人は自殺未遂経験者だった。「奇跡ってのはお前たちなんだ」

いまオフィスにいるフレッドは、次のトラウマ・グループのセッションが始まるのを待っている。だれにも善良さはある。それをアダムに教えるときが来たのだ。

14章

戦争のあいだ、毎日が同じように始まった。兵士たちは幸運のお守りをポケットに入れ、最後の言葉にまつわる冗談を言い合った。素早く円陣を組んで祈りをあげ、最後の煙草を吸った。防弾チョッキのベルトをきつく締め、耳栓をし、耐破損性サングラスを下ろし、耐熱性グローブをはめた。「出発」という号令とともに、ハンヴィーに乗り込んで進んでいった。道路の先で自分たちを待ちうけているのが何か、よくわかっていた。兵士たちは、ハーレルソンのハンヴィーが宙に高く吹き上がり、火に包まれるのを見た。エモリーが頭を撃たれて倒れ、自分の血にまみれていくのを見た。兵士たちが脚を失うのを、腕を失うのを、足を失うのを、手を失うのを、指を失うのを、つま先を失うのを、目を失うのを見た。そして、応急救護所で聞きもした。何の痛みかわからないが、その痛みで十九歳の兵士が絶叫するのを。ある兵士が迫撃砲を受けて、「頭から何かが飛び出してないか？」と尋ねるのを。間もなく死んでいく兵士について、医者が「祈るだけだ、祈るだけだ」と言っていたのを。死にかけている兵士の体をハンヴィーの中に押しこみながら、ひとりの兵士が「足を動かせないか、そうしたらドアが閉められるんだ」と言っていたのを。右脚と左脚と右腕と左腕のほとんどを失った兵士が、「ああああ、痛い、痛い、痛い」と言っていたのを。救護所の床に車輪止めのようなものがあるのを見た軍曹が、それがずたずたになって死にかけている兵士から落ちたものだとわかり、悲しみに満ちた声で「足の指だ」と言うのを。アイアティが希望にすがりつくような声で「ハーレルソンはどうした？」と尋ねるのを。ゴレンブがシューマンに、「あんたがいたら、こんなひでえことにはならなかったのにな」と言うのを。さらには、次々に起こる爆発音を聞き、何十台ものハンヴィーが消えて凄まじい炎の雲と化し、残骸へと変わるのを見た。そしてしまいには、兵士たちの大半がその雲に取り込まれてしまう。恐怖の瞬間に、雲に囲まれて何も見えないまま考えた。自分は生きるのか、死ぬのか、無傷のままか、ばらばらになるのかと。やがて耳鳴りがし、心臓が激しく鼓動し、精神が暗闇に落ち、目にときおり涙が溢れてくる。彼らにはわかっていた。**わかっていたのだ**。それでも毎日戦闘に出かけ、戦争がどのようなものかわかってくる。勝者はいない。敗者もいない。勇壮なものなどない。ひたすら家に帰れるまでがんばり、戦争のあとの人生でも、同じようにがんばりつづけなければならない。

「いまのところは何でもがんばるよ」アダム・シューマンはかつてそう言った。

「必死でがんばる」ニック・デニーノはそう書いた。

「またひでえ一日だ」マイケル・エモリーはまた目覚めるとそう言った。

「キャサリン……キャサリン……」トーソロ・アイアティは女性の写真を懸命に見つめて、なおも諦めずにさらに言った。

「キャサリン……キャサリン……」そう言ったのは、ほかのことを選べなかったからだ。

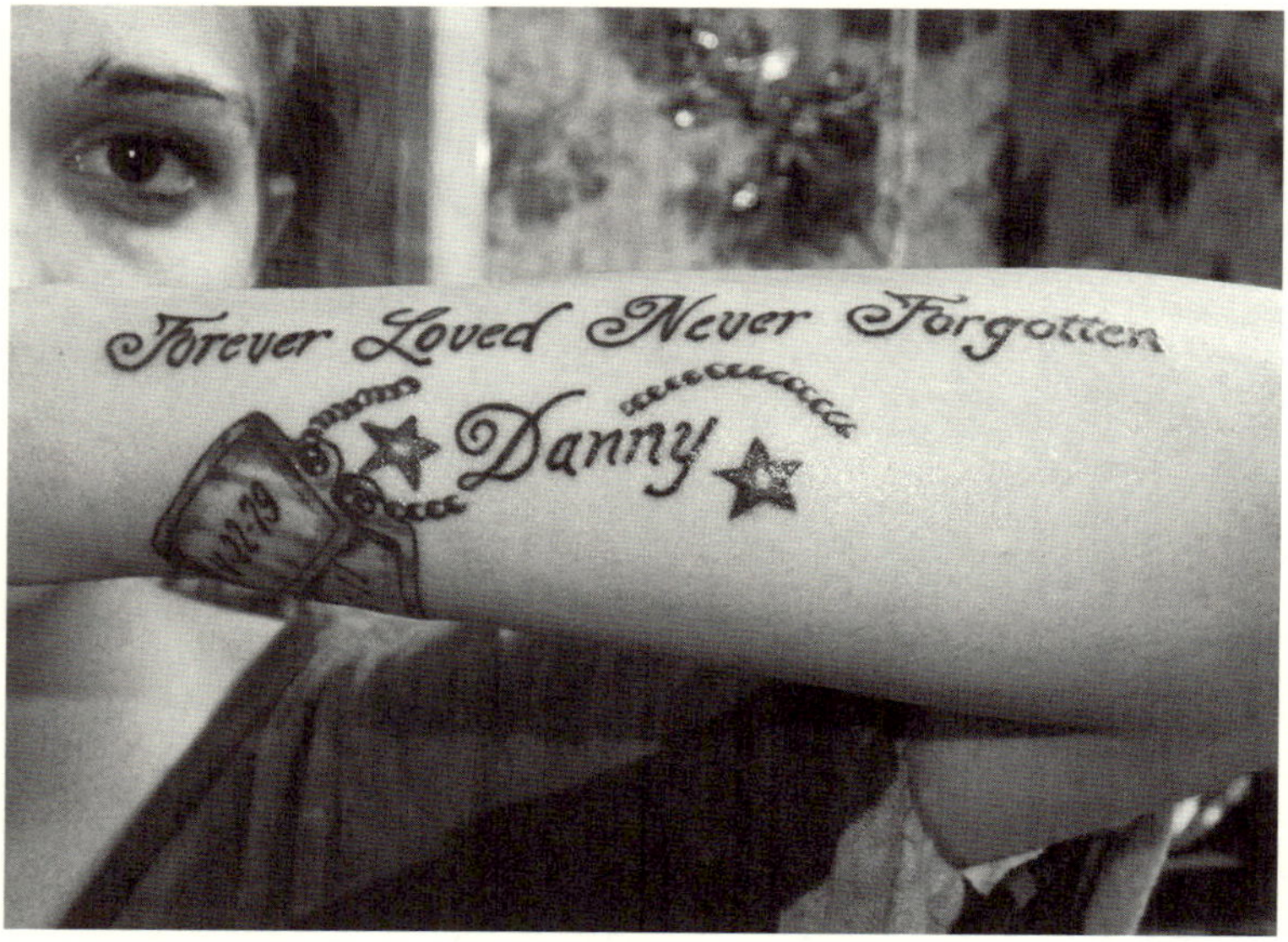

シャウニー・ホフマン（撮影：シャウニー・ホフマン）

ガードナー・ルームでは五分だった。

学び取る教訓になっていた。

そして兵士たちの現在は。戦争中にしたがんばりから快復しようとがんばっている。それでエモリーは手首を噛むようになったのかもしれない。デニーノは薬を過剰に飲むようになったのかもしれない。アイアティはハーレルソンの声を永遠に聞くようになったのかもしれない。シューマンは死のいちばん近くまで行ったのかもしれない。しかし戦争が終わって三年が経っても、彼らはいまだに戦場にいて、戦争をしている。部隊の兵士たち全員がそうだ。戦争の傷を負って悪影響を及ぼされた人もそうだ。いずれにしても、彼らはみなまだ生きて、戦いでの勝利のようなものにしがみついているが、それもダニー・ホームズの出来事を聞くまでのことだ。必死でがんばったところで、戦争もまたずっとまとわりついてくることがわかる。


ダニーは、しばらくのあいだ中隊の武器の管理責任者だったために、兵士たち全員が彼を知っていた。そして事態は悪化し、彼は次第に閉じこもるようになり、大量のダストオフ〔訳註　乱用が社会問題となったダストクリーナー〕を吸引しながら陰鬱な日々を過ごした。それから睡眠の処方箋と名誉除隊を与えられて故郷に帰り、ほかの兵士たちも進んで行きかねない場所へと向かってしまった。婚約者シャウニー・ホフマンと、ふたりの子で一歳の娘オーロラを置き去りにして。ダニー・ホームズが自殺して十日後に葬儀が執りおこなわれた。人口二千六百人のミネソタ州ドッジ・センターの、一番新しい光り輝く場所で。兵士たちが追悼の言葉を述べている——「信じられません」「安らかに眠ってください」「どうか許してください」「こんなふうに逝ってしまうなんて」「あなたはみごとに国に仕えたのです」——そのとき、シャウニーはダニーと初めて会ったときのことを思い出していた。それは彼が戦争から帰ってきて一年後のことだった。

「俺の目の中に何が見える?」とダニーは言った。

「何も見えないけど」と彼女は答えた。

「苦痛は?」

「そう、あるわね」

ふたりはパーティに参加していた。シャウニーは十九歳で、ダニーは三十歳だった。

「うまが合ったの」とシャウニーは言う。「彼のこと、かわいそうだなんて思わなかった。不快にも思わなかった。親しくなれると思った。そういう感じがしたの」。そんな風に始まったが、クリスティ・ロビンソンの場合のように、その関係は結局悪化し、ジェームズ・ドスターの指揮官がアマンダについて述べたような状態になっていった。もっとも悲しみに沈んだ女性に。いま、シャウニーは二十一歳で破産し、無職。自分とオーロラでこの状態を解決するしかない。オーロラは歯が生えはじめ、熱っぽい歯茎が痛がゆいので、死んだ父親の認識票を嚙んでいる。シャウニーの精神状態に関して言えば、目を閉じれば首を吊ったダニーの姿が眼前に現れ、いまもよく眠れないでいる。

オーロラと共に置き去りにされたアパートメントには、家具はないがソファはあるので、シャウニーはそこに座ってダニーの古いコンピューターの中を見る。「イラク・写真」というファイルに隠された写真のなかに、下唇を引きつらせて何かを見つめている彼の姿をときどき見つける。それらはみな、兵士たちをまんまと吹き飛ばしてきた反乱軍のいる地帯を一掃する任務を、大隊全体で実行した日のものだ。ヘリコプターの連射砲が通りの角にいた九人の男に向けて発射された。そのうちの数人は武器を携帯し、ふたりは戦争を取材していたジャーナリストだとあとでわかった。ばらばらに吹き飛んだ人々を映したビデオは、ウィキリークスの機密公開班によってインターネットに公開され、世界中の一千万人以上の人々が閲覧し、その純然たる事実について多くの人がコメントした。まるで戦争が、高速インターネットに接続して慎重に編集されたビデオクリップを見ればすっかり理解できるものでもあるかのように。ビデオの場面は、白黒でざらざらしていて、だれもが気持ちが悪くなるといったものではなかったが、ダニーが見た実際の光景は、そこにいた兵士自身以外、だれも見たことのない光景だった。ただ兵士のひとりが、戦闘後に報告するためにその現場を撮影した。

半分しかない頭部、引きちぎられたような上半身、飛び散る血、溢れ出た内臓。

クローズアップ、オートフォーカス、照りつける太陽、完璧な色彩。

つまり戦争は、そこにいる兵士にしか経験できない。ハーレルソンはどうなったと尋ねる兵士、迫撃砲攻撃のあとで頭から何かが飛び出ているのではないかと思う兵士にしか。その写真は機密扱いになるはずのものだったが、多くの兵士が一種のトロフィーとして家に持ち帰った。シャウニーはいまそれを見ながら、出会ったばかりの頃ダニーがそれを見せてくれたことを思い出している。彼が死ぬ二年前のことだ。

「俺を責めるか?」とダニーは訊いた。「俺をおかしいと思うか?」

「何人くらい殺したの?」とシャウニーは訊いた。

「ほんのわずかだ」とダニー。

「そのことで悩んだ?」

「いいや」

「一度も?」

「ああ」

「いちばんむごたらしい死体は? あなたはそばに行って相手を見たの?」

「ああ」

それから間もなく、別の会話をしたことを思い出す。

「ダニーが言うには、ダニーたちはハンヴィーとかいうものに乗って、それで進んで行った。銃撃を受けた。交戦状態になった。それでハンヴィーを停めて反撃した。ダニーが言うには、女の子を抱いたイラク人がいたそうなの。その男は銃を撃っていて、女の子を抱えていた。『選択の余地はなかった。俺は撃たなければならなかった』。だからダニーは銃で男を殺し、女の子を殺した。それがわたしの聞いた話よ」

ほかの話も聞いた。ある日ロケット爆弾が投下されているあいだずっと屋外便所にいた話。彼は笑いながら話した。

基地で働いていた女性たちとセックスをするには、合言葉を言って金を払えばよかった。合言葉は「アップルズ」。そのことも笑いながら話した。

しかし彼が何度も思い出しては話したのは、幼い女の子を殺したことだった。オーロラが生まれてからは特に。よく覚えている部分は、女の子が黒髪で、ダニーをじっと見返していて、三歳くらいだったこと。あまり覚えていない部分があった。その日時、その正確な場所だ。靄《もや》がかかったようになっている。ダニーと共にいた兵士たちがひとり残らず、その出来事を覚えていなかった。「そんなことは**起きなかったぜ**」と軍曹のひとりは言い張る。しかしダニーは、そのことばかり考えた。「そこらじゅうに子供たちの姿が見える」ダニーは怖い夢を見て目が覚めると、シャウニーによくそう言った。ダニーはごく手短かにだが、自分の母親にもこの話をした。イラクではどんなふうだったの、と母親に訊かれたときに。たいていの兵士たちと同じように、ダニーは自分が経験したことを話したくなかった。母親にとって人生最悪の時期――重い統合失調症だった一番上の息子が、薬を飲むのをやめて首を吊った――に母親の支えになって以来、ダニーはずっと母親を守ってきた。何週間にもわたって、母親が眠りに就くまでその手を握りしめ、目覚めるまでずっとそばにいた。それは八年前のことで、戦争に行く前だったからできたのだ。

「あなたは治療しなくちゃだめ」折に触れてシャウニーはダニーに言った。

「そうするよ」とダニーは言った。

ところが、そうはしなかった。シャウニーは、ダニーから聞いたことだけれど、と断って続ける。復員軍人局はダニーがTBIかどうかを確かめるために、ミネアポリスの病院で一連の検査を受けさせようとした、ヴァンをよこして病院に送るとまで言ってきた、しかしそれには一日まるまるかかり、彼は時間を無駄にしたくなかった、と。最後の頃にダニーは、自殺ホットラインに電話したと言っていたが、シャウニーには彼が実際に電話をかけたかどうかわからない。

精神状態が悪くなるにつれて、ダニーはオーロラを無視するようになった。オーロラが誕生したときには溺愛していたにもかかわらず。ダニーは食べっぱなしで後片付けをしなくなった。毎日シャワーを浴びるのをやめた。「あの人はいつも疲れていたのよ」とシャウニー。「いつもひどい気分でいた」。ダニーは彼女に、ナイフのコレクションを隠したほうがいいかもしれない、と言った。それで彼女はソファの下に隠した。

こんな会話もあった。

「お前は本当に俺といっしょにいたいのか?」ダニーはそう訊くようになった。

「ええ」シャウニーは打ちのめされそうになりながら、そう答えた。

「これからも本当に離れ離れにはならないか?」ダニーは何度も何度も訊いた。

「ええ」

「お前がそう答えるのを訊くのが、俺には大事なんだ」何度も何度も言った。

自殺する二週間前、オーロラの一歳の誕生日を間近に控えた日、ダニーは母親に会いに行った。彼の母親はアイオワ州の北のチェスターという小さな町に住んでいる。「俺は何の価値もない、俺は何の価値もない」。母親が覚えているのは、そう言っている息子の姿だ。そしてその夜遅く、暗い庭を歩いている息子の姿を窓から見ていたのを覚えている。ダニーはその後、敷地の奥にあるガレージの中に姿を消した。しばらくして銃声が二発聞こえた。数日後母親は、ガレージの窓が割れているのに気づき、ダニーの仕業だとわかったが、彼女の住む地域には銃の所有者が多く、銃声を聞いたときはただ、近所の人が何かに向けて発砲したのだろう、くらいにしか考えなかった。

その翌朝、ダニーは母親に別れを言う前、屋根裏部屋から古い礼装軍服を引っ張り出してきた。家に戻ると、それを身につけ、シャウニーに写真を撮ってくれと頼んだ。

数日後、ダニーに首を絞められる気がすることをめぐってまた喧嘩をしたあと、シャウニーはオーロラの泣き声と「うるせえ！」と怒鳴るダニーの声で目を覚ました。

「ダニー？」シャウニーが呼ぶと、彼の声はたちまち変わった。

「もう起きるのか？」ダニーはオーロラに語りかけた。

その一週間ほど後、鋏を使う音でシャウニーが目を覚ますと、ダニーが暗闇の中で、お前の髪の毛を少し切りたくなっただけだ、と言った。

「何ばかなことしてるの」とシャウニーは言った。

「ごめんな。俺の頭はおかしいんだ」

シャウニーには息抜きが必要だった。あまりにも気味が悪くなった。初対面のときには惹きつけられた痛みに満ちたあの目を、正視できなくなっていた。「胃がむかむかするほどになって」と彼女は言う。それで彼女は計画を立てた。戦争からいつも戻ってくる、三十二歳になっていない友人たちと外出する計画を。ダニーは彼女に家にいてもらいたかった。

「お前と話をしたい」その日の朝、ダニーは言った。

「洗濯しなくちゃ」シャウニーはそう言って洗濯しに行った。

「口を利いてくれよ」洗濯が終わるとダニーが言った。その唇はいつか見た写真のように引きつっていた。シャウニーは自分が彼を無視しているのはわかっていたが、とにかくその場から離れたかった。

「日光浴してくる」と言って、日光浴に行った。

「口を利いてくれないか」。彼女は家を掃除した。古い車を掃除した。「頼むから俺と口を利いてくれ」。彼女はシャワーを浴び、服を着て、オーロラにおやすみなさいのキスをした。

「わたしは家にいるべきだった」彼女は言う。しかし彼女は外出し、ビールを少し飲み、スピード違反で車を停められ、アルコール検知機の検査で黒と出て、一晩拘置所の容疑者控え室で過ごす羽目になった。ダニーとふたりで使っている携帯電話を彼女が持ってきていたので、ダニーに電話をかけられなかった。釈放された後、その電話で友人に電話をかけ、迎えに来てくれるように頼んだ。家の玄関を開けたとき、空が白みはじめたばかりで、鳥たちがピチピチと大騒ぎしていたことを彼女は覚えている。ストーブの上の明かりは点いたままだったが、アパートメントのほかのところは暗かった。しかしダニーの姿が見えるくらいの明るさはあった。ダニーは彼女のちょうど左側に、二階に行く階段の上に横たわっていた。頭と首が宙に浮かんでいるような格好で。

別の会話。

「911ですか?」

「はい」

「911?」

「そうです」

「どうしていいかわからない」

「どうしました？　何がありました？」

「あの――わたしの赤ちゃんの父親が自殺してるの」シャウニーは泣きながら言った。「あの人、娘を見ててくれたんだけど、わたしが帰ってきたら、階段のとこで首を吊ってて、死んでるのかどうかわからないけど、たぶん死んでると思う。わからないけどわからないけど……」

「わかりました。このまま電話を切らずにいてください。お宅はサウスウェスト五番通り、一〇六ですね？」

「はい……」

「アパートメント三〇号？」

「はい、クロスロード、ドッジセンター、アパートメント三〇。どうか**どうか**お願い、だれかをここにすぐに、お願い、**お願い**。死んでるのかどうかわからない……」

「ご主人が自分で首を吊ったと言いましたね？」

「ええ。階段で……」

「紐を切ってご主人を下ろせますか？」

「どのくらい経ってるかわからない。わたしさっき拘置所から出てきてわたしは……」

「わかりました。すぐに救急車をそちらに向かわせます。電話はこのままで。切らないでください。できればご主人を下ろして。いいですか？」

「わかりました……」

「できるかどうかやってみてください」

「ええ、本当にそれをしなくちゃならないなら、何とかやってみます、やってみます、ああ、神様……」

ダニーはどうやって首を吊ったのだろう、シャウニーはいま、階段の下に立って上を見て考えている。階段は十四段。手摺、一番上には踊り場があり、その向こうはオーロラの部屋だ。ベビーベッドのすぐ横の床に枕があった。彼はそこにしばらく横になって、オーロラにさよならを言ったのだろうか。彼が使ったのは、軍隊から支給されたパラシュートの紐だった。ナイロンでできた、靴紐くらいの太さの紐。その紐の一端を手摺の一番上に結わえつけ、もう一端を自分の首に巻きつけた。それからどうしたのだろう？「紐はぴんと張っていた。ということは、階段の長さを測ったんだと思う」とシャウニーは言う。「紐を首に巻きつけて階段の上に立ち、そこから飛び降りたんだと思う。飛び降りて、階段をごろごろと降りたのか。それか、ただまっすぐ飛び降りて、紐が彼をのけぞらせたのか。もしかしたら階段に腰掛けて、首の紐を外そうとしたかもしれない」。ダニーはトランクスをはいていた。トランクスだけ。彼女がその脚に触れたとき、冷たかった。検死官はシャウニーに、深夜になる前に行動に移したのだろう、と言ったという。つまり、朝までそのままの格好でそこにいたのだ、酒が抜けるまで、シャウニーが「メロドラマ禁止」という文字が下に書かれたテレビを見ながら留置所で過ごしているあいだずっと。「こいつらっておかしいよね」とテレビを見ながら同室の者たちと話しているとき、ダニーは首を吊って階段の上でおかしな格好で横たわり、オーロラはベビーベッドにいた。だからシャウニーはそのことをずっと考えつづけている。検死官は、死ぬまで十分くらいかかったでしょう、と言った。だから彼女はずっとそのことも考えつづけている。そしてダニーが赤いつやつやした遺体袋に入れられて運び出されたあとで隣人が彼女に言った言葉についても考えつづけている。ときたま会うことがあったその隣人は、自分は霊媒師だと自己紹介した。「彼がしたことが見えますよ――彼はキッチンからリビングルームへ、リビングルームからキッチンへと行ったり来たりしてました。そして、クソっ、やるしかねえ、と決心したんです」。シャウニーはその隣人が言ったことを覚えている。「その人はこう言ったのよ、彼は飛び降りたあとでオーロラが泣くのを聞いた、それで最後の数分間、苦しみながら、自分のやったことを後悔した。それがあの世にいるダニーからその人が聞き出したことよ」

シャウニーは階段を見つめつづける。いままで何も考えずに上り下りしてきた階段を。

「助走をつけたのかもしれない」とシャウニーは言う。

それは確かだ、と思っている。911の通信司令係が、紐を切ってダニーを下ろせるかと訊いたとき、彼女はキッチンにナイフを取りにいった。気持ちが悪くなり、失神しそうになりながらも、紐を何とか切ると、音がした――「ブーン」と。それ以来、その音がずっと耳の中で鳴っている。

いま彼女はオーロラを見る。階段を這いあがろうとしている。「あなたには無理よ」とシャウニーは優しく言う。娘を抱き上げて階段から離すが、オーロラはすぐに戻ってきてまた階段を上ろうとする。それでシャウニーは娘を外に連れだし、玄関のステップにいっしょに座る。

シャウニーは、いつかオーロラに父親のことを話すつもりでいる。父親が戦争に行ったことを、帰ってきたことを、生きようとがんばったことを、死んだことを。しかし、その前にまず自分がそのことを理解しなければならないだろう。「わたしとオーロラをどうしてこんな目に遭わせられたの？」ダニーが死んだ後、彼女はそう叫んだという。そして、そんな質問をした自分を深く責め、彼にこう囁いた。「いま言ったこと、取り消すわ」

別の日。シャウニーは父親に会いに行った。彼女が帰ろうとするとき、父親は車の窓に身を寄せてこう言った。「どんな教訓を得た？」

また別の日。「精神安定剤《ベイリウム》。大量のベイリウム。さらにもっと。眠りに就く。わたしには階段から飛び降りる勇気なんかない」。シャウニーが学び取った教訓について話している頃、アイオワ州チェスターのダイニングルームで、ダニーの母メアリー・ホームズは、テーブルに載っている、火葬されたダニーの遺灰の入ったプラスチックの黒い箱と向かい合っていた。彼女が得た教訓は、質問するのがやめられない、というものだった。

「どうして首を吊ったりしたの？」泣き喚き、怒りながら、彼女は息子に問う。

「どうしてオーロラをこんなふうに傷つけられたの？」

「いったいイラクで何があったの？」

「そんなにひどかったの？」

一方カンザスでは、アマンダ・ドスターにとって千三百九十五日目の日に、サスキア・シューマンにメールを送ることにする。

「こんにちは、サスキア」とアマンダは書く。「ずいぶん前にあなたに貸したお金のことなんだけれど、いつ頃返してもらえるかしら」

娘たちの水泳教室が終わるのを待つあいだ、プールのそばでそう書いて送る。さしたる理由はない。驚きのお金を無駄にしたくなかったというわけではない。シューマン家とは何カ月も連絡を取り合っていなかった。しかしアマンダはたびたび一家のことを考える。元気でやっているだろうか、どうしてこんなに疎遠になってしまったのか、とときどき思う。それでアマンダは、サスキアから最後に聞いたアドレスにメールを送る。驚いたことに、数分後に返事が来る。

「もちろん、お返しします。いまはちょっときついの。わたしは無職で、アダムはＰＴＳＤの施設にいるから。社会保障が受けられて未払い分がもらえればいいのだけど。彼への未払い分が戻ってきたらすぐにでも払えると思う」

アマンダはそのメールを読み返す。施設？　アダムが？　帰郷後のアダムの具合がよくないことはアマンダも知っていた。でもアダムはジェームズがかつて評したように「すごい男」ではないのか。

「それは大変ね」アマンダは返す。それから突然、予想もしていなかったやりとりになる。

「わたしたち、いろいろなことがあったし、アダムのことではいろいろと恐ろしいことも見てきたけど、このプログラムが成功して、『まとも』になって帰ってくることをいまは祈るしかないの」とサスキアは書く。

「アダムにどんなことがあったのか、想像もできない。そういったことと付き合うのは大変なことでしょうね」アマンダは返す。

「ひどい言い方に聞こえるかもしれないけど、わたし、もうアダムに同情できない。あなただって、長いあいだわたしみたいな扱われ方をしてきたら、きっと冷淡になると思う」

そのやりとりは、水泳教室のあいだ断続的に続き、帰宅してからも、夕食を食べているときも続く。

「お子さんは元気？」サスキアが書く。

「娘たちもわたしもあがいている。あがいてもどこにもたどり着けない」とアマンダ。

「かわいそうなお子さんたち。セラピーに連れていったことは？　最近わたしはズーイを連れていってる。あの子はあまりにもたくさんのことを見たり聞いたりしたから」

「いいえ。子供のことはカウンセラーに相談した。娘たちに現れているのは普通の悲しみの反応。もう少し大きくなったら、連れていくかも……」

「だれかに相談できるのはいいことね。役に立ってる？　わたしは一カ月前からセラピストに会うようになったの」

「役に立ってるのかどうかわからない。この頃、子供たちを学校に送っていって、戻ってきてからずっとベッドで泣いてる」

「一日中泣いて暮らすのがどんなものか、わたしにもわかる。まるで自分のまわりのものがばらばらになっているのに、どうすることもできないみたいな感じ」

「わたしはジェームズを救えなかった。どうすることもできなかった。だから、できるかぎり、あらゆることを自分でなんとかしようとしてるの」

「だれかとデートしたりしないの？」また別のときにサスキアは書く。「ジェームズの代わりになる人なんかいないけど、寂しさを紛らわすことができるんじゃないかな」

「それでも、わたしがほしいのはジェームズだけ」とアマンダ。

また別のときにサスキアは書く。「まるで昨日のことみたいね」。アマンダにとってはこれは感情をもっとも刺激される言葉だ。

アマンダはしばらくのあいだ結婚指輪を右手にしていたが、最近ではまた左手にするようになった。彼女はもう害虫駆除トラックの運転席にジェームズの姿を見ることはなくなったが、つい最近、テレビで彼の姿を目にしたような気がする。グレースのドングリはうまくいかなかった。次にジェームズの墓を掃除しにいくときにはもっとたくさんのドングリを集め、再挑戦しようと思っている。

だから、彼女もがんばっている。

「出ていく前の日、あいつはわたしを殴るって脅した。それでもうだめだって思った。だから彼はすぐに施設に行くことにしたの」サスキアは書く。

「殴られなくてよかった」アマンダは書く。「まったく言い訳できない行為だもの」

「ほんとにそう」とサスキア。「同じ施設にだんなが入ってる女性と話したんだけど、彼女はだんなに殺されそうになったんだって。でもまだ彼女はいっしょにいる。どうやって乗り越えるんだろう」

「わたしのママはパパと何年もいっしょに暮らして、子供たちにもそれを強いた。ママはパパと別れるのに二十五年もかかったけど、わたしの苦しみは一生消えない。パパはベトナム帰りのPTSDだった……」アマンダは書く。しかし、グレースがそばに来て、ラズベリーのデザートのレシピを見せるので、このやりとりは中断される。

やらなければならない生活の雑事に追われる時間になる。アマンダは買ったばかりの皿を食洗機に入れようとしている。「このお皿はきちんと入らないからいやよね」と娘たちに話す。「いらいらするわ」

一方サスキアは、アマンダに返すお金をどこから工面すればいいのか考えているが、それよりもっと真剣に考えなければならないのは、エアコンが壊れ、それを修理できるアダムがいない家で、この夏をどうやって過ごせばいいのかということだ。

少なくとも裏庭には涼のとれるプールがあるが、家の中は猛烈に暑い。翌日の午後、通りの向かいのデイヴが何かできることはないか、と様子を見に来る。彼の妻ドナもやってきて、エアコンを直す器具があるかどうか探しにみんなでファーネス室へ下りていく。サスキアはこの部屋をどこよりも嫌っている。ぼんやりした照明、気味の悪い声の反響。ジャクソンが下りてくるので、サスキアは廊下を指差して、ズーイといっしょに部屋で遊んでなさい、と言う。

数分後にズーイがやってくる。

「ジャックスはどこ?」とズーイが言う。

一瞬、サスキアの頭は混乱する。ジャクソンはズーイといっしょにいるんじゃないの? 洗濯室を見る。そこにはいない。冷凍庫の後ろを見る。「ジャックス？　ジャックス？」彼女は呼びかける。

サスキアとドナは階段を駆け上がり、サスキアはキッチンを調べる。ドナは犬たちがなぜ吠えているのか確かめに裏庭に行く。

鳥が囀っているだけだ。

何かが目に入ってくる。

「プールの中！」ドナが叫ぶ。仰向けになったジャクソンが見える。プールから上がろうと思ったのか、四段ある梯子のそばに浮いている。目は閉じられ、唇は紫色だ。ドナはジャクソンの脚を掴んで引っ張る。サスキアが家から飛び出してくる。間もなく別のやりとりが始まる。

「９１１です。どうしました？」

「息子がプールに落ちたの」サスキアは泣きながら言う。「でも息はしてる。大丈夫だと思うけど」

「了解。救急車を出して、お子さんの状態を調べましょうか？」

「ええ」

「お子さんはいくつ？」

「十一月で二歳」

「水の中にすっかり浸かってました？」

「ええ、水の中に」

「呼吸は大丈夫？」

「ええ。たぶん。でも目を開けないの」

「目を開けない？　プールに塩素は入っていました？」

「ええ」

「了解。電話はこのままで。救急車をそちらに向かわせています。いいですね？」

「ええ、ありがとう」

「あなたがいるのは家の前の庭ですか、裏庭ですか」

「裏庭よ」

「了解。このまましばらくお待ちください」

「ジャクソン！　ジャクソン！　ジャックス！」

「サスキア、お子さんはいまどうしたんです？」

「ちょっと吐いたの。すごくぐったりしてる。目を開けない」

「了解。お子さんのためにまず気持ちを落ち着けて。あなたが落ち着かないとお子さんも落ち着きませんよ」

「ああ、どうしたらいいの……」

　サスキアはジャクソンと共に救急車に乗り込んで病院に行き、息子がどれくらいのあいだ溺れていたのかわからないと医師に言い、検査を受け、レントゲン写真を撮り、医師の説明を聞く。その最中《さなか》、アダムからのメールが届く。「大丈夫か？」。サスキアは返信する。「電池が切れかかってる」そして電源を切る。帰宅した彼女は、アダムになんと説明すればいいかわからない。

ジャクソンの人生で二度目の致命的な出来事は、ともかくうまく切り抜けられた。呼吸に乱れはない。傷もない。こんなことがあり得るだろうか。しかしあり得るのだ。

彼女は夕食にスパゲッティを出す。それをぐちゃぐちゃに混ぜながら笑うジャクソンの声に耳を澄ます。そしてアダムに、起きたことを説明するメールを送る。

彼女は少しめまいがする。家の中はとても暑い。天気予報では明日は四十三度になる。二階で寝ることなどできない。ズーイが先頭になって地下に下りていき、その後をジャクソンを抱いたサスキアが続く。ファーネス室を過ぎてズーイの部屋に行く。三人で寄り添うようにベッドに横たわると、サスキアの心はさまよいだす。ジャクソンはどのくらい水の中にいたのだろう。水面に浮かんでいたのはどれくらいだろう。ドナが駆けつけなかったらどうなっていただろう。犬たちが囀る鳥に吠えなかったらどうなっていただろう。これはわたしのミスだ。わたしが**いけないのだ**。

アダムと電話で話し、ジャクソンが大丈夫だと知ってからようやく返ってきたメールの言葉を考える。

「これでおあいこだな」

サスキアは一時間後に目覚まし時計をセットする。今夜はずっと、一時間毎に起きて、運のいいジャクソンの様子に変わりはないか調べることにする。息子の胸に手を当てる。息子の息遣いに耳を澄ます。これで安心して目を閉じても大丈夫なはずなのに、目が冴えて眠れない。午前二時に、彼女の電話が鳴る。メールが届く。

こんな時間に、彼は何を言いたいのだろう。

「眠れない。心に浮かんでくるのは俺のせいで死んだ奴らのことばかりだ」

「あなたのせいじゃない」しばらくしてサスキアは返事を書く。「あなたは罪悪感を抱かなくてもいいの。戦争のせいなんだから」

「わかってる」とアダム。

カリフォルニアで、彼は暗闇の中に横たわり、許しを乞うている。カンザスで、サスキアも許しを乞うている。

どこにいようが、戦争はがんばりつづけている。

「愛してるよ」片方が書いている。

「ごめん」と片方が返す。

彼らもまた、がんばりつづけている。

15章

「さあ、そろそろメニューをいっしょに決めようじゃないか」

クアレリ大将の補佐官が、大将のシェフに言う。シェフはいま、クアレリ家の地下室で靴を磨いている。アメリカ合衆国陸軍副参謀長というポストにはいろいろな特権がついてくる。そのひとつが、ワシントンDCの水辺のフォート・マクネアに建つ巨大な煉瓦造りの家に住むこと。いつもぴかぴかに磨きたてられた靴を履くこと。さらに、シェフと補佐官の監督のもと、ワシントンの重要人物をディナーに招待すること。

「テーマは何です?」陸軍一等軍曹のシェフが訊く。なぜなら、ディナーにはテーマがつきものだからだ。「迅速」なり、「予算」なり、「現代的」なりといったテーマが。

「自殺防止だ」軍曹である補佐官が言う。

「了解」シェフが言い、息を吸い込む。

「すでにコーラスには伝えた」と補佐官。「ちょっとしたアイデアも」

もうひとつの特典。コーラスが、といってもたいていは陸軍ストローリング弦楽団のメンバーな

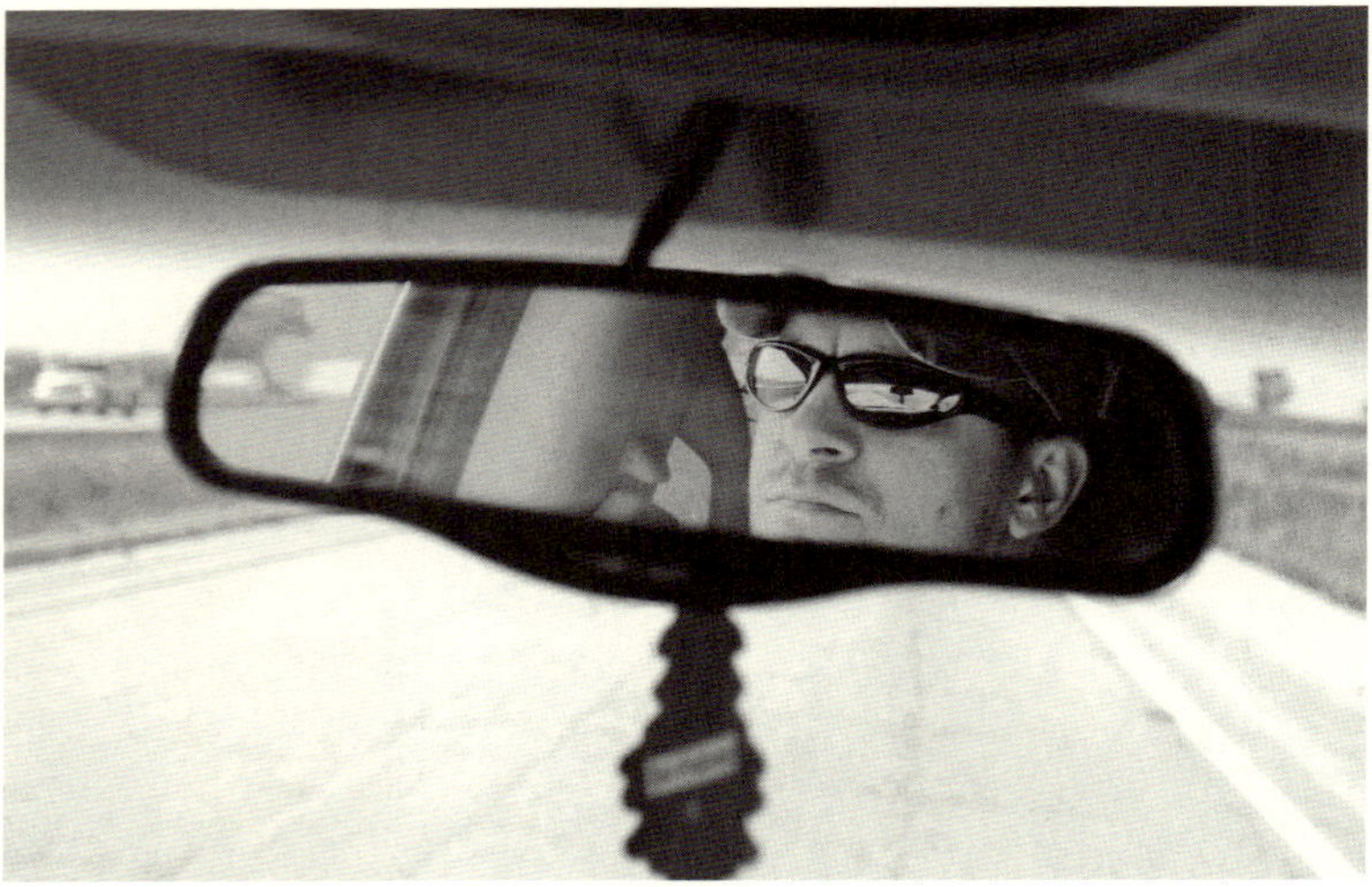

家路を走るアダム・シューマン

のだが、ディナーのあとで招待客を囲んでセレナーデを歌うこと。

「緑色のものがほしいかな」まずはアペタイザーから検討するシェフが言う。ピスタチオをまぶしたスズキになる予定だが、もうひとつ何か載せたい。「あるいはチコリ」

「スペルは？」と補佐官。

シェフがスペルを教え、それを補佐官がコンピューターに打ち込む。「ベーコンを使いましょう」シェフが続ける。「ベーコンをかりかりにして、チコリの中に入れるんですよ。ヴィネガーといっしょに」

「その名前は？」補佐官がタイプしながら言う。

「私は、温かなベーコン・ドレッシングと言ってますね」とシェフ。

「ヴィネグレットと呼んでもいいかな？」

「そうですね」シェフは肩をすくめる。

「そのほうがいい」補佐官はそれをタイプする。

今回のディナーには連邦議会の議員がやってくる。クアレリのスタッフが数週間前に作りはじめたリストによれば、「思想的指導者・戦略的指導者」、「軍人・政治家」、「メディア・世論形成者」もやってくる。少なくて十二人、多くて十六人のディナーになる。十六人を超えると、テーブルが二脚になってしまう。みな副参謀長と同じテーブルに着きたいはずだ。

次のコースは。バターナット・スクワッシュ〔訳註　カボチャの一種〕、パースニップ〔訳註　セリ科の、ニンジンに似た根菜〕、マッシュルームの入ったスープ。

「秋野菜三品のビスク、と呼んでいいですね」とシェフ。

「季節の、というのはどうだ？」補佐官が、まだ秋というには早いと指摘する。

「季節の野菜ね」とシェフ。「そのほうが無難だ」

「季節の野菜」補佐官はタイプし、手を止める。「三品、と言ったね？」

「ええ。三品。でもそれを最初に持ってきてもいいですよ」

「そうなると、三品の季節の野菜？」

「三種、にすればいい」

「三品の季節野菜のビスク」補佐官はタイプする。「さてと、次はメイン料理だ。何にするつもりだ？」

「ラムです」とシェフ。

「それをなんと呼べばいい？」と補佐官。

「ラムですね」とシェフ。

こうしたディナーには演出がある。クアレリはカジュアルな服装で乾杯をし、アペタイザーのあいだには、この場所からそう遠くないところに埋葬されていたジョン・ウィルクス・ブース〔訳註　リンカーン大統領の暗殺者〕の話をするかもしれない。ベス・クアレリは二連の真珠のネックレスをし、ブースの遺体が掘り出された場所に花が咲いている不思議な様子について話をするかもしれない。クアレリのスタッフたちと文民儀典官が、見えないところにいて、メールで最新情報を送るだろう。いわく、「ディナーは順調に進んでいる」「だれもが満足しているようだ」「これまでのところ問題なし」。そしてストローリング弦楽団がいつものアンコールを演奏する。アンコール曲はたいてい「ロッキー・トップ」という歌だ。

「ハーブで覆われた料理ですね」シェフはラム料理のことを話す。

「ハーブで覆われた、と」補佐官はタイプする。「付け合わせは?」

「無花果《いちじく》のドミグラスソースをかけます」

「それから?」

「サヤインゲン」とシェフ。

「もう少し彩りを加えようか。人参は?」と補佐官。

「サヤインゲンだけで充分ですよ」とシェフ。

正式晩餐会だ。金縁の皿。多数のフォーク。それが、ワシントンのそれなりの人々が期待するものであり、クアレリはその効果を目の当たりにしてきた。たとえば数カ月前の晩餐会で、弦楽団が「アイ・キャン・シー・クリアリー・ナウ」を演奏しはじめると、ひとりの上院議員が感極まって拍手をした。クアレリのスタッフがあらかじめ作成した人物調査書類の「招待理由」のところに、ディナーにおける当議員の重要性が記されていた。「SASCとSAC両方に強い影響力を持つメンバー」と。その略字は上院軍事委員会と上院予算委員会を意味し、この委員会は、ワシントンのあらゆる人々の関心を兵士の精神衛生問題に向けさせるというクアレリの目的に欠かせないものだ。そのため、コーラスが「明るい、明るい、明るい、明るい晴れの日」と歌ったあとで、この上院議員が顔を輝かせてクアレリに向かい、「あなたのご努力に感謝します。もっと多くの兵士が明るい晴れの日を迎えることになるでしょう」と言ったことはめでたいことだった。

「スモアにしましょう」シェフがデザートのことを言う〔訳註　スモアは二枚のグラハム・クラッカーのあいだにアイスクリームやマシュマロをはさんで食べるおやつ〕。

「それはなかなかよさそうだ」と補佐官。

「新しいジェラートの機械を使ってチョコレート・ジェラートを作る。メレンゲでマシュマロを作る。それからグラハム・クラッカーではさむ。そして、変わった名前をつけましょう」

「流行の先端、というのは？」

「どうかな……」

「クアレリのスモア？　スモア……スモア……。向こう見ずなスモア《スーサイダル》？」

「それはだめですよ」

その同じ晩餐会で、招待客の次期陸軍軍医総監が自分の父親のことを語った。父親は第二次世界大戦で戦い、朝鮮とベトナムでも戦った。何度か名誉章の候補に上がったが、授章したのは銀星章、銅星章、三個のパープル・ハート勲章だった。第二次世界大戦には、砲火の中、野原を走りぬけ、断崖をよじ登った。そして、授章式で彼自身が述べたことによれば、「私はドイツ兵をひとり、またひとりと排除していきました。五人目を排除すると、さらに六人の兵士たちが追ってきました。自動小銃の弾を浴びせられましたが、私はひたすら走りつづけ、別の地点に回り込み、そこから顔を出しては撃ちつづけました」。六十七年前の彼女の父親はそういう人だった。そしていま、その人物は彼女と暮らしている。次期軍医総監はこう言った。わたしは父が眠りながら悲鳴をあげるのを毎日聞いています、ですから、ええ、軍医総監として精神衛生を含む問題に特別な関心を寄せていますよ、と。

「再構築、というのはどうです？」

「再構築されたスモアか。いいね」補佐官はそれをタイプする。再構築《リコンストラクト》を脱構築《デコンストラクト》に変える。さらに「キャラメル・ソースと柔らかなラズベリー」と加える。それを印刷して眺める。「とてもいいメニューだ」

　ワシントンでは数日後に、戦争を正式に認めたり軍事費を計上したりする人々が、戦争を指揮した後に兵士を癒す仕事にとり憑かれた人物と会食する予定になっている。「これは、われわれがこの先もずっと苦しまねばならない問題なのです」。こうした会でクアレリはすがりつくような目で、この問題の緊急性、問題の深さ、行動の必要性を訴えようとする。今度も訴えるチャンスがある。

　ところが、その日のメニューが決まった直後に、出席する予定だった議員が、ほかの行事と重なったために出席を見送ると言ってきた。クアレリのスタッフが急いで代わりの人物を探そうとしていると、別の議員も出席を見送ると言ってくる。さらにもうひとりの議員も浮き足立っているらしいことがわかり、ほかの招待者すべてにメールを送れという緊急司令が出る。テーマがよくなかったのか？　それともほかに原因が？　とにかく送るしかない。「大変に残念なことでありますが、クアレリ大将と夫人の官邸において、九月二十一日に開催が予定されていた自殺防止官邸晩餐会は、行事日程の重複という不測の事態のために中止のやむなきに至ったことをお知らせいたします。陸軍副参謀長官のオフィスが日程を再度調整いたしますが、目下のところ日時は未定となっております」メールにはそう書かれている。

晩餐会はもう開かれない。それから数カ月も経たずにクアレリが陸軍を退役する。彼が始めた月に一度の自殺防止会議は、後継者によってまったく違うものになっていく。自殺者数はなおも増えつづけ、戦死者数を上回り、一日にひとりの割合で死んでいくことになる。ピスタチオをまぶしたスズキのチコリ添えと、温かなベーコン・ヴィネグレットはテーブルに並ぶことはなく、三品の季節野菜のビスクと脱構築スモアも出されることはない。

東海岸の高官のいるワシントンではこんな事態になっているが、自殺防止晩餐会が延期されてから二日後、西海岸の兵士たちの収容施設では、別の集まりが予定通りおこなわれている。

「大丈夫?」サスキアが尋ねる。

今日はパスウェイの卒業式の日だ。

「うん、まあな」とアダムが言う。


トラウマ・グループでアダムは、カンザスに行かずに戻ってきた日に自分に約束したことをやってのけた。子供時代のことから始め、戦争で体験したことすべてを話した。死にかけたエモリーの話をするのに二十分ほどかかった。話している最中に血の味が口の中に広がった。そして三十分ほどかけて愛しいドスターの話をしたときは、ドスターがアダムに言った言葉がすべて、耳の中で聞こえた。エモリーを戸口から出そうとして足許がふらついたこと、ドスターが死んだあとにゴレンブが言ったこと、恥にまみれて帰郷したこと、ジャクソンを落としたこと、ファーネス室に行ったこと、ずっと自殺願望にとりつかれていたことを話した。アダムは屈辱的な事柄のすべてを話した。何が立派な兵士だ、と彼は言った。すべてを話してしまうと涙を拭って、すでに彼自身について知っていることをほかの兵士たちが再確認するのを聞いた。

「恥だなんて思う必要はどこにもない」ある者が言った。

「あんたは充分すぎることをしたんだよ」別の者が言った。

その瞬間に、アダムはそこにいる兵士を愛した。そして卒業式が始まったいまも、ひとりひとり名前を呼ばれてステージに上がっていく兵士たちを愛している。

「ご家族は来ておられるのかな?」フレッド・ガスマンが、演台に覚束なげに歩いてくる一人目の兵士に声をかける。百人ほどの人々が見つめている。家族や友人がいる。月曜日の夜にみんなをボーリングに連れだし、公共の場に出ることを習慣づけてくれたロータリークラブの会員もいる。ひとりひとりに茎の長い黄色の薔薇を手渡そうとしている女性も。

「ひとりも来ていません」と彼が答える。

「そうか。でもきみにはわれわれがいるよ」フレッドがそう言って脇に退くと、その兵士は、三回派兵されて二度の自殺未遂をしたことを述べてから言う。「これほどの幸せを感じたのは本当に久しぶりのことです」

拍手が湧き起こり、彼は黄色い薔薇を受け取り、フレッドは次の兵士の名を呼ぶ。その兵士は黒いサングラスをかけている。とても不安そうで、息を詰めながら話しだす。「家族は、ぼくを気違いだと思っていました。ぼくは諦めかけていました。自殺したいということしか考えられませんでした……」

「話すべきことを書いてきたんだけれど、でももし……」三人目の兵士の言葉はそこで途切れる。頭を下げ、演台にもたれ、まるでいまにも倒れそうだ。そして何も言わずにステージから下り、ドアを開けて姿を消す。

「ああなんてこと」サスキアは囁いて、泣きはじめる。

「彼はすぐに戻ってくるでしょう」とフレッドが言う。そして四人目を呼ぶ。式典にふさわしい軍服を着ている。「そう、これは私にとって、人生の第二段階なのです」と始め、さらに話しつづける。サスキアはさらに泣きじゃくり、メイクがすっかり崩れる。

五人目。

「俺は何も書いてきませんでした」。緊張していてうまく話せない。「あなた方が来てくれたことに、あなた方が支援してくれたことに感謝します」

六人目。

「なにもかもうまくいくと思っていました。ところが突然」と彼は話しはじめ、話し終わると、「そしていまの私には、人生がいかに美しいものであるかがわかっています」と言う。

「さて、いよいよ終盤です」とフレッドが言う。

七人目。

彼は戦争について、「恐怖と恥辱だった」と述べる。それからパスウェイで学んだことに触れる。「いまのぼくは、あらゆることに意味があることを知っています。すべてのことが、あらゆることと関係しているからです」

八人目。

彼は自殺したいと思った日のことを語る。祖母に電話をかけた。祖母の夫はベトナムから帰ってきて自殺したのだ。「祖母はこう言いました。もしお前が自殺したら、わたしの心は粉々になってしまうよ、と」

「大事なことを言い忘れていましたが」フレッドが言う。そしてほんの一瞬なんともいいようのない感情を抱く。綱渡りに近いことをしている重圧のせいかもしれない。この施設は絶えず資金が尽きかけていて、彼が施設を閉鎖しようかと思いはじめると、午前中の郵便で思いもよらない一万ドルの寄付金が届けられる。その金があれば新たに十五人の兵士を受け入れられるのだ。あるいは、別のことが原因なのかもしれない。「ここにいる戦士たちは、まことに勇敢な人々です」彼は少し間を置き、さらに続ける。「私はこの戦士たちと出会い、知り合うという恵まれた立場にいます。そして最後に話をする兵士はアダムです。アダム、さあ上がってくれ」

アダムはステージに上がる。

彼は、黄色い薔薇を手にしている兵士たちを見る。「数カ月前、ここを卒業するというのはどういう意味だ、と人から訊かれた。治ったという証なのだろうか。私は治っていない。ここにいる者はだれも治ってなどいないと思うし、これから先のこともわからない。でも、確かに私は半年前よりはるかにましな状態になっている。二カ月前よりもましだ。この二週間で、背中に背負っていた百万ポンドの重さが消えた。再び息ができる。朝起きて笑うことができる。初めて、毎日自殺することを考えなくなっている」

アダムはフレッドのほうを見る。「私の命を救ってくれて、本当に感謝してます」

アダムはサスキアのほうを向く。「家に帰るよ。ようやく帰れる」

アダムはなおもサスキアを見つめる。サスキアは、アダムが薔薇を受け取るのを見つめる。その薔薇をアダムは曲げた肘の上にショットガンのように構える。

「そうね。帰りましょう」サスキアは小さな声で言う。


衣類——詰め込んだ。釣り竿——詰め込んだ。薔薇——詰め込んだ。大型テレビ——次に来る奴のために残しておく。

「カンザスに行けたら会おうぜ」ここを去る兵士のひとりがアダムに言う。

「お前とお前のひでえ女房に会えてよかったよ」別の兵士が言い、その言葉にサスキアは微笑む。ジョークだとわかっている。

「元気でな」別の兵士が言う。それがパスウェイを去る際にアダムが耳にする最後の言葉になる。少なくとも、国に戻ろうとしたときにイラクで聞いた最後の言葉よりはるかに勇気づけられるものだ。イラクを去るときにアダムと共に便所まで歩いてきた兵士が言った言葉よりも。

その直前、サスキアが雑音のする電話の向こうで「あなたに何かされるんじゃないかと思うと怖い」と言い、アダムは「お前に暴力をふるったことなんかないだろ」と言ったのだ。いまふたりはハイウェイに向かっている。アダムが言う。「カリフォルニアで雲を見るのはこれが初めてだな」

「ほんとに?」とサスキア。

「ああ。最初の週は雨だった。それからは晴れ続きだ」

帰宅の途の予定では、夜も休まず運転してデンヴァーまで行き、親類に会い、そこから家に向かうことになっている。彼はラジオをつける。

サスキアは局を変えない。

「これでいいか?」とアダムが言う。手を伸ばし、妻の脚を軽く叩く。

サスキアはその手を払いのけない。

夕日が沈む中をサクラメント目指して北へ向かう。それからユタでは日の出の光の中を東へ進む。

「いらつくようなものが何もないんだ」サスキアがしばらく黙っていると、アダムがそう言う。しばらくして、アダムはひとりの戦友に電話をかける。その兵士はデンヴァーのすぐ南にあるフォート・カーソンにいる。「シューマンだ」とアダムは言い、デンヴァーの宿泊先の親類の住所を伝える。その兵士が万が一、車で遠出をしたくなったときのために。

「いらついてる?」しばらくしてアダムはサスキアにもう一度訊く。

サスキアはいらいらしている。煙草を吸っている。彼女はカウンセリングを受けている。抗鬱剤を飲んでいる。この結婚が続くかどうかわからない。子供といっしょにノース・ダコタに逃げていく自分の姿が見える。彼女は時速百三十キロのまま、前の車の後ろにぴたりとついて走る。「みんながさっさと脇にどいて道をあけてくれたら、わたしの気持ちは晴れるのに」一度彼女がハンドルを握ったとき、のろのろと走る前の車がいっこうに車線を変更しようとしないのでそう言う。

しかしアダムがハンドルを握り、ハイウェイの見えないでっぱりを越えて車が浮いたとき、サスキアは悲鳴をあげたり騒いだり睨みつけたりせず、アダムが落ち着くまで後頭部を揉んでやる。こうしてふたりは無事にデンヴァーに到着する。

十八時間、車を運転しつづけた。午前二時にレノに着き、コンビニの列に並ぶとエルヴィスの扮装をした人がいた。ワイオミングでは、ララミーの外れにあるガソリン・スタンドで老人に声をかけられた。「こっちに来いよ、いいもの見せてやるぜ」。ついていくと切断したばかりのヘラジカの頭部があった。戦争から戻った直後、アダムは自分の身に何が起きたのかを突き止めようとした。「俺は普通の男で、イラクに送られてからおかしくなった。だから陸軍は俺をまともにするためにアメリカに帰した。ところがいまや、俺をおかしくしているのはアメリカなんだ」。しかし、アメリカを車で横断するうち、アダムの不安は薄れていく。彼は大喜びで伯母を抱き締め、それから祖母に向かい合う。傷ついた夫と長年連れ添ってきた祖母は、アダムを頭のてっぺんからつま先まで見る。

「元気なのかい?」祖母が尋ねる。

「かなりね」アダムは答える。

「前よりずっといいんだね?」と祖母。

ほかの人々もいる。キッチンはバーベキューの支度をしている人々で、中庭はビールを飲む人々で溢れている。そんなとき、一台の車が家の前で停まり、ドアベルが鳴り、男がアダムに近づいてくる。フォート・カーソンからやって来た兵士。

右腕にジェームズ・ドスターを称えるタトゥーがある。

左手首の記念ブレスレットにも、ドスターの文字が入っている。

「きみたちふたりが最後に会ったのはいつ？」アダムの親類が尋ねる。

「イラクでだ」とアダム。

「あのとき、俺はあんたを嫌いだった」と兵士。

「わかってる」とアダム。

兵士はクリストファー・ゴレンブ。


「あんたがいたら、こんなひでえことにはならなかったのにな」ゴレンブはドスターが死んだあと、褒め言葉としてそう言った。

「あんたがいたら、こんなひでえことにはならなかったのにな」アダムは非難の言葉として聞き、それが魂の中に打ち込まれた。

そして四年近くが経った。アダムは当時の出来事について改めてゴレンブから注意深く話を聞く。銃弾が飛び交う中、屋上を走っていたときのことを。ある男がパンツの中に蠍を見つけたときのことを。ある家に突入していったら、跪いて両手を上げている男がいたときのことを。男は跪いていたわけではなく、両脚がないので切断面で立ってバランスをとっていたのだ。それがわかって、急いで部屋を横切っていった。さらに……

「よくそんなくだらないことを覚えてるな」とアダムは言う。「俺は何も覚えてない」

「いい時代だった」とゴレンブが言う。

彼らは裏庭の焚火台《ファイヤー・ピット》のそばに立っている。太陽が沈んでいく。気温が下がっていく。「そういう戦争の話、むかむかするわ」サスキアはそう言って離れていく。ゴレンブはビールを飲み、アダムはマウンテン・デューを飲む。ゴレンブはもう一杯ビールを飲み、アダムはもう一杯マウンテン・デューを飲む。「お前が俺をクビにした日のこと、覚えてるか?」

「ああ。クビにすべきじゃなかったかもな」アダムは言うが、ゴレンブを見つめながら思い出しているのは、戦争中にこの男を気に入っていた理由だ。ゴレンブはアダムの下の班長のひとりだった。アダムが屋上で撃たれたエモリーを背負って階段を降り、エモリーの血を口で受け、歯を赤く染めながらハンヴィーまで運んでいき、また屋上へ戻っていったとき、ゴレンブはずっとアダムのすぐ後ろにいた。屋上にたどり着くと、まだどこかで狙いをつけている射撃手を探した。エモリーが倒れた場所を見ると、ヘルメットが転がっていた。それは回収されなければならないものだった。ゴレンブは俺が取りに行くと言い、アダムは煙幕弾を投げて煙幕を作り、ゴレンブは腹ばいになって進み、ヘルメットを取り戻した。そのヘルメットは後に、ハロウィーンのときにキャンディ入れとして使われることになるのだが、そのときはエモリーの血にまみれていた。その瞬間、アダムは心からゴレンブを愛するようになった。屋根から退避すると、ヘルメットをどうするか考えた。結局小麦粉の袋の中身をあけ、その中にヘルメットを入れた。だから階段を降りていったとき、そのヘルメットを目にした者はひとりもいなかった。

「今夜、出かけようぜ」焚火台のそばにいるゴレンブが言う。

「十八時間もずっと運転してたんだ」とアダムは言い、首を横に振る。

「オートバイに乗ろうぜ。ダートバイクに乗るんだよ」とゴレンブ。

「やめとくよ」とアダム。

エモリーが撃たれたのは四月だった。その後、アダムはゴレンブをますます頼るようになった。それから五カ月後の夜に、アダムのハンヴィーに残されていた向日葵の種をめぐって、激しい言い合いをするまでは。種はわずかではなかった。シートと床の上に大量に散らばっていた。ハンヴィーが駐屯基地の出入り口の警備任務につく兵士たちに使われたあと、アダムがそれを見つけたのだ。アダムにとっては、それが小隊の風紀の乱れを示す新しい事例だった。種を散らかしたのは自分だと、名乗り出る者はいなかった。アダムはそれについてドスターに相談した。ドスターは罰として小隊全体を夜勤の警備につかせればいいと言った。防弾チョッキを着、ヘルメットを被り、手袋をし、ゴーグルをはめ、ニーパッドを着けた。大規模な装備をしたまま、一晩中ハンヴィーを取り囲み、アダムの言葉だが、「どんな幽霊も乗り込めない」ようにした。その夜もだいぶ過ぎて、ゴレンブがアダムに「まったくばかげてるぜ」と言った。アダムはゴレンブがさらに何か言うのを聞くために彼に近づいた。ゴレンブの息が酒臭かった。「兵舎に帰って寝て、酒を抜け」と命じた。数時間後にゴレンブは戻ってきたが、酒のにおいは消えていなかった。「これが最後の命令だ、部屋に戻れ」とアダムは言った。翌朝、彼らはハンヴィーに乗り込んで任務に出かけた。それでもゴレンブの息は酒臭かった。「この間抜けなクソ野郎をクビにしようかと思ってる」とアダムはゴレンブに言った。ゴレンブは「やれよ、この間抜けなクソ野郎をクビにしてみろよ」と言い返した。それでアダムは間抜けなクソ野郎をクビにし、ドスターがゴレンブを引き取り、彼のハンヴィーに砲手として乗るようになった。その二週間後、道端の爆弾が爆発したとき、ゴレンブは自分が生きているのか死んでいるのか決めかね、感情を失った。耳がりんりん鳴り、心臓がどきどきし、魂は闇に落ち、そしてそばにいるドスターの叫ぶ声を聞いた。「やられた」という声を。

「お前とまた話せるなんて、思ってなかった」アダムは火のそばに近づきながら言う。夜気が冷たい。

「ひでえことになったもんだよ」とゴレンブが言い、もう一杯ビールを飲む。

ドスターの最期の言葉は「やられた」だった。その後すぐ、ゴレンブは救護所へ向かうハンヴィーにドスターを乗せた。ドスターと、ひどい状態になった左脚を。一方アダムは、サスキアとビデオで通信するために基地に残っていた。アダムは爆発の轟音と無線の会話を聞き、急いで救護所へ向かった。アダムは救護所の外、血が細い筋となって始まるところにいた。救護所の中、血の筋の終わりでは、医師と看護師が全力を尽くしていた。ドスターが、死んで数分後にストレッチャーで運び出され、ヘリコプターに乗せられたとき、アダムはまだそこにいた。護送してきた兵たちが待機所から出てきたときもアダムはまだそこにいた。最後の兵士が出てくるまでひとりでじっとそこで待っていた。「お前は大丈夫か?」アダムはゴレンブに訊いた。だがゴレンブは無言だった。声を出そうものなら壊れてしまいそうで怖かった。それで黙りこくったまま、涙をこらえ、ふたりは並んで兵舎に戻った。ゴレンブはバスルームに行き、顔についた煤を洗い流した。アダムもドスターの防弾チョッキをバスルームに持っていって洗った。そのとき彼の手を切った爆弾の破片が、アマンダ・ドスターに送られることになる。ふたりはようやくドスターが死んだことを理解した。そのときゴレンブが言ったのだ。「あんたがいたら、こんなひでえことにはならなかったのにな」

だが、そうなってしまった。そしていまふたりはここにいる。

「TBIの検査を受けたか?」アダムが訊く。夕食がすみ、人々はばらばらになってそれぞれ話をしている。サスキアはそばにいるが、疲れきった様子だ。

ゴレンブは首を横に振る。「調子はよくない。いまも混乱したままだ。しかし何とかやってる」しばらくして。「イラクは恐ろしいところだった」ゴレンブが言う。「お前がどうして三度も行ったのか、俺にはわからん」

「俺にもわからなかった」

しばらくして、アダムはひとりその場から離れ、煙草を吸う。ゴレンブはアダムを追いかけてきて、両腕でアダムを抱き締める。

「シューマン」とゴレンブが言う。

アダムは両腕を垂らしたまま居心地悪げに立ち尽くす。ゴレンブはアダムが抱き返さないのを知って腕を下ろす。身を引く。ふたりは無言だ。するとゴレンブが再びアダムに近づいて抱き締める。今度はアダムも両腕をゴレンブの体に回す。

その後。

もうふたりしかいない。

「ジェームズは俺たちよりましだったな」とアダムが言う。

「それは違う」ゴレンブが言う。

「俺はあいつが好きだった」とアダム。

「だから今夜、あいつのために派手にやろうじゃないか」ゴレンブが言う。

しかしそうはならない。その代わりふたりは共に夜空の下で、なるべく静かに過ごす。空は澄み渡っている。見上げれば五十万個の星々が見えるに違いない。

そのように空は輝いている。その夜のアメリカを覆う空は、空ではなく鏡でもあるかのように見える。


翌朝。

サスキアが車を運転している。

アダムとサスキアはコロラドの東部で喧嘩をする。

仲直りをする。

カンザスの西部で喧嘩をする。

また仲直りをする。

前の車は車線変更をしない。

サスキアは車間距離をつめる。

それでもどかない。
サスキアはかなりそばまで近づく。
それでもどかない。
サスキアはクラクションを鳴らす。
それでもどこうとしない。
彼女はバンパーのステッカーが読めるほどの距離まで近づく。
「われらが軍隊のために祈りを」とある。
ようやく車がどいてくれ、サスキアはエンジンを全開にする。
もうすぐ家だ。

16章

戦争が終わっても、この日ミネソタではシャウニー・ホフマンが目を覚まし、オーロラを抱き、ダニー・ホームズが飛び降りた十四段の階段を下りる。どこかに行きたいと思うが、車のバッテリーが上がっているので出かけられないし、行く場所などどこにもないので、ソファに座る。しばらくのあいだは、もっとうまくやれると思っていた。それで彼女は新しい男と付き合うようになったが、喧嘩をして痣ができるほど殴られ、警察が再びアパートメントに来たときに終わった。ここを出るお金があればいいのにと思った。いま彼女は一日中疲れている。睡眠薬を試し、抗不安薬に変え、それから抗鬱剤に変えた。昨夜酒を飲み、それで二日酔いになっている。「そのうち受け入れられるようになるでしょ。わからないけど。時間？　わからない」彼女は言う。ダニーとよくしていたように、「モダン・ウォーフェア2」というテレビゲームをしばらくし、それからオーロラを抱えて二階に戻っていく。

同じ日、ジョージアではマイケル・エモリーが、「俺はこの人生を、これまでの過ちをすべて正すための第二のチャンスと見ている」と言う。この第二のチャンスのおかげで、死んでいるはずの男は、話しているはずのない、立っているはずのない、歩いているはずのない男は、明日の計画を立てることができる。間もなく彼はテキサスに電話をし、小さな愛しい子供と少し話をするだろう。そしてラジオ・シャック〔訳註　家電量販店の名〕まで歩いていくかもしれない。かつて彼に「私たちの国に奉仕してくれてありがとう」とメールをくれた女性から連絡が来ているかもしれない。しかしいまは、服を着せてくれる介護者が到着するのをひとりで待っている。

カンザスの家では、クリスティ・ロビンソンがサマーのために誕生パーティを開いている。サマーは今日で三歳になった。家の壁のペンキはまだ半分しか塗られていない。キッチンの床は瑕がついたままだ。廊下の奥のドアは溝状の瑕がついたままだ。携帯電話の中にはジェシーからのメールが残っている。彼の死を思い出すものがいたるところにある。二週間前に、ジェシーを恋しく思う気持ちが募り、ケントの肩に頭を預けて泣いた。これまでサマーには「パパは頭を怪我したの」とか「パパは悲しかったの」と言っていたが、さらに詳しいことをどう伝えたらいいかわからない。でも今日はそんな日ではない。今日サマーは、たくさんのパーティハットと風船を目にしてきょとんとしている。「これみんな、あたしの誕生日のため?」とサマーが訊く。

フォートト・ライリーでは、自殺防止強化月間が終わり、アップル・デイズ〔訳註　九月にフォート・ライリーでは一般市民に開放される大きな催しアップルデイ・フェスティバルがおこなわれる。その週間のこと〕が始まろうとしている。ニック・デニーノはこの日、ケースマネージャーと会う予定だ。WTBで二年間近く過ごし、プエブロに二度入院し、二度自殺しようとした。いま、最後の障害度判定の結果を待っている。そして陸軍を除隊になるだろう。いまも続いている最大の苦しみは、罪

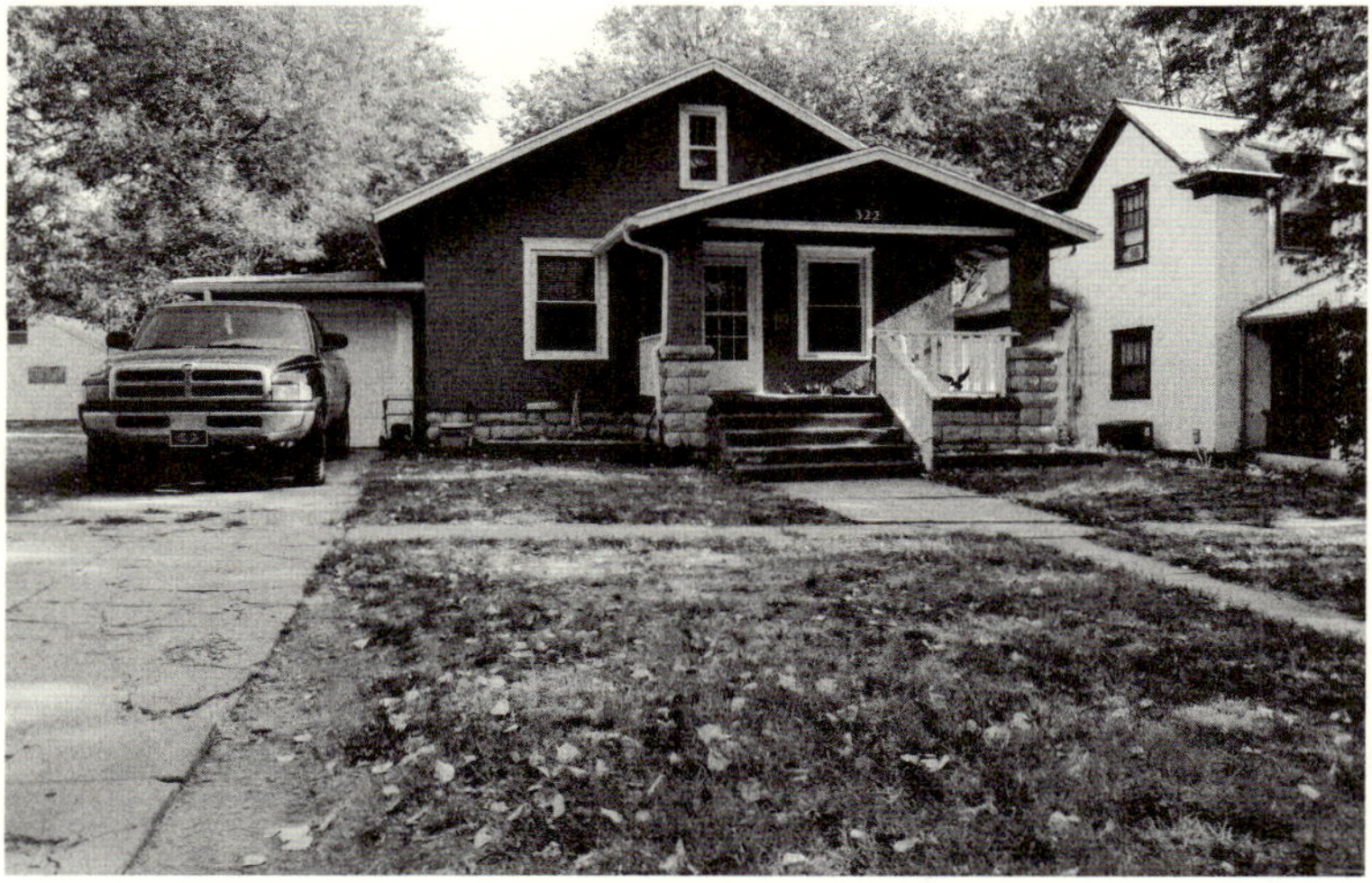

ホーム

の意識だ。彼は、「この罪は、われわれが民間人にどんな扱いをしたかにかかわりがある」と言う。しかし自分の治療にも関心を抱いている。デニーノはケースマネージャーに、いまやすっかり依存するようになった薬を止める方法はあるのだろうか、と尋ねる。するとケースマネージャーは、その方法を見つけると約束する。

フォート・ライリーの別の部署では、数学の教室を出たトーソロ・アイアティが、アップル・デイズと書かれた看板の下を通り、ウォールマートに向かう。彼はいつ自分がWTBを出られるのかまったくわからない。医師たちは、すぐではない、と言った。しかしこの日、トーソロは久しぶりに気分がいい。というのも、今朝夢を見て目が覚めたが、その夢に出てきたのは「俺の息子」だったからだ。彼はほっとした口調でそう言う。今夜どんな夢を見るかは、考えないようにする。

アマンダ・ドスターの家では、彼女がサリーにメールを書いている。ジェームズの亡くなった記念日が三日後に迫っている。昨日フォート・リーヴェンワースの墓地に行ってドングリを四つ拾ってきた。それがキッチンカウンターの上にある。買ったばかりの新しい国旗が掲げられるのを待っている。しかし、この日アマンダの心を占めているのは、首にできたしこりだ。医師は悪性のものかどうか確認するために生検をおこないたがっている。突然、するべきことがたくさん出てくる。「もしわたしができなければあなたに、娘たちのキルトを完成させてもらいたいの」彼女はサリーに書く。自分の気持ちを抑えられない。「グレースのキルトはもう少しで完成するところ。キャスリンのキルトは、ジェームズが死んだ日から少しも進んでいない。あなたにその続きをしてもらいたいの。でもね、わたしも今夜からそのキルトを縫いはじめるつもり」

この日いたるところで、戦争の痕《あと》が続いている。戦争の痕は、戦争と同じように永遠に続く。そしていま、アダムとサスキアが、カンザスの赤い傷のような草原を一日中車で走り、ようやく家にたどり着く。家に着いたのは夕方で、アダムが恥辱にまみれて家に帰ってきたときから四年が経っている。今回は、駆けよってきて、何があったのかと詰問する者はひとりもいない。彼は家の前で立ち止まり、大きく差し出された息子の手をしっかり握りしめる。

イラクでの一千日のあいだ、彼はずっと立派なシューマン軍曹だった。

そしてシューマン軍曹は傷を負った。

そしてシューマン軍曹は死んだ。

そしてシューマン軍曹は終わった。

いま、さらなる一千日の後、アダムは家の玄関のステップを目指して歩いていく。この瞬間、この世でもっとも平和に思える場所に向かって。風は激しく吹いてはいない。雲は転がるように流れていかない。茂みはなびいていない。鳥は騒がしく鳴いていない。「いいか?」とアダムは息子に言う。一度その手を離してしまい、ベッドから落としてしまった息子に向かって。

不意に、自分が生きていることを実感する。この瞬間が続いたらどんなにいいか。

「さあ、さあ、進め、進め」アダムが言う。

附記

本書は、ノンフィクション・ジャーナリズムの作品である。本書に登場するすべての方々が、過去を正確に記録することに理解を示し、本書に載せることに同意してくれた。ただしある家族が、未成年者に対する性犯罪に関連した罪で告訴されたため、その名を公表するのは控えた。また陸軍の要請を受け、家族の特別の許可がない限り、ペンタゴンの自殺評価グループの会議で議論された兵士の名を明記するのも控えた。本書の大半は、著者が実際に見聞きしてきた出来事だが、その場にいなかった場面も含まれている。その場合に描かれた細かな描写、記述、対話などは、インタビュー、アメリカ合衆国陸軍の記録、復員軍人局の記録、裁判記録、911緊急電話の録音、歴史資料、写真、ビデオ、個人の手紙、電子メール、携帯電話のメール、関係者の日記などから得た情報によっている。本書の執筆にあたって、二〇一〇年一月から二〇一一年九月まで、カンザス、ワシントンDC、ペンタゴン、コロラド、ミネソタ、アイオワ、カリフォルニアで取材した。さらに、著者が二〇〇七年四月から二〇〇八年四月までにイラクのバグダッドでおこなった取材も参考にした。

訳者あとがき

「ワシントン・ポスト」紙で二十三年間にわたって記者として働き、二〇〇六年にピュリツァー賞を報道部門で受賞したデイヴィッド・フィンケルは、イラク戦争に従軍する兵士たちを取材するために新聞社を辞めてバグダッドに赴いた。そして二〇〇九年に『The Good Soldiers』を上梓した。これは、二〇〇七年四月から一年間にわたって、陸軍第十六歩兵連隊第二大隊の兵士たちと生活を共にし、緊張に満ちた日常と死と隣り合わせの戦闘を詳細にレポートしたものである。

それで終わるはずだった。「ジャーナリストとしてこの仕事をやり遂げた。それを私は誇りに思った」とフィンケルはQ＆Aのインタビューで語っている。ところが、それで終わらなかった。バグダッドで知り合った兵士たちが、帰還後に電話やメールや手紙で不調を訴えてきたからである。

兵士たちが日常にすんなり戻れないことや精神的なダメージを抱えて苦悩していることを知ったフィンケルは、「私の仕事は半分しか終わっていない。戦争の後を取材しなければばならない」と決心した。そして彼は兵士本人はもちろん、妻子や身内にいたるまで時間をかけて取材し、ペンタゴンの上層部や医療関係者からも、丁寧に聞き取りをおこなった。

こうして書き上げられたのが本書である。アメリカでは二〇一三年に出版された。完成された十六の章から浮かび上がってくるのは、戦争の後の苦痛に満ちた人間の姿であり、無力感にとらわれる家族の姿であり、焦燥感に苛まれる医療従事者や陸軍の上官たちの姿だった。

イラク戦争は、イラクが大量破壊兵器を隠しているという理由でアメリカがイラクに侵攻したことから始まった。二〇〇三年の三月のことである。その裏には、9・11以降のアメリカの不安と、石油問題や宗教問題があったと言われているが、国家の威信を守るために直接戦地で戦ったのは、大半が貧困家庭出身の若い志願兵だった。第十六歩兵連隊第二大隊の兵士の平均年齢は二十歳だった。

そして戦争が終わり、兵士は英雄となって帰ってきたように見えた。ところが、目に見える身体的な損傷はなくても、内部が崩壊した兵士たちが大勢いることがわかった。アフガニスタンとイラクに派兵された兵士はおよそ二百万人。そのうち五十万人が、PTSD（心的外傷後ストレス障害）とTBI（外傷性脳損傷）に苦しんでいるという事実が明らかになった。そして残された問題は、精神的な傷を負った兵士たちをどのように治していくのか、果たして治せるのか、というものだった。

本書に主に登場するのは、アダム・シューマン、トーソロ・アイアティ、ニック・デニーノ、マイケル・エモリー、ジェームズ・ドスターの五人の兵士とその家族である。そのうちの一人はすでに戦死している。生き残った者たちは重い精神的ストレスを負っている。妻たちは、「戦争に行く前はいい人だったのに、帰還後は別人になっていた」と語る。戦争で何があったのか、どうしてそうなったのか。

彼らは爆弾の破裂による後遺症と、敵兵を殺したことによる精神的打撃によって自尊心を失い、悪夢を見、怒りを抑えきれず、眠れず、薬物やアルコールに依存し、鬱病を発症し、自傷行為に走り、ついには自殺を考えるようになる。そうなったのは自分のせいだ、と彼らは思っている。自分が弱くて脆いからだと思っている。まわりからいくら、「あなたのせいじゃない、戦争のせいなのだ」と言われても、彼らの自責の念と戦争の記憶は薄れることはない。

しかもそうなったのは、彼らがイラクの戦闘のもっとも激しい地域に、偶然配属されたからに他ならないのだ。

一方、ワシントンの「ガードナー・ルーム」では、自殺防止会議が毎月開かれ、自殺した兵士の数とその詳細について検討され、そこから何らかの教訓を得ようとしている。しかし、どれほど検討を重ねても自殺者が減る気配はない。陸軍が巨費を投じて作った医療施設は収容者でいっぱいで、そこに入れない者が大勢いるのである。そして収容者の多くは過剰な投薬を受けている。

毎年二百四十人以上の帰還兵が自殺を遂げているという事実は（自殺を企てた者はその十倍と言われている）、限りなく重い。なぜ、帰還兵は自殺し続けるのか。

本書は、戦争と戦争の「痕」について、詳細な調査と取材に基づいて書かれた優れた作品で、二〇一三年度全米批評家協会賞（もっとも優れた英語作品に贈られる権威ある文学賞）のノンフィクション部門の最終候補となった。また、「ロサンジェルス・タイムス・ブック・プライズ」をはじめ、多くの賞を受賞したが、特筆すべきは「ニューヨーク・タイムズ」の目利きとして知られる書評家ミチコ・カクタニが、「二〇一三年度の気に入った十冊」に、そして「ワシントン・ポスト」紙が「二〇一三年度の十冊」に本書を挙げていることである。さらに、「USA・トゥデイ」「エコノミスト」「シアトル・タイムズ」「ミネアポリス・スター・トリビューン」各紙も、二〇一三年度最良の書として挙げている。

本書は徹底した三人称で書かれている。その視点は客観的で深い洞察に満ち、感傷を排し、メランコリーもアイロニーもなく、著者の意見や展望が差し挟まれることもない。事実と事実をつなげ、人物に迫っていく手法を取っている。

原書のタイトル「Thank you for your service」を初めて見たとき、これには著者の皮肉がこめられているのかと思ったが、読み終えたときには違った印象を抱いた。著者は心から、ここに取り上げた兵士は言うまでもなく、ベトナム戦争や第二次世界大戦で戦った兵士に向けても、慰労と感謝をこめて、この言葉（「祖国へのご奉仕に感謝する」）を述べているのである。

本書で書かれたような苦悩する兵士がいるのは、なにもアメリカに限ったことではない。日本においても、イラク支援のため、二〇〇三年から二〇〇九年までの五年間で、延べ約一万人の自衛隊員が派遣された。二〇一四年四月十六日に放送されたＮＨＫ「クローズアップ現代」の「イラク派遣　10年の真実」では、イラクから帰還後に二十八人の自衛隊員が自殺したことを報じた。自殺にいたらないまでも、ＰＴＳＤによる睡眠障害、ストレス障害に苦しむ隊員は全体の一割から三割にのぼるとされる。非戦闘地帯にいて、戦闘に直接かかわらなかった隊員にすらこのような影響が出ているのである。そして日本では、そうした隊員に対する支援のシステムができているとは言いがたいのが現状だ。

また、二〇一三年八月の「ニューズウィーク」に、アメリカでは帰還兵の自殺が毎日十八人に上るという記事が出た。本書で報告されたイラク戦争帰還兵の自殺は氷山の一角に過ぎない。自殺ホットラインにかかってきた電話は、二〇一一年では十六万四千件。二千三百件が現役の兵士からで、一万二千件が復員軍人の友人や家族からのものだった。これは看過できない数字である。

イラク戦争に参加したイギリスやポーランドでも、同じようなことが起きていると思って間違いないだろう。戦争が終わっても、戦争がもたらした傷に終わりはない。

なお、この作品が出版されると同時に、ドリームワークスが映画化権を獲得した。二〇一三年に、スピルバーグが監督し、ダニエル・デイ・ルイスが主演する可能性があると報じられたきり、その続報はいまのところ届いていない。アダム・シューマンとその妻サスキアがスクリーンでどのように描かれるか、ぜひとも観たいと思っている。

最後に、この優れたノンフィクションをこうして紹介できたのは、亜紀書房の内藤寛さんのおかげである。送られてきた原書の表紙を見、内容を読んだとき、その過酷さに言葉もなかった。正直、怯みさえした。だが、やがて日本もこうした元兵士が増えていくような状況になるかもしれないという危機感から、そしてアメリカのジャーナリストの取り組みが今後に向けての大きな警告となり得るという確信から、本書の翻訳にとりかかった。

この時代に生きる多くの方々に手にとっていただければ幸いである。

二〇一四年十二月二十日

古屋美登里

デイヴィッド・フィンケル David Finkel

ジャーナリスト。「ワシントン・ポスト」紙で23年にわたり記者として働き、2006年ピュリツァー賞受賞。その後イラク戦争に従軍する兵士たちを取材するために新聞社を辞めバグダッドに赴く。2009年に本作品の前編にあたる『The Good Soldiers』を上梓。

古屋美登里（ふるや・みどり）

翻訳家。訳書にB.J.ホラーズ編『モンスターズ　現代アメリカ傑作短篇集』（白水社）、イーディス・パールマン『双眼鏡からの眺め』（早川書房）、エドワード・ケアリー『望楼館追想』（文春文庫）、ダニエル・タメット『ぼくには数字が風景に見える』（講談社文庫）『ぼくと数字のふしぎな世界』（講談社）ほか多数。

THANK YOU FOR YOUR SERVICE by David Finkel

Published by arrangement with Sarah Crichton Books, an imprint of Farrar, Straus and Giroux, LLC, New York through Tuttle-Mori Agency, Inc., Tokyo.
カバー・表紙写真：Damon Winter/The New York Times/ アフロ

亜紀書房翻訳ノンフィクション・シリーズ Ⅰ-16

帰還兵はなぜ自殺するのか

著者　デイヴィッド・フィンケル
訳者　古屋美登里

発行　2015年2月23日　第1刷発行
　　　2022年5月14日　第8刷

発行者　株式会社　亜紀書房
東京都千代田区神田神保町1-32
TEL　03-5280-0261（代表）　03-5280-0269（編集）
振替　00100-9-144037
https://www.akishobo.com
装丁　間村俊一
レイアウト・DTP　コトモモ社
印刷・製本　株式会社トライ
https://www.try-sky.com

ISBN978-4-7505-1425-3

古屋美登里の翻訳書

兵士は戦場で何を見たのか

デイヴィッド・フィンケル著

2300円

ピューリツァー賞ジャーナリストが、イラク戦争に従軍したアメリカ陸軍歩兵連隊に密着。若き兵士たちが次々に破壊され殺されていく姿を、目をそらさず見つめる衝撃のノンフィクション。『帰還兵はなぜ自殺するのか』前日譚!

シリアからの叫び

ジャニーン・ディ・ジョヴァンニ著

2300円

女性ジャーナリストが内戦初期のシリアに生きる人々を取材。砲弾やスナイパーや拷問の恐怖の下で暮らし、子供を育てるとはどういうことか。戦争とは、一体なんなのか。危険のただなかで語り出される、緊迫のルポルタージュ。

価格はすべて本体価格です

蜜のように甘く

イーディス・パールマン著

2000円

戦争で夫を亡くし、足のケアサロンを営むペイジ。斜向かいに住む大学教師ボビーの密かな楽しみは、ペイジの生活の一部始終を観察することだった。ある日ボビーは、意を決し初めて店を訪れる。足を洗ってもらっているあいだに、ひとり語りを始め、忘れ得ぬ事故のことを打ち明けるボビー。悲惨な体験を通して、孤独な二人の心は結びつくのだが……(「初心」)。七九歳の作家が贈る、全十篇の濃密な小説世界。小川洋子さん推薦!

幸いなるハリー

イーディス・パールマン著

2200円

「人間のすべてを知り尽くした作家、それがイーディス・パールマンだ。」(豊崎由美さん)

老い、病、性のきらめき、言えなかった秘密、後戻りのできない人生の選択。「世界最高の短篇作家」による珠玉の十作品。

松家仁之さん、倉本さおりさん推薦!

それでもあなたを「赦す」と言う——黒人差別が引き起こした教会銃乱射事件

ジェニファー・ベリー・ホーズ著　仁木めぐみ訳

2500円

地下世界をめぐる冒険——闇に隠された人類史

ウィル・ハント著　棚橋志行訳

2200円

ドイツ人はなぜヒトラーを選んだのか——民主主義が死ぬ日

ベンジャミン・カーター・ヘット著　寺西のぶ子訳

2200円

定本 災害ユートピア——なぜそのとき特別な共同体が立ち上がるのか

レベッカ・ソルニット著　高月園子訳

2600円